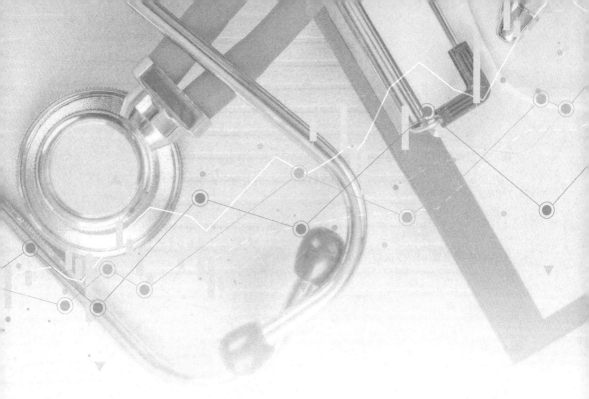

卫生经济分析：
理论与实践

田文华　金春林　主编

U0377259

复旦大学 出版社

图书在版编目(CIP)数据

卫生经济分析:理论与实践/田文华,金春林主编.—上海:复旦大学出版社,2022.12
ISBN 978-7-309-16499-2

Ⅰ.①卫…　Ⅱ.①田…　②金…　Ⅲ.①卫生经济学-经济分析　Ⅳ.①R1-9

中国版本图书馆 CIP 数据核字(2022)第 194481 号

卫生经济分析:理论与实践
田文华　　金春林　主编
责任编辑/王　瀛

复旦大学出版社有限公司出版发行
上海市国权路 579 号　邮编:200433
网址:fupnet@ fudanpress.com　http://www.fudanpress.com
门市零售:86-21-65102580　团体订购:86-21-65104505
出版部电话:86-21-65642845
杭州日报报业集团盛元印务有限公司

开本 787×1092　1/16　印张 27.5　字数 422 千
2022 年 12 月第 1 版
2022 年 12 月第 1 版第 1 次印刷

ISBN 978-7-309-16499-2/R · 1995
定价:88.00 元

如有印装质量问题,请向复旦大学出版社有限公司出版部调换。
版权所有　侵权必究

编 委 会

主　编　田文华　金春林

副主编　曹建文　陈　文
　　　　应晓华　孙庆文

编　委　（以姓氏笔画为序）

王力男　王海银　田文华　丛鹏萱
冯旅帆　朱碧帆　刘　稳　孙自学
孙庆文　李　阳　李　芬　何江江
应晓华　陈　文　陈珉惺　罗　莉
金春林　赵　岩　段光锋　徐桔密
徐　源　曹建文　彭　颖　管德坤

前　言

　　没有全民健康,就没有全民小康。健康中国战略是全面建成小康社会的重要内容,实施健康中国战略是坚持和发展新时代中国特色社会主义的一项重要战略安排。新形势下,以目标为导向、以问题为牵引,积极探索、锐意创新、改革试点、总结经验、推广应用成为卫生健康领域发展的主要思路。新时代,卫生健康领域的建设和发展将会迎来新的机遇,同时也将面临新的问题。对卫生健康领域中的重点和热点问题进行卫生经济分析,具有理论意义和实际参考价值。

　　卫生经济分析是以卫生经济理论为基础,以卫生经济分析方法为手段,对一定时期卫生健康领域的经济关系和经济活动,及其产生的效果进行研究,目的是分析卫生健康发展的经济动态、开展卫生经济评估、总结创新发展经验、发现经济规律和指导具体实践等,为实现卫生健康发展的建设目标提供重要的理论依据和实证证据。本书是在 2008 年 9 月出版的《卫生经济分析》基础上,依据新时代特点,围绕当前重点和热点问题,对主要内容进行了全面更新、调整、补充和完善,以"医疗、医药、医保"为主线开展卫生经济分析,内容涵盖当前医疗卫生改革的主要领域和范围。本书以全新的视角划分为上、下两篇:上篇是理论分析,主要从理论视角,应用卫生经济学原理和方法分析新形势下卫生健康领域的经济关系和经济活动,为医疗卫生改革提供理论依据;下篇为实证分析,主要从实践视角,应用卫生经济分析的技术和方法,对当前卫生健康领域关注的主要问题,以及出现的新问题进行分析,总结卫生健康领域改革实践中的主要做法、取得的成效、产生的影响和形成的经验等,为推广应用提供参考。本书的内容汇集各位编委承担的各类研究项目的最新研究成果,具有一定的新颖性和探索性,以期与相关研究者进行相互学习和交流,并为教学、科研和政策制定提供参考。

　　本书的出版得到复旦大学"卓越 2025"卓识人才培育计划,以及上海市卫生和健康发展研究中心的支持和帮助,在此致以诚挚的感谢!

编委会

2022 年 3 月

目　录

上篇　理论分析

上篇

理论分析

第一章

绪　　论

　　健康中国作为国家战略,提出把人民健康放在优先发展的战略地位。健康中国战略的实施,是以提高人民健康水平为核心,以体制机制改革创新为动力,把健康融入所有政策,为人民群众提供全方位、全周期的健康服务。因此,对新时期卫生健康事业的发展提出新目标、新任务和新要求,在建设发展过程中将迎来机遇,同时也将面临挑战。从理论和实证两方面进行卫生经济分析,总结经验和教训,发现和遵循卫生健康事业发展的规律,公平有效地利用投入的资源,是实现目标的重要手段。

第一节　研究背景

一、推进健康中国建设对卫生健康发展提出新要求

　　2016 年 10 月 25 日,中共中央、国务院发布了《"健康中国 2030"规划纲要》,这是未来推进健康中国建设的行动纲领,是新中国成立以来首次在国家层面提出的健康领域中长期战略规划。健康中国战略是在准确判断世界和中国卫生改革发展大势的基础上,在深化医药卫生体制改革实践中形成的一项需求牵引型的国民健康发展战略。党的十九大报告明确指出"实施健康中国战略",党的二十大报告进一步提出"推进健康中国建设"的新目标,并对卫生健康领域的发展提出新要求,指明发展方向。具体表现为:深化医药卫生体制改革,促进医保、医疗、医药协同发展和治理。促进优质医疗资源扩容和区域均衡布局,坚持预防为主,加强重大慢性病健康管理,提高基层防病治病和健康管理能力。深化以公益性为导

向的公立医院改革，规范民营医院发展。发展壮大医疗卫生队伍，把工作重点放在农村和社区。重视心理健康和精神卫生。促进中医药传承创新发展。创新医防协同、医防融合机制，健全公共卫生体系，提高重大疫情早发现能力，加强重大疫情防控救治体系和应急能力建设，有效遏制重大传染性疾病传播。深入开展健康中国行动和爱国卫生运动，倡导文明健康生活方式。

二、新时代卫生健康领域发展面临新的机遇和挑战

党和国家历来高度重视人民健康。新中国成立以来特别是改革开放以来，我国健康领域改革发展取得显著成就。人均预期寿命、婴儿死亡率、5 岁以下儿童死亡率、孕产妇死亡率等指标，总体上优于中高收入国家平均水平。新时代，党和国家深入贯彻以人民为中心的发展思想，把人民健康视为民族昌盛和国家强盛的重要标志，把保障人民健康放在优先发展的战略位置，贯彻新发展理念，着力推进高质量发展，推动构建新发展格局，推进健康中国建设。在迈上全面建设社会主义现代化国家新征程中，给卫生健康领域的发展带来前所未有的新机遇。同时，还要清醒地认识到，当前发展不平衡不充分问题仍然突出，推进高质量发展还有许多瓶颈问题。另外，国际形势变化、新冠疫情的常态化、工业化、城镇化、人口老龄化、疾病谱变化、生态环境及生活方式变化等，将会给卫生健康领域发展带来一系列新的挑战。健康服务需求不断增长和供给总体不充分、不平衡之间的矛盾依然突出，卫生健康领域发展与社会经济发展的协调性有待增强。客观上需要系统分析已经取得的经验，准确把握新时代的发展机遇，积极应对将面临的挑战，从高层次和多维度统筹的视角解决健康相关的重大和长远问题。

三、卫生经济分析是卫生健康领域评价的重要方法和手段

面临新时代的新形势和新要求，有效应对新时代卫生健康领域的机遇和挑战，是实现健康中国战略目标的基础和保障。共同的理念形成共同的目标，共同目标实现需要科学的方法，科学的方法导致正确的行动。因此，政策的研究和制定、制度的设计和实施、技术的推广和应用等，客观上需要科学的方法进行分析、评价和选择。卫生经济分析是卫生健康领

域理论、政策、技术等评价的重要方法和手段,在中国特色社会主义进入新时代更有迫切需要。主要表现在以下几个方面:一是迫切需要从理论视角进行分析和指引。围绕新时代健康中国的战略目标,卫生健康领域将面临各种前所未有的挑战,一方面需要具有时代特点的卫生经济理论的指引,另一方面需要在实践和探索的基础上推进理论的创新和应用。二是迫切需要从技术视角进行分析和评价。卫生健康领域呈现出高技术密集的特征,如医疗技术、护理技术、公共卫生技术、健康管理技术、医药生产技术、生物工程技术等。这些技术涉及人的生命安全和保障,因此其创新、开发、推广和利用都要经过卫生技术评估。三是迫切需要从制度视角进行分析和研判。新时代,卫生健康领域改革主要体现在制度和政策的创新和发展。制度和政策是以法律、法令和规范等权威形式制定的,为实现目标而遵循的行动原则、工作方式和措施。制度和政策的制定、分析和评价要依据科学的程序和方法,卫生经济分析是高质量的制度和政策制定和评估的有力工具。

第二节 目的和意义

一、目的

本书中,对卫生健康领域中主要的重点和热点问题进行卫生经济分析,目的主要体现在三个方面:一是对相关问题进行理论经济分析。理论源于实践,并对实践具有指导作用。应用卫生经济学理论,分析当前卫生健康领域的问题,达到探讨理论并指导实践的目的。二是针对当前重点和热点问题进行实证分析。实践丰富理论,也是验证理论的有效方式。应用卫生经济分析的技术和方法,对当前卫生健康领域关注的主要问题,以及出现的新问题开展实证分析,达到在理论方法指导下探索和评估实践的目的。三是与相关研究进行交流和学习。该部分汇集各位编委部分项目的最新研究成果,尤其是对在改革、探索和实践中形成的、新的经济活动和经济关系进行分析,具有一定的特殊性和新颖性,希望能与相关研究者进行交流、相互学习和提高,为卫生健康领域的相关研究提供参考。

二、意义

本书中,对卫生健康领域中主要的重点和热点问题进行卫生经济分析,意义主要体现在三个方面:一是理论方法的探讨。卫生经济学作为一门独立的学科,具有自身的理论和方法体系,是分析和指导卫生健康领域经济关系和经济活动的依据。新时代,我国迈上全面建设社会主义现代化国家新征程。中国特色社会主义思想,为党和国家事业发展提供了根本遵循。因此,依据新时代特点,围绕奋斗目标,探讨具有特色的理论和方法,具有重要意义。二是改革实践的评估。针对我国卫生健康领域的目标、需求和存在的主要问题,近年来各地在相关政策指导下积极开展改革、探索和实践,取得显著的成效,同时也发现不足。因此,开展改革实践的评估,对分析现状、总结经验、开展交流、适时推广具有重要意义。三是教学、科研和政策制定的参考。本书中理论分析和实证分析的主要内容,是编委会成员近期的研究成果,主要涉及当前卫生健康领域关注的主要问题,可为相关研究人员教学、科研和政策制定提供参考资料。

第三节　概念、内容和方法

一、概念

卫生经济分析,是指以卫生经济理论为基础,以卫生经济分析方法为手段,对一定时期卫生健康领域的经济关系和经济活动,及其产生的效果进行分析研究,目的是分析卫生健康发展的经济动态、开展卫生经济评估、总结创新发展经验、发现经济规律和指导具体实践等,为实现卫生健康发展的建设目标提供重要的理论依据和实证证据。

根据分析的对象和范围,可将卫生经济分析分为宏观卫生经济分析、中观卫生经济分析和微观卫生经济分析。在将健康融入所有政策的大背景下,宏观卫生经济分析,应当拓宽视野和在相关领域进行研究,即从全社会的视角或更大范围,对卫生健康领域的经济关系和经济活动进行分析;中观卫生经济分析,即从卫生领域的视角,对卫生服务的需求和服务生产与提供过程中的经济关系和经济活动,以及相关政策进行经济分析;微观卫生经济分析,即从医疗卫生领域的某一局部、单位或机构等视角,对特定的、具体的卫生经济活动进行分析。

卫生经济分析在卫生健康领域的建设和发展中发挥重要的作用,主要表现在以下几个方面:第一,卫生经济分析是卫生健康领域决策的基础。为了实现特定的目标,人们通常需要进行决策。科学的决策是以科学的分析方法为基础,通过对相关信息和数据的分析,结合客观实际情况,进行判定和决策。卫生经济分析就是一种减少决策成本,提高决策质量的技术方法,也是卫生健康领域科学决策的基础。第二,卫生经济分析是卫生健康领域技术评估的核心。卫生健康领域属于技术高度密集的行业,医疗卫生技术的开发和应用需要经过卫生技术的评估。卫生经济评估主要包括安全性评估、有效性评估、经济性评估和社会适应性评估等方面,其中卫生经济分析是经济性评估的主要方法,也是卫生技术评估的核心。第三,卫生经济分析是卫生健康领域政策制定的依据。高质量卫生政策的制定,必须依据政策制定的科学程序和方法,即问题确定(confirmation of policy issue)、问题根源分析(root analysis of policy issue)、政策方案研制(alternative formulation)、可行性分析(feasibility study)、政策执行(policy implementation)、政策评价(policy evaluation)和政策去向(policy direction)。其中,卫生经济分析是政策制定和政策评价的主要依据。第四,卫生经济分析是卫生健康领域有效运行的保证。卫生资源有限,而卫生健康服务需求无限,新时代我国卫生健康领域面临的主要矛盾是,人们不断增长的卫生健康服务需求与卫生健康发展不平衡不充分的矛盾。卫生经济分析的目的是公平有效地利用有限的卫生资源满足人们对卫生健康服务的需求,是解决主要矛盾的有效方法,也是医疗卫生体系有效运行的保证。第五,卫生经济分析是卫生健康领域改革创新的支撑。新时代以互联网、人工智能、5G 等为代表的新技术,将会在卫生健康领域产生深远的影响,在卫生健康领域的创新发展具有广阔的前景。卫生经济分析在卫生健康领域改革创新中仍将发挥重要作用,是改革、创新和发展中的重要环节和重要支撑手段。

二、主要内容

本书以"医疗、医药、医保"为主线开展卫生经济分析,内容涵盖医疗卫生改革的主要领域和范围。全书分为上下两篇,上篇是理论分析,主要从理论分析的视角,应用卫生经济学原理和方法分析卫生领域的经济关系和经济活动;下篇为实证分析,主要从实证分析视角,分析在卫生领域中的改革实践和主要做法,及其取得的成效、产生的影响和形成的经验。

上篇:理论分析。主要包括以下内容:第一章绪论;第二章医疗服务市场的经济分析;第三章公立医院的公益性分析;第四章医疗成本的经济分析;第五章卫生技术的经济分析;第六章医疗保险的经济分析;第七章药物的经济学分析;第八章医院经营的经济分析;第九章医院产权制度的经济分析;第十章公立医院所有权与经营权分离的经济分析。

下篇:实证分析。主要包括以下内容:第十一章卫生费用核算与分析;第十二章医疗服务价格改革及其经济分析;第十三章药品和耗材集中招标采购的实证分析;第十四章 DRG、DIP 医保支付制度改革的经济分析;第十五章区域纵向医疗联合体分级诊疗模拟分析;第十六章政策工具视角下分级诊疗的实现路径;第十七章新时代公立医院改革探索及分析。

三、研究方法

本书将卫生经济分析方法归集为三种类型,即理论经济分析方法、技术经济分析方法和制度经济分析方法。不同类型的分析方法在实际应用过程中,既有相互独立性,又有相互联系性,需要根据实际情况和要求进行选择和应用。

(一) 理论经济分析方法

主要从理论视角,应用卫生经济学以及相关学科的理论,分析和阐述卫生经济关系和卫生经济活动的规律性。通过分析基本概念、基本原理、基本性质、基本特征、基本规律等,阐述提供卫生服务过程中的各种经济活动和经济关系的规律,进而为指导具体实践提供依据。本书中主要应用理论经济分析方法,对医疗服务市场的构成和特点、医院产权制度、医疗保险、药品等"三医"(医疗、医保和医药)所关注的核心和关键问题进行分析,以期从理论上进行系统探讨,并用于指导实践。

(二) 技术经济分析方法

主要从方法视角,应用卫生经济学以及相关学科的技术和方法,研究如何定量分析和评价卫生领域的各种经济活动。通过卫生技术经济分析方法,分析卫生经济活动的投入和产生,评价卫生资源的利用效率,如规模经济分析、结构经济分析、布局经济分析、运营经济分析和区域经济分析等,具有实际意义和应用参考价值。本书中主要应用技术经济分析方法,探讨医疗成本核算、医院运营分析、医疗服务价格、卫生总费用分析和卫生技术评估等,以期通过技术方法的应用促进成本控制和效率提升。

(三) 制度经济分析方法

主要从政策视角,应用卫生经济学、卫生政策学,以及相关学科的理论和方法,系统分析卫生经济领域内的相关制度和政策。通过分析卫生政策和相关制度的背景、形成、做法和取得成效等,探讨政策或制度的管理体制和运行机制,尤其是要发现存在的主要问题,分析主要原因,并提出相关的政策建议。本书中主要应用制度经济分析方法,对当前关注的重点和热点问题进行分析,如医联体和分级诊疗、DRG/DIP 医保支付制度改革、药品和耗材的集中招标采购、公立医院改革等,以期为相关政策和制度的发展和完善提供参考。

第四节　总　体　框　架

本书共 17 章,分为上下两篇,上篇为理论分析,下篇为实证分析。总体框架如图 1-1 所示。

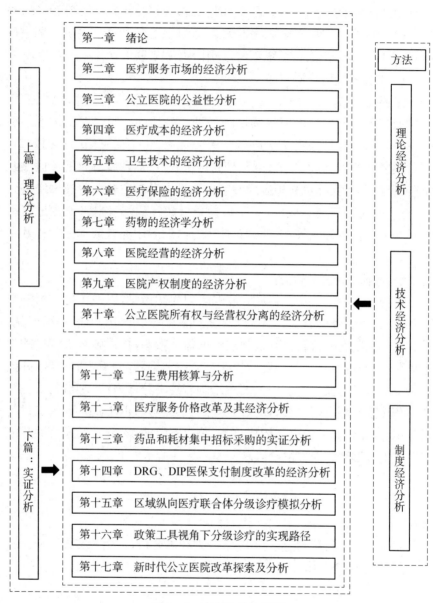

图 1-1　本书的总体框架

（田文华）

参考文献

[1] 习近平. 高举中国特色社会主义伟大旗帜 为全面建设社会主义现代化国家而团结奋斗——在中国共产党第二十次全国代表大会上的报告[EB/OL]. (2022 - 10 - 16)[2022 - 10 - 25]. http://www. news. cn/politics/cpc20/2022-10/25/c_1129079429. htm

[2] 中共中央国务院. "健康中国 2030"规划纲要[A/OL]. (2016 - 10 - 25)[2022 - 02 - 12]. http://www. gov. cn/zhengce/2016-10/25/content_5124174. htm.

第二章

医疗服务市场的经济分析

医疗服务在实施健康中国战略中发挥重要作用。在社会主义市场经济的大环境下,提供医疗服务过程中发生的各种经济活动和经济关系不可能独立于市场而存在。医疗服务作为一种特殊的商品,其供需双方商品的交换同样是通过医疗服务市场实现的。医疗服务市场是以一定的医疗设施、卫生材料和技术为医疗服务需求者提供医疗服务的专业性市场,是医疗服务供需双方商品交换关系的总和。因此,根据医疗服务的特点,应用卫生经济学的理论和方法对医疗服务市场进行经济分析,对于解析医疗服务市场中的现象,探索提供医疗服务中的经济规律具有重要意义。

第一节 卫生资源配置的目标

经济学研究的前提条件是:资源有限,欲望无穷。经济学研究个人、企业、政府和其他组织在面对资源稀缺性时,如何进行选择,以及这些选择如何决定社会资源的使用。经济学必须具体回答:生产什么?生产多少?如何生产?为谁生产?这些问题的答案最终取决于每个人的行为,因此,经济学也是解释人类行为的科学。

健康是构成个人福利最重要的因素之一,是努力工作、享受生活的基本前提。医疗服务的生产和消费与其他物品或劳务并无本质区别:医生、护理、住院等各种医疗服务的供给都是有限的,而公众的需要则远远超出可供利用的卫生资源数量。卫生经济学运用经济学的理论和方法研究资源如何向卫生行业分配,以及卫生行业内的资源如何有效配置。卫生资源配置必须考虑两个目标:如何有效配置资源?如何促进社会公正或公平?

资源有限,医生不计成本地为病人提供尽可能好的医疗服务,是不现实的。建造医院、培训医生和护士、生产药品和医疗仪器设备,都要消耗资源(土地、劳动和资本),这些资源本来可以用于其他用途。提供更多更好的医疗服务,就意味着我们必须减少其他消费,例如,食品、住房、书籍、电影、汽车等等。因此,提供额外单位医疗服务的所得(称之为边际收益)如果大于所失(称之为边际成本),就应该继续提供更多或更好的医疗服务,反之,就应该减少医疗服务的数量或降低质量。当医疗服务的边际收益等于边际成本时(等边际原理),医疗服务的数量或质量是恰当的,或称之为有效的。等边际原理同样适用于医疗领域内部的资源配置。然而,医疗服务领域具有特殊性,如何衡量医疗服务的收益与成本成为首要问题。例如,健康改善的价值有多大,人们对此提出了一些办法,包括人力资本法、临床路径、质量调整生命年等等,但这些都有着明显的缺陷,没有一个方法是完善的。然而,我们必须给出答案,否则资源配置的效率标准将无法建立。

市场经济的价格机制,为卫生资源配置的效率问题提供了一种可能的解决方案。大多数人认为,卫生资源的分配应该做到公平或公正。尽管没有人能够给出公平概念的准确含义,但在医疗领域,人们使用公平概念通常包括三种含义:给一切有需要的人提供最低标准的医疗服务;相同需要应该得到相同的医疗服务;可及性的均等化(私人花费的均等化)。

完全竞争模型为我们描绘了一个理想的世界:医生和医院根据疾病类型、轻重缓急、治疗时间,向病人提供医疗服务并收取不同的费用;诊疗水平不高、就诊环境差的医疗服务提供方,会拱手将病人让给药到病除和就诊方便的名医圣手;医院如果不能改进医疗服务质量和(或)降低成本,收费高于竞争对手的,最终将不得不被迫离开这个行业,而留下来的一定是提供更高质量和更廉价服务的医生和医院;医生和医院为了生存和发展,会认真对待病人的愿望和偏好,一切以病人为中心;有医疗服务需求的人只要能够支付相应的费用,就可以自由地选择最合适的医生或医院;医生或医院为了自己的声誉,还可能免费为一些支付不起医疗费用的人提供医疗服务。总之,这样的医疗服务体系,实现了"在成本尽可能少的情况下,最大限度地满足个人医疗服务需求"。

但是,目前从世界范围看,这种理想似乎只是空想。一些经济学家坚持认为,理想之所以难以实现,原因在于人们出于各种各样的动机和理由,人为地对医疗服务市场施加了许多限制,根本就不愿意真正放手让价格机制充分发挥作用。更多的人则认为,与一般物品或劳务相比,医疗服务的交易具有更多的特殊性：需求的不确定性、医生和病人之间的信息不对称、垄断、外部性,以及公众对"公平"的不同理解与追求。不对称信息、垄断和外部性将会导致市场失灵(market failure),这可能需要通过价格机制之外的手段来校正市场偏差,而需求的不确定性以及个人的收入和财务约束,则涉及公平与效率的问题。

有效的卫生资源配置不一定符合人们对公平的理解与期待。由于医疗服务的信息问题和医疗服务产品本身的特点具有客观性,会在一定程度上造成医疗服务供需双方行为上的扭曲,从而降低卫生资源配置的效率。因此,医疗服务的效率与公平可能是人类社会一个永恒的话题。

第二节 外部性、公共品与政府职责

外部性与公共品是影响价格机制发挥作用的重要因素。本节介绍外部性和公共品的有关内容,并简要讨论政府在卫生健康领域的作用。

一、外部性

物品或劳务的生产、交易或消费,如果对其他人造成了影响,就会导致经济学所谓的外部性(externality)。如果这种影响是不利的,就称为外部成本;如果这种影响是有利的,则称为外部收益,例如,接种疫苗、医院收治(隔离)了传染病患者,会产生外部收益,因为这些做法降低了其他人感染疾病的可能性。

我们将"个人收益(成本)＋外部收益(成本)"称为社会收益(成本)。显然,外部收益(成本)越大,个人收益(成本)与社会收益(成本)之间的差距也就越大。当存在外部性时,价格机制往往难以有效配置资源。如图2-1,从社会角度看,有效的疫苗接种人数或医院收治人数应该是 Q_2,而私人市场交易的均衡数量是 Q_1,接种疫苗的人数或医院收治的病人数量偏低了。

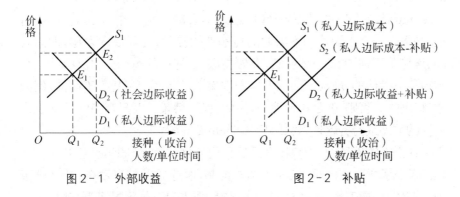

图2-1　外部收益　　　　　　　　图2-2　补贴

　　既然患者的医疗消费影响到其他人的福利,而市场又不能实现提供足够的服务,那么一个自然的想法就是,政府应该对患者进行补贴,使得私人边际收益加上政府补贴正好等于社会边际收益(图2-2,需求曲线D_1右移,与D_2重合);或者,政府对提供者进行适当数量的补贴,降低私人提供者的成本(使私人边际成本曲线S_1向右移动至图2-2中的S_2)。这两种方法都可以实现社会最优资源配置,使实际接种或收治人数达到有效数量Q_2。当然,也可以由政府直接组织生产,提供疫苗接种服务和传染病收治活动(这相当于政府收购或兼并刚才的私人提供者)。

　　政府干预可以纠正外部性导致的市场失灵,但在实际操作中存在着很多困难。首先,政府可能没有充分的信息确定外部性的范围、外部收益的确切大小,因而应该补贴多少,数量往往无从确定。其次,提供者知道有补贴,可能就会虚报成本,以争取更多的补贴。最后,政府可以自己直接组织生产,其花费来自纳税人的钱,提高生产效率、降低成本的激励可能不足。

二、公共品

　　外部收益的一种极端情形是:有些物品或劳务的消费比较特殊,只要有人花钱购买和消费,别人就可以获得同样大小的收益,并且,人们无法阻止别人"搭便车"(free rider)。这就产生了公共品(public goods,或译为共用品)的概念。公共品是可以多人共享而又不能将未付费者排除在外的物品或劳务。公共品的第一个特点是非竞争的（nonrivalrous in consumption），即一个人的消费基本上不会减少另一个人的消费，或者说，多提供一个人消费并不需要消耗额外的资源，边际成本为零，例如公园、路灯。否则，就是竞争性的，例如住房、公海里的鱼。公共品的第二个特点是非排他的（nonexcludable），即排除未付费者使用几乎不可能，例如空气、国防。否则，就是排他性的，例如食品、桥梁。既是竞争性的又是排他性的物品或劳务就称为私用品（private goods）。

在上面的例子中，住房和食品是私用品，而路灯和国防是公共品。其他如基础医学研究成果、疾病预防与控制、医疗质量信息发布、社区健康教育宣传、环境卫生、不拥挤的公路、电台播放的天气预报等等，都是公共品（图2-3）。值得注意的是，公共品与公共部门提供的物品是两个不同的概念。公共部门提供的物品或劳务并不都是公共品，其中公共品也可以由私人提供。

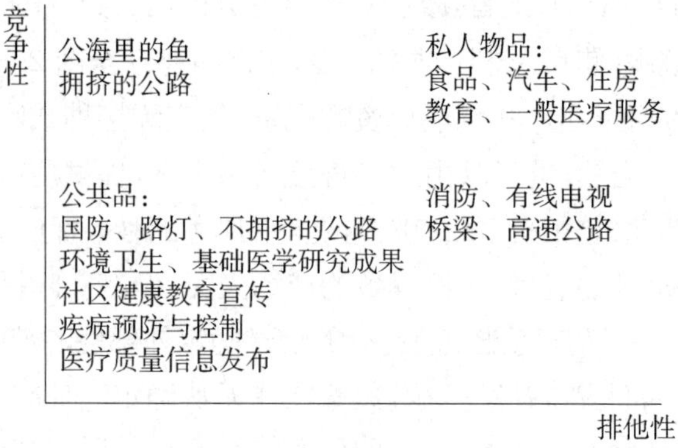

图2-3　公共品与私人品

公共品既然可以共用，又没有排他性，如果放到市场上出售，无论自己多么看重，每个人都指望别人付钱，自己正好搭便车。因此，如果依据价格信号，不容易做到边际成本等于边际收益，公共品的供给数量往往不足。当然，这并不意味着公共品一定不能由私人提供。例如，房屋开发商可能愿意投资改善社区的公共卫生状况，因为这样一来，该地区的房地产价格可能上涨。一个城市的公共卫生状况，往往会影响到投资人的投资意愿，继而影响房产价格，房屋开发商也可能会联合起来，考虑这方面的问题,并有所作为。经济学家曾经认为港口的灯塔不可能由私人来提供,但经考证表明,私人提供灯塔是可行的,灯塔的所有者虽然无法直接向夜晚过路的船只收费,但他们可以向码头的所有者收费。

当公共品受益人数众多时,"搭便车"会造成很大的困难。这时,政府可以通过税收融资,由政府所属的公共部门直接提供公共品。难题是,政府是否能够提供有效数量的公共品呢?既然不能排除未付费者使用,就没有人愿意如实报告他的边际收益,支持该项目的人会夸大其词,反对者则会贬低其价值。实际上,政府的"成本—收益"分析的难度很大,从而使政府提供的公共品数量一般也不可能达到最优。

三、政府的职责

外部性问题和公共品的政府解决方案并不完美。但是,在大多数场合,政府利用其强制性的公权力,通过税收筹集资金,为全体居民提供公共品,这是责无旁贷和义不容辞的。公共卫生和疾病预防与控制,与国防一样,是非常重要的一类公共品。同时,善待贫困阶层,为低收入家庭提供必要的医疗保健服务也是一种公共品,它关系到社会的和谐与稳定,最终也会对经济效率产生影响。

外部性和公共品的经济学分析表明,政府虽未必亲自组织生产,但应该在公共卫生服务提供过程中发挥主导作用。因此,政府应当充分认识到卫生服务领域中各类产品或服务的特征,并制定相应的政策,发挥好政府在市场中的职能和作用,特别是对公共品的提供和相关政策,政府需履行好其职责。

第一,正确认识市场化过程中国家干预政策重心的转变。在可竞争的私人医疗服务领域,政府的职责首先是维护竞争秩序,反对垄断。而在公共卫生领域,政府必须有所作为:采取直接行动(免费治疗,防病,防疫,发布信息,为低收入阶层购买保健服务);为私人部门提供激励(补贴或免税);强令私人部门采取行动(企业必须为其雇员提供健康保险);综合使用这些手段(为老人和贫困人口支付医疗费用)。

第二,正确划分卫生领域的公共品和私用品。为解决公共品生产不足问题,国家应该以法律形式,确保国家财政协同地方财政,支持公共卫生事业的发展,促进社会公平。至少包括以下内容:公共卫生计划,特别是灾后防疫；重大疾病控制；母婴保健计划；计划生育服务；城乡贫困人口的基本临床服务；基础医学研究与开发；公共卫生健康保健的营养知识与信息传播；农村基本卫生服务人才和公共卫生管理机构公务员培训等。

第三，改变政府主管部门的角色定位。由医院和医生利益的代表，转变为患者利益的代表；从办医院、管医院转变为办大卫生、大健康；由直接干预、直接管理医疗机构转变为向全社会和社区提供信息、知识、法律服务；在私人医疗服务领域，由原来的限制竞争、保护垄断转变为鼓励和引导竞争。

公共卫生事业，尤其是防病、防疫与传染病控制，如同国防一样，"养兵千日，用兵一时"，决不能因为没有看见潜在的敌人就放弃警惕。医学实践也证明，"预防性治疗"的投资回报率要远远高于"纠正性治疗"的投资回报率。当然，政府以怎样的方式介入公共卫生领域，介入程度有多大，可以有很多讨论的余地和制度创新的空间。

第三节 不 对 称 信 息

一、基本概念

在交易过程中，一方拥有另一方所不知道的某些信息，这就是不对称信息（asymmetric information）问题。例如，患者比医生或保险公司要更加了解自己的生活习惯，而一般来说，医院或医生比患者要更加了解治疗方案的疗效和副作用。医生可能会夸大疗效或隐瞒副作用，当患者听从他们的意见时，就会过高地估计自己的边际收益。这时，不对称信息导致价格上涨和实际消费量增大（图2-4A）。工作环境可能损害健康，雇主有意不让员工知道这一点，员工就会过低地估计劳动的边际成本。这时，不对称信息导致劳动供给量增加而工资下降（图2-4B）。

不对称信息问题，在所有物品和劳务市场中或多或少都存在，只是程度各有不同。在医疗服务领域，信息问题似乎格外引人注目，也确实给卫生资源配置造成了更多的困难。不过，我们首先明确一点，长期看，不对称信息并不是非常严重的问题，但要了解市场的短期运行，我们必须考虑和正视不对称信息问题。

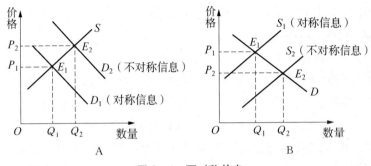

图 2-4　不对称信息

交易之前的不对称信息（隐藏信息，hidden information）可能导致逆向选择（adverse selection）；交易以后的不对称信息（隐藏行动，hidden action）则可能导致道德损害（moral hazard）。医疗服务市场中，人们在面临逆向选择和道德损害等不对称信息问题时，需要采用一定的方法加以克服，保证卫生资源的利用效率。

二、逆向选择

医院或医生的服务质量良莠不齐，差别有时难以计量。但患者可能缺乏有关的质量信息，只能根据经验，按照平均质量确定自己的支付意愿。这时，高质量的医疗服务由于成本高，得不偿失，自愿退出市场，剩下来的都是低质量的医疗服务。患者经过一段时间的实践和理性判断，就会发现这一点，从而进一步降低自己对整个医疗市场中平均服务质量的判断，并降低自己的支付愿意。如此实践或推理，结果就是，医疗市场只会提供质量最差的服务。在保险市场中，如果根据平均患病率确定保险价格，愿意买保险的都是身体健康状况欠佳者。这就是所谓的逆向选择。

实际情况并没有那么糟糕。医生可以主动发信号或称为信号传递（signaling），将自己与别人区分开来，证明自己的价值。例如，医生可以读不同医学院校不同级别的文凭，在不同医院当实习医生的经历，加盟不同医院工作，以此向患者发出不同的信号。在保险市场中，投保人通过出示自己的健身俱乐部会员证，或证明自己曾经是运动员，以显示自己比一般人健康，并得到优惠的保险价格。产品保修，花大价钱请大牌明星做广告，也是信号传递的方式。如果产品质量不过硬，骗得了一次骗不了下次，企业是不敢作出这样的承诺和大笔投资（沉没成本）的。医疗服务市场中的预付制（prospective payment system，PPS），可以视为一种保修承诺，也是一种信号传递。

不言而喻，信号传递不同于"王婆卖瓜"。信号传递是要付出代价的（例如获得博士学位要付出很多）。当然，发信号的成本也不能太高，例如，要求人们必须成为专业运动员，才能得到较低的健康保险价格，则没有几个人能发出这样的信号。当信号成本或信号强度恰到好处时，市场可以实现分离均衡（separating equilibrium）：不同类型的人发出不同的信号。但是，发信号的成本仅仅因为不对称信息而起，未必具有生产性。因此，市场可以部分地解决信息不对称问题，但与理想的完全竞争模型相比，资源配置的效率会下降。

缺乏信息的一方也可以对隐藏信息的一方进行信息甄别（screening）。例如，保险公司可以设计两种不同的保单：一种保费率较高，但没有扣除或共付比例较低；另一种保费率较低，但要扣除若干费用或共付比例较高。这样，健康问题比较严重人会自动选择第一种，而健康状况良好的人会自动选择第二种。设计巧妙，市场也可以实现分离均衡。约瑟夫·斯蒂格利茨（Joseph Stiglizt）已于1967年和1977年证明：在信息不对称条件下，垄断的或竞争的保险市场均不存在混同均衡（pooling equilibrium），患病风险、风险态度、医疗服务购买能力、医疗服务可及性不一样的消费者不可能都购买同样的保险。

信息甄别也是有代价的。首先，技巧很高的各种合同设计本身就需要成本。其次，可以证明，在分离均衡中，低风险的保单价格是公平的，但其投保数量会受到限制，出现保险不足。这可以理解为，高风险者（"坏人"）给低风险者（"好人"）带来了外部成本，"好人"的利益因而受到了损害。

不论是发信号，还是进行信息甄别，信息都是稀缺的，人们必须付费。不是说由政府出面，信息不对称就会消失，就可以免费。信号传递和信息甄别都是非常技术性的问题，信息经济学（也称为激励理论或委托代理理论）就是专门研究这类问题的。

第三种解决办法是信誉机制。大多数产品或服务的交易都存在不同程度的信息不对称问题。因此，如果说我们在日常生活中，总是"不得不"

相信别人的话,那主要是因为我们认为他是讲信誉的。信息越不对称,信誉和品牌的价值就越大。医疗卫生领域作为高技术密集行业,消费者缺乏专业知识,供需双方在更大程度上存在信息不对称,因此消费者更相信知名的专家和著名的医院。

三、道德损害

买了医疗保险以后,就不再约束自己,采取一些不健康或不适当的生活方式;病人挂号请医生看病,医生可能敷衍了事,或有意夸大病情,向病人提供过多的服务;股东高薪聘请了总经理,总经理可能不努力工作,反而将不良业绩归咎于外界各种不确定因素。这些就是由于不对称信息(隐藏行动)导致的道德损害。之所以有隐藏行动,是因为监督是有成本的,有时甚至成本巨大。保险公司不可能如影随形,跟踪监督投保人的一举一动,并时时做出提醒。股东不可能知道经理是在思考经营战略,还是在想心事。

保险市场对付道德损害问题的基本措施是,只向客户提供部分保险(免赔额和共付比例),并限定投保人不能将同一资产再拿到其他保险公司去重复保险。在劳务市场,效率工资(efficiency wage)是用来克服道德损害的一种常见手段。该想法最初来自老福特。1915年,他通过付给工人相当于当时劳动市场均衡工资水平两倍的工资(每天5美元),吸引了大批高素质的熟练工人,并极大地刺激了他们的劳动积极性,这种违反常规、不可思议的做法反而降低了成本,提高了生产率。效率工资的原理很简单:工资高于市价,人为造成劳动力供过于求,形成一批“失业大军”,增加失业的机会成本,激励在位的工人努力工作,节约监督费用。“高薪养廉”的原理也是如此,但前提是,玩忽职守、贪赃枉法一旦被发现,必须严肃法纪。在医疗服务领域,效率工资的原理也有很多应用。例如,在医院做同样难度的一台手术,效果差不多,但专家与一般医生的费用差别要远高于手术效果的差别。这些做法都是以效率工资替代昂贵的监督费用。

四、市场信息中介

医疗服务的一个显著特征就是患者在诊断、治疗、质量和价格等方面都严重缺乏信息,这种不对称的信息分布,使得医疗质量的评价和信息传播都比较困难，靠市场竞争对"江湖医生"进行惩罚可能十分缓慢和缺乏效率。而由患者分散地获取医疗质量信息，既不经济，技术上亦不可行。因此，为了改善医疗质量信号的传递机制，提高市场竞争性，应该充分发挥信息中介（尤其是民间中介组织）、保险公司、各种健康服务一体化组织以及雇主（特别是大公司的所有者）的作用，它们具有医疗服务质量信息收集的积极性、技术优势和规模经济。

信息中介包括一切经政府特定程序批准的专门提供信息服务的特殊企业。例如，质量认证机构（由于质量管制存在一定的负面影响，质量认证不应该等同于质量管制）、卫生检测机构、会计师事务所、律师事务所、资产评估事务所、信用评估公司和新闻媒体等。必须强调的是，中介组织如果不能经受市场的"生存检验"，而是由政府出面主持，信息传递就可能存在很多人为限制，信息披露就可能要经过重重关卡的过滤，信息传递的效率和人为扭曲将难以避免。信息中介的一个典型例子是全科医生的出现。全科医生凭借自己的专业经验为社区居民提供健康咨询、预防保健、帮助联系转诊和聘请专家会诊等服务，以此获得服务报酬和充当信息中介的佣金，全科医生之间在预防保健的效果、服务态度方面相互竞争。这种做法的进一步发展就是各种医疗一体化组织的出现，例如，保险公司自己直接办医院，或控股、收购医院等，大城市各种庞大的、垂直联合的卫生保健公司等。美国的优先提供者组织（PPO）和健康维护组织（HMOs）以及"管理型保健"（managed care）也可以视为一种信息中介，它们有选择地与医院和医生签约，该组织的会员只需交纳一笔年费，就可以获得其提供的医疗服务，会员可以决定是否与它们签约和续约。只有那些对医疗质量信息的了解经验丰富、为会员提供恰当的服务并且善于与医院或医生讨价还价的组织才能得到消费者的青睐。

从一定意义上讲，医院和联合开业诊所本身也是一种信息中介。医生服务、实验室检查完全可以由分散的个体提供。事实上，医院也不存在非常明显的规模经济（至少目前卫生经济学界对医院的最小有效规模到底是多大，结论并不明确）。大多数医生，即使独立开业，也往往还是要加盟一所或几所医院或联合诊所，原因就在于，医院或联合诊所在信息生产中存在规模经济。第一，较之外行的病人，内部评价和监督的成本低得多，医院或诊所节约了病人的"搜寻费用"，病人只需选择医院而不必选择医生。第二,新进入市场的医生要在病人之中树立自己的威信要花很长时间,通过加入医院或联合诊所,他们不仅可以从老医生那里获得病人,还可以分享医院已经获得的声誉,获得一枚公众认可的"社会印章"(social seal)。事实上,如果不加盟医院,医生很难成功挂牌。因此,成功的医院或诊所为它的每个成员都发出了一个强烈的"我们是最好的"信号。

保险公司的作用也不容忽视。目前,国内的医疗保险业务还远未达到专业化运作的程度,基本上只是分摊风险,而没有起到有关医疗质量信息的收集、鉴别和选择的作用。健康险在保险公司仍然处于从属地位,有关的专业人才、基础数据、精算体系都严重缺乏,很难进行保单定价、理赔调查、风险管理和费用控制。另一方面,医疗保险涉及保险公司、患者、医院和医生,数据收集、理赔调查和费用控制都离不开医院和医生的配合,而目前保险公司与医院之间并没有产权和资本控制上的从属关系,缺乏直接经济联系,利益共享、风险共担的合作机制并未形成。因此,应从政策法规和实际操作上积极鼓动保险公司对医院和大型医疗设备进行投资,形成第三方管理模式。

为患者提供专家经验和质量担保服务的信息中介能否减少医疗信息不对称,显然是有条件的。一个关键的问题是:既然我不是专家,那么我凭什么相信你告诉我的东西是真实可信的呢? 很大程度上,这一问题最终还是要靠信誉和品牌来解决。

五、政府管制

上述各种市场解决方案,往往还不足以克服或减少信息不对称对医疗服务市场正常运作的负面影响。这时,政府就会介入,采取各种管制政策。大多数政府管制政策的基本出发点是要充当消费者的监护人,负责保证医疗服务标准达到一个可以接受的水平。

例如,政府规定了医生、护士的教育细则和培训标准,并要求医生和护士必须达到一定的专业水准才能取得注册资格。而对于药品市场,政府则制定最低质量标准(新药品必须通过一系列试验和检测才能获得批号进入市场),帮助消费者过滤劣质和不安全的药品,政府还强制要求患者在买药品之前必须持有医生的处方,借助医生的专业知识帮助消费者对药品质量进行甄别。政府往往还限制医生和药品广告,减少消费者需要进行甄别的信息量。

不仅如此,在医药质量管制方面,政府往往还会直接对医院的具体运营过程进行必要监管和干预。例如:责成医院对服务项目明码标价;实行医疗服务价格管制;督促和指导医院建立诸如利用审查制度(utilization review)和同行审查组织(peer review organization);资助医院建立临床决策支持系统(DSS)以便为医生和患者提供完善的信息支持、为保险公司建立按疾病诊断相关组定额支付体系(DRGs-PPS)和按资源利用分组Ⅲ支付方式(RUGⅢ)提供技术支持;定期报告各医院的服务种类、服务能力、一次就诊的费用以及卫生服务质量评审结果;必要的时候,也对私营医院的投资水平进行控制等等。当然,政府不一定直接从事这些活动。例如,委托医疗体系内部的专业团体对其成员进行不同形式的管理,也可以向诸如"消费者指南"之类的杂志或网站给予补贴,间接达到目的。

依靠自身权威性(信誉)和信息收集上的规模经济性,政府可以在一定程度上改善市场的运行效率。但是,对于任何物品或劳务的交易,信息不对称只是程度问题,政府也不可能完全消除信息不对称,特别是当政府的管制政策实施不当时,管制政策本身带来的问题可能比解决的问题还要多(管制俘获理论认为,政府最后可能会被被管制者拖下水,保护被管制者的利益而不是消费者利益)。

例如,为了应对信息不对称导致的逆向选择问题,许多国家的法律都规定,企业必须为其所有的员工统一提供健康保险,并享受免税待遇(强制性集体保险)。这种做法可能有利于解决逆向选择问题,但也有弊端。因为不同企业提供的健康保险待遇往往不同,"福利包"大的企业将吸引更多的"病人",这反而阻碍了劳动力的流动;同时,企业为规避强制性医疗保险,可能会雇用大量的临时工。有鉴于此,很多国家都建立了全民健康保险系统,通过税收向每个公民提供免费的基本医疗服务。但是,加拿大和英国(以及美国的 Medicare 和 Medicaid)的实践表明,全民健保系统也有诸多难以克服的问题,或者造成服务短缺,导致大量的排队现象,或者医疗费用增加过快,税收越来越重。

对于政府制定的药品市场的最低质量标准,经济学家萨姆·佩尔兹曼(Sam Peltzman)的长期跟踪研究表明,这些措施并不一定有效,有时甚至适得其反。药品最低质量标准减缓和减少了新药品(可能最终被证明是有害的)的上市速度和数量,这无疑挽救了许多人的生命,但同时也由于最终被证明是可以改良的或有效的新药品的上市速度的减缓和数量的减少,从而又牺牲了许多生命,净效应竟然是负的,牺牲的生命多于救回的生命。替代品的减少还提高了现存药品的价格。而广告管制则限制了竞争,从而导致产品价格升高,某些产品的价格甚至提高了 25%~100%。

关于医疗质量指标,目前存在的问题是,诸多质量指标主要是对医院投入的测定(化验次数、平均住院日、床位使用率,甚至包括大型先进设备的数量),这些过程指标对医院管理十分重要,但患者和保险公司更关心的是医疗后果。美国的情况是,健康照顾财务管理局(Health Care Financing Administration,HCFA)从 1984 年开始,根据复杂的统计模型计算结果,定期公布各医院的住院病人"预计死亡率"。因为该模型不够完善,没有将病人健康状况包括在内,可能导致医院拒收危重患者,因而从 1990 年代初期开始,不再出版这种列举医院死亡率的"报告卡"。不过,包括纽约和宾夕法尼亚州在内的几个州立即填补了这项空白,专门发行心脏外科死亡率"报告卡"。宾夕法尼亚大学则与当地企业界联手,共同开发了一套比较全面的医院质量评价指标体系(住院病人死亡率、手术后滞留时间、传染率等直接针对医疗后果的指标),医疗购买者可以利用这些信息,选择更好的医院。类似的评估也被用于医生。不论如何,人们倾向于认为,将来的医生为了获得医院就职资格,或与健康组织签约,可能将不得不主动提供其服务质量方面的证据。

政府以维护健康护理高标准的名义,通过专业资格认证来控制医生和护士的数量,这种控制往往是委托医疗行业内部的一些专业团体(例如,英国的皇家医疗协会、皇家外科医生学院、皇家全科医师学院和皇家护理学院,美国的医学协会)来进行的。最终结果可能是更加迎合了被管制者的利益而不是消费者利益,导致医务成本升高,医疗费用增长。下面以美国医生市场为例来加以说明。

图 2-5 是对美国医生市场的历史描述。美国医学协会(American Medical Association,AMA)从 1847 年成立时起,就通过严格的职业执照控制医生的进入,排除现有的执业者,同时,还通过干预医学院招生数量、游说政府等手段来控制医生的数量。AMA 这样做的理由据说是为了维护健康护理的高标准。结果不仅减少了医生的供给(供给曲线左移),也

增加了消费者对 AMA 成员（几乎一半的美国医生）服务的需求，需求曲线右移，医生工资上升（$w_1 \rightarrow w_2$）。

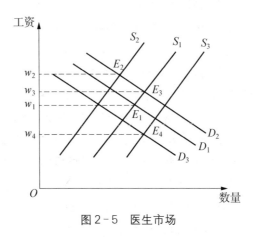

图 2-5　医生市场

　　高涨的医疗成本最终导致公众对 AMA 的反竞争做法提出强烈批评，一些限制不得不被迫取消。从 1960 年代开始，AMA 对美国国内医科毕业生的数量控制有所减弱，移民法亦有所更改，许多外国医生获准在美国开业，新增加的医生中外国医生的比例从 1960 年代的 15％上升到 1970 年代的 40％。如此一来，美国人均医生数量在 1965 年到 1980 年代早期上升了将近 50％，但联邦贸易委员会（Federal Trade Commission，FTC）和法院依然不断对 AMA 施压，敦促其取消针对医生做广告的禁令，进而每十万人拥有的医生数量从 1975 年的 169 人增加到 1990 年的 233 人，供给进一步增加，于是均衡再次移动（到 E_3），医生开始抱怨工资下降。以 1981 年价格计算，从 1960 年代到 1980 年代，供给增加使医生的年平均收入减少了 23 000 美元。

　　进一步的事实是，高工资 w_2 和 w_3 吸引了更多的大学生主修医学（由于限制减弱，医学院招生数量可以增加），但经过 4 年的大学和 10 年的医学院及医院实习，等到他们开始工作时（这又进一步增加了供给），医药专家的薪水已经下降。同时，在 1980 年代末，许多消费者开始从昂贵的私人医疗转向成本较低的健康维护组织（HMOs），对私人诊所和医院（医院雇用了大部分的专家）服务的需求进一步下降，均衡进一步移动

$(E_3 \rightarrow E_4)$，到 1990 年代末，数以千计的麻醉科、肺科、眼科、神经外科和放射医学的新专家都经受了工资率下降的痛苦并感到失望。

第四节　垄断的经济分析

某物品或劳务只有唯一的卖家，并且没有相近的替代品，就是垄断（monopoly）。垄断的成因有好几种可能：一是厂商独家控制了某种关键性的生产资源。二是规模经济（产出越多则平均成本越低）导致的自然垄断（natural monopoly），例如，城市里水、电、煤等所谓的公用事业，独家经营比多家经营的平均成本反而要低。由于平均成本最终会上升，能否成为自然垄断还要看市场范围，例如，人口稀少的小镇医院，也可以是自然垄断。三是信息不对称导致的局部垄断特权。四是政府人为设置市场进入壁垒，例如，为了保护知识产权，政府通过专利（patent）、商标（brand）、版权（copyright）等法律手段阻止其他人进入市场。极端的情形是政府特权（government franchise）造成的行政垄断，进入壁垒非常简单：除了政府授权经营的企业，任何其他企业进入市场将受到起诉。成因不同，垄断的经济后果也不一样。因此，对垄断的看法不能简单化。

显然，医疗服务行业中的垄断一般是由后两种原因造成。首先，信息不对称使得病人不可能"到处采购""货比三家"，医生或医院因而获得了相当大的垄断权力，避免了激烈的相互竞争。其次，药品或医疗技术发明专利，也会造成垄断。最后，为了克服医疗质量信息不对称，或为了公平的原因，政府可能选择自己直接办医院，并排斥私人经营，造成行政垄断。

一、垄断定价与经济福利损失

垄断厂商的需求曲线就是向右下倾斜的市场需求曲线。这时，价高少卖，低一点可以多卖，垄断者寻寻觅觅，希望确定一个对自己最有利的价格，称为觅价（price searching）。其决策问题是

$$\max_{p} \pi = P \cdot Q(P) - C \cdot Q(P)$$

一阶条件是

$$\frac{d\pi}{dP} = Q + P\frac{dQ}{dP} - \frac{dC}{dQ}\frac{dQ}{dP} = 0$$

即

$$\frac{P^m - MC}{MC} = \frac{1}{\varepsilon - 1}(\text{或即}\frac{P^m - MC}{P^m} = \frac{1}{\varepsilon})$$

其中，$\varepsilon = -\frac{dQ}{dP}\frac{P}{Q}$ 是需求的价格弹性。注意，垄断企业不会在弹性 $\varepsilon < 1$ 的地方定价。这就是垄断定价的（逆）弹性法则（elasticity rule）：最优加价率与弹性成反比，弹性越小，垄断价格高出边际成本的能力越大。因此，也将 $\frac{1}{\varepsilon}$ 称为勒纳指数（Lerner index），用以反映企业垄断势力（monopoly power）的大小。逆弹性法则只是一个理论公式，不能直接套用。一般地，垄断者是根据经验或惯例确定一个加价率和销售价格。在销售的同时，再做一些市场调查，通过适当降低或提高价格，反复试销，然后根据实际需求量的变化，获得更多的需求信息，最终"寻觅"到最优价格，实现垄断租金最大化。

图 2-6 表明，垄断产量 Q^m 低于有效产量 Q^s，而价格 P^m 高于有效价格 P^s，垄断者得到了垄断租金（阴影部分面积，称为 Tullock 方块）。垄断者获得垄断租金本身并不是问题，但在产量 Q^m 处，由于边际利益大于边际成本，增加产量显然是一个 Pareto 改进。因此，垄断造成了一定的经济福利损失（直纹三角形面积，称为 Harberger 三角）。

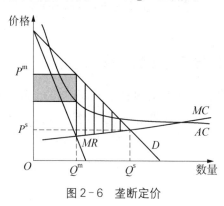

图 2-6　垄断定价

对于由规模经济导致的自然垄断,经济学家一般并不特别反对。赞成者认为,Harberger 三角微不足道,保守估计仅占经济总产值的 0.1%,因为垄断而获得垄断租金使得供给者有能力进行研究与开发,也为其创新活动提供了强大的激励。由于地域、信息和产品差异,任何一个供给者总是会经常地处于某种垄断地位,但新思想、新变革、新的需求和新的供应不断涌现,这种垄断地位并不稳固。人们在不断追逐暂时的垄断地位的过程中,不知不觉地推动了技术进步和经济增长。而且,由于经济全球化(替代品增多和资源拥有者的多元化)以及技术进步,潜在的竞争对手越来越多,随时可能进入,在这种可竞争市场(contestable market)中,垄断行为必然要受到潜在竞争的约束,垄断者必然会采取有效的经营管理活动。批评者认为,由于没有及时和明显的竞争压力,垄断者加强管理、提高效率、降低成本、进行产品和工艺创新的激励不可能像完全竞争市场那样强烈,因而存在管理松懈(managerial slack),长此以往,经济效率和经济增长速度将下降。

折中的结果体现在政府对知识产权的保护上。如果不给新发明、新药品和小说、剧本以垄断特权,则没有人会投入巨大的固定成本进行产品创新。若让其长期垄断下去,则批评者的担心又会成为现实。因此,政府的专利保护一般大约维持在 17～20 年。

这一点有助于我们理解关于艾滋病治疗的争论。一种观点认为,治疗艾滋病的各种新药价格非常高,以至于像许多发展中国家(艾滋病的高发地区)的穷人无法及时得到这些特效药,因而许多人在谴责这些发明和销售艾滋病新药的制药公司获取不义之财的同时,纷纷表示,应该给本国政府生产无专利仿制药以"生命高于一切"的道义支持。这些观点显然缺乏基本的经济逻辑。首先,人们之所以患艾滋病,并不是因为制药公司的"暴利"。其次,有这些药品肯定比没有这些药品要好。然后,如果没有专利保护确保这些企业得到丰厚的垄断租金,就没有人愿意花费巨额资金进行风险很高的新药研究与开发,从而根本就不会出现各种新药。侵权的结果反而会阻碍更多、更好、可能也更便宜的艾滋病新药的出现,这反而违背了包括穷国艾滋病患者在内的所有艾滋病患者的利益,并不是真正的珍惜生命和人道主义。所以经济学家一般都认为,更加切合实际的解决办法,应该是这些国家的政府和慈善机构向穷人提供补贴和社会救助,使他们获得必要的治疗,而不是侵权。

对于由政府特权造成的行政垄断,经济学家则一致反对。因为行政进入壁垒根本就不可逾越,除非政府主动放弃。行政垄断企业不仅没有任何必要加强管理、降低成本、从事开发和创新,而且福利损失也不仅限于 Harberger 三角。为了维持其行政垄断地位,既得利益者往往采取游说政府、影响法律制定或执行等非生产性活动(称为寻租,rent seeking)。极端地,寻租将耗尽垄断企业的垄断租金,经济净福利损失还必须加上Tullock 方块。研究表明,在某些行业(交通运输、医生服务和石油),行政垄断造成的经济福利损失高达总产值的 30%。因此,那些依靠政府在行业入口处设置障碍(专营权、配额、关税保护等)而建立起来的垄断,与微软公司这样依靠消费者货币选票而建立的垄断相比,经济后果是迥然不同的。

二、医药业中的价格歧视

对垄断定价理论的一个直接检验是药品市场(图 2 - 7)。专利法允许制药公司对其新发明的药品实施垄断。制药公司依据逆弹性法则制定的价格(专利价格)高于边际成本(药品生产的边际成本基本保持不变),垄断产量较低,公司获得垄断租金。过了专利保护期以后,巨额利润吸引大量其他制药公司进入该市场,生产所谓的通用名药品(无品牌药品),其化学成分与商标名药品(品牌药品)完全相同,疗效亦相当。这样一来,该药品市场基本上是完全竞争的,产量增加,价格下降,最后等于边际成本。对药品市场长期观察的经验与理论描述基本上是一致的。

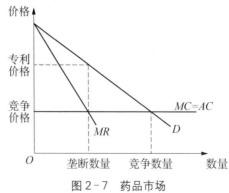

图 2-7 药品市场

药品与其他产品的不同之处在于,它容易形成比较高的品牌忠诚度(brand loyalty)。人们往往认为品牌药品的疗效要高于后来的无品牌药品,尽管事实并非如此。这就导致先前的垄断公司仍然拥有一定的市场势力,可以收取比竞争者略高一点的价格,并维持一定的垄断租金。当然,消费者为品牌药品支付较高的价格也许是值得的,因为药品疗效中可能包含有一定程度的安慰剂效应。

但是,垄断带来的社会福利损失毕竟是事实。有一种被称为价格歧视(price discrimination,又译为价格分歧)的做法可以提高经济效率,但可能损害消费者利益。如果垄断者能够对具有不同支付意愿的消费者进行区分,那么就可以对他们进行区别定价:对支付意愿不同的人收取不同的价格,称为一级价格歧视或完全价格歧视(图 2-8);对购买数量不同的人收取不同的价格,称为二级价格歧视或非线性定价;将成本考虑在内,对不同类型的消费者(例如,性别、年龄、职业、地域或国籍)收取不同的价格,称为三级价格歧视。实行价格歧视的前提条件是:生产者能够区分不同类型的消费者,并且,不同购买价格的消费者之间不能通过套利(arbitrage)建立二级市场。

图 2-8 表明,完全价格歧视使垄断企业榨取了更多的消费者剩余,财富更多地转移到了垄断者手中。但从社会角度看,经济福利损失反而减少了:与单一的垄断价格 P^m 和垄断产量 Q^m 相比,产量增加到 Q^s,最低销售价格 P^s 等于 MC。垄断租金变多了,但同时,过去无力购买的人现在则有机会消费该物品。

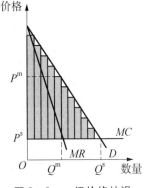

图 2-8 一级价格歧视

垄断者一般来说无法得到消费者支付意愿的全部信息,因而现实中很少存在完全价格歧视。一个例外是,在小镇长期工作的医生,可能了解每个病人的支付能力,从而索要不同的价格。这种价格歧视有利于低收入家庭,如果硬性规定只能收取统一价格(垄断者当然会选择垄断价格),这名唯一的医生就不再愿意提供这么多的医疗服务。

医疗服务中比较常见的是三级价格歧视。例如,医院对医保病人与非医疗保险病人收取不同的价格（购买即消费，不可能存在二级市场）。又如，香港的医院及医生收费，头等病房与普通病房不一样，前者的收费高出好几倍。这本身并不是价格歧视，因为头等病房的设施明显好于普通病房。但是，医生服务的收费与病房的类型挂钩，同样的病，医生收取的诊治费，头等病房的患者比普通病房的患者也要高出几倍，这就是三级价格歧视（医生诊治富有的病人可能比较用心，时间也可能要多几分钟。但医生是同一个，诊治费用的差别并不成比例）。这种三级价格歧视巧妙地利用病房类型，对不同支付意愿的患者进行了区分。

药品定价中实行三级歧视相对要难一些，因为很容易形成二级市场。例如，在医院大门口，可以看到医疗保险病人将处方药转手倒卖的现象。但依据国籍或地域来细分市场，实现三级价格歧视，则非常普遍。

下面我们讨论制药公司实行三级价格歧视的定价原则以及政府的单一价格管制政策的福利效应。只考虑两个市场，产量分别设为 x_1 和 x_2，（反）需求函数分别为 $P_1 = P_1(x_1)$ 和 $P_2 = P_2(x_2)$，成本函数是 $C(x_1 + x_2)$。制药公司的决策问题是

$$\max_{x_1, x_2} \pi = P_1(x_1)x_1 + P_2(x_2)x_2 - C(x_1 + x_2)$$

一阶条件为

$$MR_1 = P_1(x_1) + x_1 P_1'(x_1) = C'(x_1 + x_2) = MC$$
$$MR_2 = P_2(x_2) + x_2 P_2'(x_2) = C'(x_1 + x_2) = MC$$

即，垄断的制药公司分别在两个市场上按"等边际原则"进行最优决策（图2-9，假定边际成本不变）。利用需求的价格弹性定义，一阶条件可以写成

$$\frac{P_1 - MC}{MC} = \frac{1}{\varepsilon_1 - 1}, \quad \frac{P_2 - MC}{MC} = \frac{1}{\varepsilon_2 - 1}$$

即，每个市场的加价率与各自需求的价格弹性成反比。由上式，还可以得到

$$\frac{P_1}{P_2} = \frac{1 - \dfrac{1}{\varepsilon_2}}{1 - \dfrac{1}{\varepsilon_1}}$$

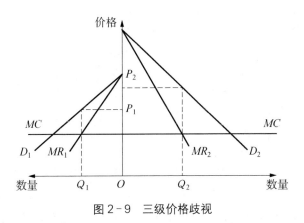

图 2-9 三级价格歧视

由此即得三级价格歧视的定价原则:若 $\varepsilon_1 < \varepsilon_2$,则 $P_1 > P_2$。 即,垄断的制药公司在价格弹性较高的市场实行较低的价格,在弹性较低的市场实行较高的价格。

三级价格歧视对经济福利的影响如何? 如果政府反对价格歧视,规定垄断的制药公司只能以同一种价格销售药品,那么从药品的可及性方面看,结果会是好还是坏?

假设制药公司在两个市场销售同一种药品,并且边际成本相同。图 2-10A 显示了一种可能性:价格歧视的结果是,大市场(需求曲线为 D_1)的销售量和价格远远高于小市场(需求曲线为 D_2)。例如,艾滋病药 PLC 一天的剂量在美国卖 18 美元,在乌干达卖 9 美元,在巴西则只卖 1.5 美元。如果政府要求该企业必须实行不二价,则制药公司不会因小失大,一定会选 P_1 作为满足政府要求的不二价。这样一来,小市场将会消失,政府的不二价管制措施造成了福利损失,降低了药品的可及性:在乌干达和巴西的药店里不再有 PLC。

图 2-10B 显示了另一种可能性:小市场的价格高而大市场的价格低。例如,一种抗疟疾药一天的剂量在乌干达(大市场)只卖 2 美元,而在美国(小市场)则要 10 美元。政府的不二价管制政策将促使制药公司将价格定在非常接近于 P_2 的水平(不妨设想“统一价格等于 P_2”的极限情形)。显然,总销售量将增加,药品的可及性上升(可以严格证明,消费者与生产者的总剩余都将增大)。

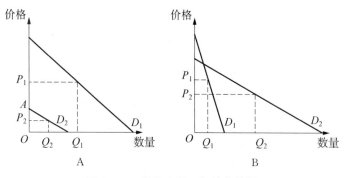

图 2-10　药品市场三级价格歧视

上述讨论的启示是,政府在实施医疗服务和药品价格管制政策时,应该注意收集相关资料,小心求证,谨慎从事。否则,可能事与愿违。

三、垄断管制与医疗费用增长

对垄断造成的经济福利损失,政府一般采取 5 种态度:以反垄断法促进竞争;管制;实行公有制;自己直接经营再行管制;无所作为。下面结合既往医疗服务改革的实际,对垄断价格管制中的困难及其经济后果进行讨论。

由于多渠道办医,20 世纪 80 年代中期以来,我国卫生事业规模不断扩大。20 世纪 80 年代初到 20 世纪 90 年代末,医生数量年平均递增 4.8%,护理人员递增 6.4%,医院和卫生院床位递增 3.5%,医疗技术和仪器设备也得到明显改善。随着各项投入的增加,我国卫生资源短缺的状况得到较大程度的改善。理论上讲,医疗服务供给的生产可能性边界已经大大地向外扩展了,同时,随着城镇居民收入增加,医疗服务需求也相应增加,因此,城镇居民的医疗实际消费量应该增加。

但是,与费用增长一般情形不同的是,在医疗服务价格和总费用上涨的同时,我国城乡居民的实际医疗消费量却是逐年下降的。1985—1994 年间,全国门、急诊量下降了 5.7%。其中,县及县级以上医院的工作量基本持平,但其病床工作日则下降了 16.6%,病床周转次数下降了 13.3%。从 1990 年代中期开始,城乡居民的实际医疗消费量进一步萎缩:门诊量和住院量双双下降,2001 年全国门诊总量为 20.87 亿人次,与 1992 年

25.7亿人次相比减少了4.83亿人次,县及县级以上医院病床使用率1980年代一直维持在80％以上,但进入1990年代,则一路下滑,2001年下降到60％。

即使像一些人认为的那样,由于医疗服务自费比例上升,需求曲线左移,但只要供给曲线不向左移动,就不可能出现价格上升而需求量下降的情况。因此,唯一的可能就是医疗服务的供给曲线向左移动。是什么原因导致了理论上供给能力增加,而实际供给曲线向左移动呢?

因为供给曲线就是边际成本曲线,所以直接的解释是医疗服务成本上升。医护人员工资增加、药品和仪器设备价格上涨的确导致了医疗服务成本上升。但问题是,这种上升是医疗服务需求增加引致的,而不是外部冲击造成。因此,如果医疗服务市场是竞争性的,医疗服务需求增加引发的投入品需求增加可能会(不是必然会)拉动整个行业的成本曲线向上移动,但行业总供给曲线无论如何仍然是右移的而不是左移(边际成本曲线绝对不会高于原来的成本曲线),不会导致价格上升而消费量下降。因此,结论只能是,竞争性市场假设对医疗服务完全不适用。如果承认公立医院几乎垄断了所有城镇医疗保险消费,上述"反常"现象,其实并不难理解。

我们结合图2-11来做具体分析。图中的需求曲线代表对某一种疾病(病种)的医疗服务需求,因为消费量是由所有治疗和检查项目费用总和决定。如果治疗感冒的费用动辄就是上百元甚至几百元,一些人就会选择"扛"着或到药店买两片非处方药"安慰"一下自己。这里只画了一条需求曲线,忽略了需求曲线的移动,但并不影响结论。

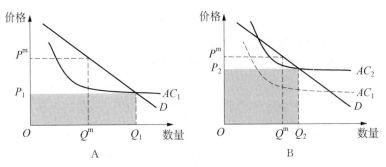

图2-11　医疗费用增长与消费量下降

　　为了避免垄断的低效率，也为了体现医疗服务的福利性质，政府希望通过成本加成定价，将医疗服务的收费标准确定在足以弥补成本的最低水平。这就是管制理论与实践中的平均成本定价规则（average cost pricing rule）。平均成本通常还包括正常的资本收益（资本投入到其他行业也能得到的收益），所以，平均成本定价规则又称为收益率管制（rate of return regulation）。平均成本定价规则或收益率管制的问题是：由于可以得到确定的收益率，被管制者不仅不愿意降低成本，反而有扩大乃至虚报成本的激励。

　　假定真实的平均成本曲线如图 2 - 11A 中的 AC_1 所示。医疗卫生领域"放权让利"改革以前，医院没有任何经营自主权，器械设备、人员工资、医院的大小事宜均由上级主管部门根据计划来确定。医院虽然没有降低成本的激励，也没有夸大成本的必要。所以，AC_1 曲线基本上处于"真实的"位置，平均成本与需求曲线的交点决定了医疗服务的价格 P_1 和消费量 Q_1，总费用等于图 2 - 11A 中的阴影面积。

　　20 世纪 80 年代中期开始，医疗卫生领域也逐步进行了改革。一方面，经济环境的变化对医院的经营管理提出了新要求。另一方面，国家财政投入不足，因而鼓励医院以多种方式搞活经营以弥补成本，这当然要依靠广大医护人员的积极性，因此政府开始"放权让利"，医院有了相当大的自主权（包括员工的收入分配权及医院结余的投资决策权）。第一，现行的价格管制是针对药品、检查或治疗项目进行成本加成定价而制订的（一些项目收费标准往往经年不变，很多项目实际上可能是亏损的）。但是，现在医院在很多方面有了自主权，抬高药品进货价格（药价虚高），实行项目分解，增加不必要的治疗和检查（小病大治），在加成比例不变的情况下，增加成本可以得到更多的收益。这些收益可以用于提高员工的福利和工作环境，或雇佣更多的临时工，减轻在职人员的工作压力。同时，这也有利于缓解管理者与员工之间的冲突，降低管理工作的难度。第二，在政府监管不力的情况下，不仅以开拓市场、搞活经营为名，增加、夸大乃至虚报管理成本（宽敞豪华的办公室、高级轿车、旅行、不实的报销），往往还会增加医院自有资本的投入，购买大型医疗设备，扩大医院的规模（与劳动投入相比，资本投入比例偏高，扭曲了投入组合比例），降低了内部资源配置效率。这样一来，平均成本曲线由 AC_1 变为 AC_2，医疗服务价格上涨,实际消费量减少,费用增加,如图 2-11B 所示。极端地,总费用与垄断定价时一样,达到 $P^m \times Q^m$。

综上,改革前尽管医院也是垄断的,但由于严格的计划经济手段,医院没有任何经营自主权,同时医护人员的劳务报酬与服务量基本无关,因此,医院没有通过增加每病种治疗项目和药品数量的办法来增加成本乃至虚报成本的激励,医疗服务的平均成本曲线处于比较真实的水平。改革以后,由于财政原因,也由于市场化改革的取向,特别是受到国有企业放权让利改革的影响,对公立医院的投入逐年减少,导致卫生主管部门对公立医院事实上的放权。与国有企业一样,在医疗卫生领域也出现了"一放就乱"的后果。在打破过去统收统支的微观经营管理机制的同时,政府主管部门缺乏合理的评价指标和相关的监管信息,又没有竞争市场的制约,因此,在加成定价而不是按照病种收费的价格管制政策下,导致了所有垄断企业在利润率管制下都必然会出现的成本虚高现象。增加每病种成本乃至虚报和夸大成本的结果,就是医疗服务价格增加,实际消费量下降,总费用上涨。

在医疗投入不断加大的条件下,实际消费量减少并不是由于生产能力限制。这种技术上可以做到,但由于制度原因(缺乏竞争、缺乏有效监督,管制政策不当)限制了医疗服务的供给,不妨称之为医疗服务的制度性供给不足。不可否认,公立医院的一些改革措施(实质上都是放权让利)取得了许多成效。医院靠着这种"名不正言不顺"的利益驱动搞活了经营。但针对"更好地满足人民群众卫生需要"的改革初衷而言,激励的方向可能是错误的。改革的一些不良后果,不仅削弱乃至抵消了改革的积极后果,也成为制约进一步改革的瓶颈。看来,对于公立医院来说,仅仅着眼于搞活微观经营远远不够。首先,公立医院是纳税人委托政府创办和经营管理的医院,怎样才能不负众望,选票竞争、法律构架、经济激励等一系列问题,都值得研究;其次,在公立医院之外,竞争性市场也很重要,真正能够反映卫生资源稀缺性的价格信号,可以作为政府监管公立医院的重要参照。

关于垄断以及为了改善垄断所造成的低效率的各种做法,乔治·斯蒂格勒(George Stigler)有一段论述:经济学中的一个著名定理认为,竞争性企业经济将从既定资源存量中产生最大可能的收入。没有一个现实经济完全满足这个定理的条件，而且，所有现实经济都与理想经济有差距——这种差距称为"市场失灵"。但是，按我的观点，美国经济"市场失灵"的程度远远小于根植于现实政治制度中经济政策不完善性所引起的"政治失灵"。因此，一些经济学家认为，对待垄断，政府应该"无所作为"，反垄断也只需要一招，那就是在每个行业的入口处标明"任何企业都可以经营"。历史表明，自然垄断很容易被技术创新摧毁，但政府制造的垄断，则根深蒂固、积重难返。因此，世界各国反垄断的重点均直接指向了行政垄断。

第五节　促进公平的政策分析

价格机制导致的 Pareto 最优与公平无关，有效的卫生资源配置，不一定符合人们对公平的理解与期待。显然，即便将保险市场考虑在内，价格机制仍然不能保证"人人都能获得最低水平的治疗"或"相同需要的人能够得到相同的治疗"，也不能保证"医疗服务可及性的均等化"。例如：与穷人相比，富人可以购买更多更好的治疗；由于保险市场的不完美，身体强健者可以买到更便宜的保险，一旦生病就可以得到更多的治疗；即使竞争的力量可以实现相同的治疗收费相同，也不能保证人人都能以相同的成本获得同样的治疗，因为人们请假看病所损失的收入可能不一样，看病所花的路费也可能不一样（很多地方缺医少药，投资者不愿去开医院，医生也不愿去工作）。

因此，为了公平的目的，必然要通过价格机制之外的手段对穷人或因病致穷的人们给予必要的帮助。除了民间的慈善机构以外，政府依靠公权力，通过税收筹资，对需要的人进行补贴，是最常见的一种促进公平的方式。另一种方式是直接干预市场的运作，例如，对医疗服务的价格进行管制。

一、税收

最容易想到的办法是，通过政府税收和补贴去帮助穷人，让他们买得起医疗服务和医疗保险。也就是说，改变市场竞争的起始点（每个人的初始禀赋），然后再让价格机制发挥作用，这样既能实现一定程度的医疗公平,又不影响经济效率。理论上,福利经济学第二定理证明,在完全竞争市场中,任何(符合某种公平目标的)Pareto 最优资源配置都可以通过价格机制来实现,只要政府征收某种适当的一次总付的税收,并同时实现一次总付的补贴或称为转移支付(transfer payments)。

该定理也称为分离定理,因为它表明,效率与公平可以分开来解决,互不干涉。其背后的原理可以用"领跑理论"来解释:调整参赛者的起跑线,让速度慢的人领跑,既不会影响参赛者的行为,又能实现想要的任何结果(名次)。

但是,福利经济学第二定理的难点在于:我们必须在一个人出生之前,就确切地知道他将来一定会赚大钱,成为一个富人,刚一出生就对他征税,才能不改变他的行为,不影响经济效率。例如,假定比尔·盖茨(Bill Gates)一生下来就欠政府 100 亿美元,那么他还是会努力经营微软。反之,如果 Bill 知道他赚得越多,交给政府的也越多,他可能就不会那么辛苦地经营微软,没有必要去赚那么多的钱。因此,不改变相对价格,不扭曲价格信号,从而不降低资源配置效率的可操作的税收制度,必须与收入无关。例如,定额税(lump-sum tax),或者按种族、性别、年龄收税。可是,如果税收的目标是为了促进公平,这些税制又没有一个是真正可行的。真正实际可行的税收制度(销售税、所得税、公司税),或多或少都会造成行为扭曲,降低资源配置的效率。

二、补贴

补贴也会降低经济效率。补贴一般有两种方式:现金转移支付(cash transfers)和实物转移支付(in-kind transfers)。医疗实物转移支付可以采取两种方式:①当有需要时政府用税收替病人买单,例如,美国对穷人的医疗救助(medicaid)。②政府直接用税收补贴医疗生产,向居民免费提供医疗服务,例如,英国、加拿大的国民健保体系,以及美国对 65 岁以上的老年人的医疗照顾(medicare)。出于健康和医疗公平的目的,医疗补贴一般都采用实物转移支付的形式,因为拿到现金补贴的人不一定将钱用于医疗,而食物(过多的脂肪)、抽烟、酗酒反而有害健康。

首先,免费医疗导致过度消费,总费用过快增长,而如果政府无力扩大供给,去满足这种过度的需求,又不可避免地导致供不应求和排队配给

(rationing by queues)。时间不等人，但人却不得不"等时间"，排队浪费了大量的人力资源（参见下面我们对价格管制造成的排队现象的详细分析）。

其次，对服务提供者的补贴方式不同，激励效果也不一样。例如，如果医院是根据其提供的服务量获得政府补偿，就会出现"过度治疗"。又如，在英国国家医疗服务体系（NHS）中，全科医生是根据登记人数而不是根据其实际提供的治疗服务得到报酬，因此他们就有强烈的动机去增加登记治疗的人数，而尽量减少每个病人的治疗时间。

税收和补贴不仅干扰了市场价格信号引导资源配置的过程，而且，作为公共财政的一部分，用于医疗的税收和补贴是一种高度政治化的运作过程，与价格机制相比，政治过程一般很难在个人偏好与政府支出之间建立紧密的联系。罗纳德·科斯（Ronald Coase）、米尔顿·弗里德曼（Milton Friedmann）和张五常都反复强调过，要知道一个人对某种物品或劳务的真实评价，必须让他拿出真金白银，逼他用自己的钱出价。面对医疗税收和补贴造成的低效率和费用增长问题，政府往往不得不对医疗公共支出的总量进行严格控制。

三、医疗价格上限

政府有时会规定价格上限（price ceiling），物品或劳务价格超过政府认定的某一特定水平被视为是违法的。医疗服务价格管制（price control）在各国范围内都或多或少地存在，初衷当然是希望促进公平，确保低收入家庭也能够享受到基本的医疗保健服务。但经济分析却表明，价格管制既不能实现公平，同时还极大地损害了经济效率。

明显的例子是，公共政策通常规定，人体器官的价格为零，禁止人体器官交易市场的存在。2001 年 4 月 12 日《波士顿环球报》刊载了一个真人实事：儿子急需换肾，但他母亲的肾并不适合儿子。医生提出，如果她愿意将自己的肾捐献给另一位急需换肾的人，她的儿子就可以插到换肾队伍的最前面。结果，两个急需换肾的人很快都得到了各自所需要的肾。整个事件显得非常自然，也没有违反美国政府的规定。但以经济学的眼光看，事实上这就是市场交易，只不过交易过程没有使用通常的交易媒介（美钞），没有现金转手，而是最原始的以物易物。

这个案例提出了三个问题:第一,排队配置资源,成本是什么? 第二,禁止人体器官交易的理由之一是市场只会将器官分配给那些有钱人(即使他们并不急需),因而损害了穷人的利益。这种观点正确吗? 第三,人生来就有两个肾脏,而通常只需要一个,如果允许价格上升,是否有可能增加供给量,挽救更多的生命? 毕竟,零价格比高价格能凭空产生更多肾脏的机会要小得多。

一个社会可以选择不将商品提供给那些愿意并有能力支付最高价格的人,而是将它们提供给那些愿意排队等待的人,这种制度称为排队配给(rationing by queues)。那些最有支付能力的富人享受更多更好的医疗保健服务似乎有违公正,许多国家因此为其国民提供免费或几乎免费的医疗服务(图 2-12)。政府提供免费医疗,消费者实际支付的价格可能只是一点路费和少量的挂号费。因此,实际服务价格 P_c 远低于均衡价格 P_e,导致服务数量的短缺。供不应求,短缺的医疗资源如何分配,总得有一个解决的办法。常见的办法就是排队。英国和加拿大的国民医疗保健体系就是排队配给的典型实例。在伦敦的一些医院中,人们通常花费 12 小时等待医生的治疗。在加拿大,眼科专家治疗的平均等待时间是 22.3 周,心血管科是 17.9 周,泌尿科是 12.6 周,普外是 9.2 周,最短的内科也要

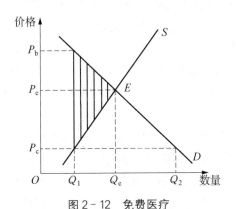

图 2-12 免费医疗

注:有人可能认为医疗保健需求曲线应该是垂直的而不是向右下倾斜,因为病人似乎仅仅是听命于医生而不会顾及价格。事实上,是否求医问药的最初决定是由病人做出的,许多医疗程序也是由病人共同参与制定的,而且病人未必总是遵照医嘱行事。

6.4 周。所以，加拿大的富人们经常乘飞机到美国自费看病。在美国，中心城市医院的急诊室也向低收入家庭提供免费医疗服务，所以这里经常挤满了做常规检查的"病号"。

排队配置资源的办法，有很多问题。

第一，无论是谁，排队都有（机会）成本，那就是用于排队等待而白白耗费的时间，这些时间本来可以用于生产。

第二，排队配给可能造成新的不公平。医生可能对候诊名单中"有意思"的病例更感兴趣，而延缓治疗那些"没有意思"的病例，尽管前者不一定需要及时治疗。与高报酬的人相比，有些低收入者因为从事体力劳动和低报酬的工作，他们带薪病假的时间比较短，常常不能请假去看医生。事实上，在价格管制下，他们得到的医疗服务反而更少了。也有一些低收入者的时间价值可能比较低，他们"等得起"，因而得到了更多的不成比例的医疗服务。例如，屡有科研人员因为忽视健康而英年早逝的报道，这未必是他们吝惜金钱，而是因为排队的时间成本太高了，如果价格再高一些，也许他们反而会更加关注健康。

第三，价格被管制在市价之下，对短缺医疗服务的追逐，除了排队轮购，通常还会引发其他金钱价格之外的竞争活动。例如，论资排辈，黑市交易（如专家门诊中的"号"或"排队位子"的黑市交易），走后门，拉关系，送红包，以药养医，等等。这些活动也是要付出代价的，只不过这些代价（利益）不一定直接或全部支付给了医院或医生。如果政府真的能够将服务价格牢牢控制在 P_c，除此之外，医院和医生什么"贿赂"（包括以药养医）也得不到，那么供给量仍然是 Q_1。这时，消费者购买医疗服务的"全部代价"（排队浪费的时间、走后门、拉关系的成本或黑市交易）应该是比均衡价格 P_e 高得多的价格 P_b。帮助穷人促进公平的意图，不仅完全落空，实际上反而伤害了低收入者，特别是当他们只能求助于江湖郎中的时候。

第四，如果允许医院或医生提高价格，供给量就可以增加，医患双方的收益（价值）都可以增大（图 2-12 中的直纹三角形面积）。付钱代替排队，医院就可以用这些医疗收入雇用或培养更多更好的医生，增加供给，那些不愿意或无能力付钱的人，将来要排的队伍也就可能缩短，非生产性活动减少。

上面的分析适用于任何形式的价格上限管制。经济理论和实践经验都告诉我们,许多动机良好、直接干预供求规律的举措所造成的低效率现象比比皆是,有时甚至出现南辕北辙的经济效应。因此,很少有经济学家支持政府的价格管制政策。保罗·萨缪尔森(Paul A. Samuelson)在其《经济学》(第16版)中写道:"历史表明,随着时间的推移,价格管制会被合法或非法地规避,无论价格管制最初对消费者如何有利,最终都会被效率损失所抵消。特别是当管制物品有很多替代品时,价格管制既会带来昂贵的成本,也难以管理实施。"市场经济国家的历史走到今天,价格管制唯一重要的应用领域就只剩下医疗保健行业了,并且,由于各种其他原因,对医生和医院收费的限制反而日益严格。

我们还注意到,20世纪以前,在医疗保健领域,纯粹市场的办法曾经是大多数国家的传统做法,而价格管制则是之后的事情。当然,这并不是说政府应该无所作为,而是说政府旨在帮助穷人、促进公平的任何做法,需要更多地考虑到个体和市场的反应("上有政策,下有对策"),要善用价格机制,注意疏导而不是封堵。

第六节　结　语

本章并未深入讨论卫生经济中的所有问题,但有关的分析与论述还是给了我们一些非常强烈的印象。

第一,资源稀缺,资源利用存在机会成本。一个社会应该将多少资源配置于医疗卫生领域,消费者应该在自身的健康上花费多少,以及购买什么样的医疗保健服务? 如何以最低的成本来生产这些服务? 迅速增长的保健开支、不必要的检查、昂贵的设备、医疗服务以及药品销售中的行政垄断说明,供给效率存在很大的改进余地。在这些问题中,价格机制和市场竞争可以发挥关键性的作用,随着我国加入WTO法律文件中关于医药卫生行业承诺的逐步兑现,这种作用的效果将会越来越明显。对消费者保护的担心导致的种种管制政策事实上反而阻碍和削弱了竞争,并最终损害了消费者利益。

第二,市场可以提供一些公共品,但政府的作用更大。政府在卫生领域的工作重心应该更多地集中于公共卫生,尤其是广大农村地区,而不一定是向提供私人医疗的公立医院注入更多的财政补贴。预防保健性的公共卫生的投资回报率要明显高于纠正性治疗的投资回报率。公共卫生状况不仅仅是健康问题，它也关系到一个城市、一个地区乃至一个国家在吸引资金和人才方面的竞争力。

第三，不对称信息是导致市场失灵最重要的因素，政府有时可以依靠其"权威性"和"政府信誉"发挥独特的作用。但是，这个问题仍然相当复杂：政府是否一定能够获得比私人更多的信息呢？政府只是一个抽象的行政组织，采取行动的仍然是具体的个人，公共选择理论证明，政府也会失灵。无论如何，发掘私人信息总是有成本的。因此，不仅需要确保信息的广泛传播，更重要的是必须给病人使用这类信息的机会，以及为确保病人愿意关注这类信息提供必要的激励。

第四，效率与公平的冲突是经济学永恒的话题。卫生服务的效率与公平性和可及性的关系同样如此。没有免费的公平，覆盖面越来越大的"基本医疗"、过度滥用的统筹账户最终要靠分摊在每一个公民身上的税收来筹集资金，而越来越高的税率将削弱诚实劳动、努力进取的激励。什么是"基本医疗"，最终可能还是市场说了算："融得起资，付得起款"的医疗服务就是基本医疗，而这又有赖于效率的提高和经济的持续增长。

综上，理想的医疗服务体制应该具有三个特征：给病人提供选择的机会；让他们承担责任；同时又不给他们加上无法承受的费用负担。也就是说，将最大程度的责任和选择权交给病人，花他们自己的钱，从而激励他们积极获取相关信息，做出符合自身利益又节省费用的选择，但同时又必须将最沉重的负担留给政府和（或）保险公司，确保没有人会面临灾难性的巨额医疗费，而穷人也有足够的钱来购买医疗服务。

（孙庆文、田文华）

参考文献

[1] 查尔斯·I. 琼斯. 经济增长导论[M]. 舒元，译. 北京：北京大学出版社，2002.

[2] 戴维·亨德森. 欢乐的经济学：一门关于市场经济的必读课[M]. 王志毅，译. 上海：上海人民出版社，2006.

[3] 蒋殿春. 高级微观经济学[M]. 北京：北京大学出版社，2006.

[4] 蒋殿春. 金融经济学[M]. 北京：中国统计出版社，2004.

[5] 拉奉特,马蒂莫特. 激励理论——委托代理模型[M]. 北京:中国人民大学出版社,2002.

[6] 舍曼·富兰德. 卫生经济学[M]. 王健,孟庆跃,译. 北京:中国人民大学出版社,2004.

[7] 斯蒂格利茨,沃尔什. 经济学[M]. 3 版. 北京:中国人民大学出版社,2005.

[8] 孙庆文,田文华,郭龙. 放权让利改革的局限性[J]. 中国卫生资源,2004,7(2):58－60.

[9] 吴晓峰. 我国公立医疗机构产权制度缺陷分析[J]. 中国卫生资源,2004,7(2):61－63.

[10] 薛兆丰. 经济学的争议[M]. 北京:经济科学出版社,2002.

[11] 杨瑞龙. 国有企业治理结构创新的经济学分析[M]. 北京:中国人民大学出版社,2001.

[12] 因内思·马可-斯达德勒,J. 大卫·佩雷斯-卡斯特里罗. 信息经济学引论:激励与合约[M]. 曾毅平,译. 上海:上海财经大学出版社,2004.

[13] 张维迎,柯荣住. 信任及其解释:来自中国的跨省调查分析[J]. 经济研究,2002,(10):59－70.

[14] 张维迎. 博弈论与信息经济学[M]. 上海:上海三联书店,上海人民出版社,1996.

[15] 张维迎. 信息、信任与法律[M]. 北京:生活·读书·新知三联书店,2003.

[16] 张五常. 经济解释(卷一,卷二,卷三)[M]. 香港:花千树出版有限公司,2001,2002.

[17] MANKIW N G. Principles of economics [M]. 3rd ed. Stamford:Cengage Learning,2004.

[18] SAMUELSON P A, NORDHAUS W D. Economics [M]. 18th ed. New York:McGraw-Hill, 2005.

第三章

公立医院的公益性分析

第一节 概　述

一、医院及其分类

（一）医院定义与特征

医院是指以诊疗疾病、照护病人为主要目的的医疗机构。具体而言，医院是运用医学科学理论和技术，备有一定数量的病床设施、医务人员和必要的医疗器械设备，通过医务人员的集体协作，对病人、特定人群或健康人群提供医疗、预防、保健和康复等服务的机构。医院需要具备的基本要素包括：①病房和一定数量的病床设施；②临床与医技科室，以及行政后勤部门；③基本医疗设备和设施；④提供住院、门诊、急诊等多种形式服务的能力；⑤配置相应的专业技术人力；⑥形成相应的工作制度与规章制度。

医院的特征，既受到医疗服务特征影响，也受到医院组织生产模式影响。医疗服务与个人的生命、健康相关，故有很强的公益性特征；为了保证医疗服务的公平性和可及性，绝大部分提供医疗服务的医院，也不是基于利益最大化的机构，并在组织、产品服务范畴、服务质量、服务生产、服务价格等方面，具备不同于一般产品生产商的特征。

医院的特征，包括公益性、保障性、生产性和经营性。其中，医院的公益性，源自医疗卫生服务的公益性，这也是公立医院公益性的内在属性之一。医疗卫生服务必须坚持以人为本，把维护人民健康权益放在第一位，故卫生服务体系必须坚持公益性原则。

（二）医院分类

1. **国际医院分类** 国际上，往往按照医院的所有制形式，将其分为公立医院和私立医院，而后私立医院分成营利性医院（for-profit hospital）和非营利性医院（non-for-profit hospital）。营利性医院是指以追求最大利益作为其经营目的的医院，而非营利医院则是指其经营目的并非为了追求最大化利益，两者最大的差异在于经营目的的差异，这也直接导致两种医疗机构在组织模式、管理模式、经营模式方面的巨大差异。美国、德国是按照此类分类模式，其医院分为政府医院、民营非营利医院、民营营利医院等。

2. **国内医院分类** 我国的医院，主要按照举办主体、所有制、经营行为等进行分类。按照举办主体，可分为政府办、社会办和私人办医院。其中，政府办医院主要包括卫生、教育、民政等行政部门举办的医院；社会办医则包括企业单位、事业单位、社会团体等组织举办的医院。按照所有制形式，分为公立医院（public hospital）和非公立医院（non-public hospital）。按照经营性质，可分为营利性医院和非营利医院。中国的非营利医院是指为社会公众利益服务而设立和运营的医院，不以营利为目的，其收入用于弥补医疗服务成本，实际运营中的收支结余只能用于自身发展，如改善医疗条件、引进技术、开展新的医疗服务项目等。营利性医院是指医疗服务所有收益用于投资者经济回报的医院。

二、公立医院特征

国内的公立医院是按照所有制形式来界定的，是指由政府部门、国有企事业单位举办的医院，也包括集体所有医院。在《国家卫生健康统计调查制度》中，明确公立医院是登记注册类型为国有和集体的医院。公立医院都是非营利性医院。

我国关于公立医院的特征，并没有完全统一的定论。一般认为，非营利性医院主要提供基本医疗服务，公立医院除了提供基本医疗，还需要完成政府交办的其他任务等。因此，公立医院首先具有非营利医院的特征，而后还具备更强的公益性等，具体如下。

一是公立医院的公共产权。从所有制上看，公立医院的产权属于政府部门、国有企业或集团企业，而非特定的社会组织、机构等。

二是公立医院非营利与强公益性。公立医院不是追求收益最大化的组织，其运行和发展目标不是为其自身或其他成员谋取最大经济利益。为了保证其非营利，任何个人和组织对于公立医院的盈余都没有分配权。公立医院需要按照政府、社会公众的意愿，在保证质量前提下，向社会提供疾病预防保健、医学科研、医学教育等公共服务及为贫困人口提供免费或低收费的基本医疗服务。

三是公立医院有严格的准入与政府监管。政府部门对于公立医院的准入和规划有严格的规制，集中表现为公立医院需要按照区域卫生规划的要求，对规模、人力、物力、基建、设备购置等进行设置；此外，公立医院的定位、服务范畴准入、服务技术准入等，都受到政府的监管，以保证所提供服务的可及性、质量等。

四是享受免税等优惠政策。对于公立医院按照国家所规定价格提供服务所取得的医疗服务收入，政府免征各种相关税收。与此同时，公立医院所获得的非医疗服务收入，依然需要纳税，例如停车费、院内小超市收入等。此外，绝大多数公立医院属于事业单位，可以享受事业单位的相关标准缴纳管理费用，如水电煤等。

五是获得国家财政补贴。财政每年都会有预算，用于支持公立医院的运营与发展。不同区域的财政补贴政策各有差异，但会基于规模、编制内人员数、核定床位数等安排一般性补贴；同时会有专项预算，支持公立医院的基础设施建设、大型医用设备购置等。是否有机会获得财政补贴是公立医院与其他非营利性医院在筹资中的主要差异内容之一。

六是医疗服务价格管制。公立医院的医疗服务价格必须按照国家或地方政府的规定与标准制定，并按照所规定的价格提供服务，收取费用。政府部门也会严格监管公立医院的收费标准。我国当前的医疗服务价格采取按成本加成定价模式，以医院所提供服务中的成本为基础，综合考虑居民支付、财政预算能力等多方面因素。价格管制是保证服务可及性的最主要干预方式，也是体现公立医院公益性的重要内容之一。

第二节　公立医院公益性内涵

一、公立医院公益性国内外现状

(一) 新一轮医改中公立医院公益性相关政策

公立医院改革是我国新一轮医改的重中之重,而维持公立医院公益性则是公立医院改革的主要目标。2009 年,国务院《医药卫生体制改革近期重点实施方案 2009～2011》提出 5 项改革,明确要"扭转公立医疗机构趋利行为,使其真正回归公益性,有效解决当前医药卫生领域的突出问题"。

2012 年,《"十二五"期间深化医药卫生体制改革规划暨实施方案的通知》提出要坚持公立医院公益性质,统筹推进管理体制、补偿机制、人事分配、药品供应、价格机制等方面的综合改革。

2015 年,发布了《国务院办公厅关于城市公立医院综合改革试点的指导意见》和《国务院办公厅关于推进分级诊疗制度建设的指导意见》,为公立医院回归公益性做好相关政策准备。

2017 年,《国务院办公厅关于建立现代医院管理制度的指导意见》提出基本原则之一是坚持公立医院的公益性。把社会效益放在首位,注重健康公平,增强普惠性。

2021 年,国务院《关于推动公立医院高质量发展的意见》提出要加强公立医院主体地位,坚持政府主导、公益性主导、公立医院主导,坚持医防融合、平急结合、中西医并重。

尽管不同时期政策均提及了公立医院公益性,但文献分析显示,无论是理论研究,还是政策文本(表 3-1),均没有形成明确、客观、统一的公立医院公益性内涵,也缺乏公立医院公益性评估的客观、权威工具。

表 3-1　国家有关公立医院公益性的政策

时间	颁布机构	颁布文件	主要内容
2009 年 4 月	国务院	《医药卫生体制改革近期重点实施方案 2009～2011》	公立医院要坚持维护公益性和社会效益原则: 1. 以病人为中心。鼓励各地积极探索政事分开、管办分开的有效形式;

时间	颁布机构	颁布文件	主要内容
			2. 逐步将公立医院补偿由服务收费、药品加成收入和财政补助三个渠道改为服务收费和财政补助两个渠道
2012年3月	国务院	《"十二五"期间深化医药卫生体制改革规划暨实施方案的通知》	提出要坚持公立医院公益性质：按照"四个分开"的要求，以破除"以药补医"机制为关键环节，以县级医院为重点，统筹推进管理体制、补偿机制、人事分配、药品供应、价格机制等方面的综合改革
2015年5月	国务院	《国务院办公厅关于城市公立医院综合改革试点的指导意见》	充分发挥公立医院公益性质和主体作用： 1. 破除公立医院逐利机制，落实政府的领导责任、保障责任、管理责任、监督责任，充分发挥市场机制作用，建立起维护公益性、调动积极性、保障可持续的运行新机制； 2. 构建起布局合理、分工协作的医疗服务体系和分级诊疗就医格局，有效缓解群众看病难、看病贵问题
2017年7月	国务院	《国务院办公厅关于建立现代医院管理制度的指导意见》	提出基本原则之一是坚持公立医院的公益性：落实党委和政府对公立医院的领导责任、保障责任、管理责任、监督责任，把社会效益放在首位，注重健康公平，增强普惠性。坚持政府主导与发挥市场机制作用相结合，满足多样化、差异化、个性化健康需求
2021年6月	国务院	国务院《关于推动公立医院高质量发展的意见》	提出要加强公立医院主体地位，坚持政府主导、公益性主导：力争通过5年努力，公立医院发展方式从规模扩张转向提质增效、运行模式从粗放管理转向精细化管理、资源配置从注重物质要素转向更加注重人才技术要素，为更好提供优质高效医疗卫生服务、防范化解重大疫情和突发公共卫生风险、建设健康中国提供有力支撑

（二）公立医院公益性的主要领域

1. 国内公益性研究　我们梳理了412篇有关公立医院公益性内涵的

文献,其中有 72 篇(约为 17.5%)提出了明确的公立医院公益性内涵。国内学者认为,公立医院的公益性基本上涵盖公平可及、适宜服务、高质量服务、高效率 4 个维度。

其中,公平可及是指以人人可承担的成本提供基本医疗卫生服务;对没有支付能力的人群提供适当的服务;向社会提供疾病预防和保健、医学科研和医学教育等公共卫生服务。所有的学者都认为公平可及是能够体现公益性内涵的维度。

约有 48.6%的学者认为适宜性也是公益性体现,这主要是指向人群提供适合其需要的卫生服务,包括合理检查、合理用药、合理治疗和合理收费。

近一半研究者认为公益性还应该包括良好的服务质量(47.2%)和良好的效率(51.4%)。服务质量包括医疗服务的安全性、诊断正确性与及时性,以及患者有较好的信赖满足感。效率更多是指提供的服务项目符合成本效率原则,且在医院内部管理中能够保持高效。

2. **国际公益性研究** 国际学者认为医疗机构的社会责任或公益性具体表现为:保证医疗服务在不同人群中的可及性和公平性;注重对于脆弱人群,如无保险人群、穷人或老人提供高质量医疗服务;保持成本的相对低廉和服务的适宜性;开展医学教育和医学相关研究;体现卫生服务系统的安全网络与社会保障等。

也有学者从产品性质和消费特点方面来分析,认为尽管医疗服务是个人消费品(private good)而非公共产品(public good),但公立医院公益性要体现公民的机会均等,意味着个人消费的同时,不会减少他人同时享有该服务的绝对价值和机会。

Sandrick 等认为公益性服务有很强的有益产品(merit good)特征,其需求不应该完全基于需方角度和市场角度需求,而应该考虑公众的医疗卫生服务需要。

3. **公立医院公益性的典型结论** 梳理上述公益性研究,形成了一些公益性研究方面的不同阐述,其典型的研究者分别为雷海潮、李玲、陈英耀、高解春等。

(1)公益性有自然公益性和衍生公益性。雷海潮认为公益性有两个层面,即自然公益性和衍生公益性。自然公益性是指医院具有有

别于其他社会组织和单位的特点,如实行救死扶伤和人道主义精神,
提供重大活动卫生安全保障、参与处置应对突发公共事件、培养医学
人才及发展医学科技等等。这些公益性是任何医院基本具备的,是把
医院与其他社会组织区分开来的特点。从这个层面来看,各个医院都
具有自然公益性的特征。所谓衍生公益性,是指通过政府公共政策而
使公立医院所能长期持久发展的缓解居民看病就医经济风险程度的
公共功能,如扶贫济弱、提供廉价甚至是免费服务等等。衍生公益性
主要体现在经济功能方面,必须通过政府公共财政政策予以实现和保
障。衍生公益性是将公立医院与非公立医院(私立营利性和私立非营
利性医院)区别开来的核心要素。虽然公立和非公立医院都是医疗
服务的提供者,但公立医院更应当比较多地提供保障功能明显的
服务。

(2)公立医院的非营利性、公平可及。李玲等认为,一般医院的
基本要求包括遵守国家法令、诊疗行为规范、管理制度和价格政策,保
障医疗安全和质量等。公立医院首先是非营利医院,而非营利性医院
要求医院的营业盈余不能用于分红,这是基本要求。政府进行补贴的
条件是医院以低于成本的价格提供了服务,这一点符合非营利性,但
是又比非营利性的要求更加严格,是包含在医院的公益性职能里的。
公立医院公益性的要求包括:一是公平可及性,包括地域上的可及和
筹资上的可及。二是效率,包括中观效率和微观效率。中观效率即治
疗手段的成本收益,是公立医院公益性的重要体现;微观效率是指医
院的资源得到有效利用,没有闲置和浪费,这与一般企业的内部成本
控制目标是一致的。三是政策性职能,公立医院具有教学科研、医疗
应急、卫生援外等多项政策性职能,这些职能也是公益性的体现。这
些职能与公立医院的医疗保障职能之间相对比较独立,也可以分别
考核。

(3)公益性是服务可及性和普惠性。陈英耀等认为,公立医疗机
构的公益性表现为提供基本卫生服务过程中体现出的可及性和普惠
性。公立医疗机构及医务人员在接诊病人时,不论其贵贱、不论其保
障有无、不论其支付能力高低,一视同仁主动施治,提供基本卫生保健
服务,寻求可能的社会救助途径或适当减免医疗服务费用。这是公立

医疗机构体现其公益性最基本的特征;其次,公立医疗机构的公益性表现为提供卫生服务的适宜性,即检查合理、用药合理、治疗合理和收费合理。高解春等认为,现代社会中医院、文化、教育等事业都有明显的公益性质,即使民营的营利性医院,其公益性都是必然的组织属性。社会和政府不能以"原罪论"的有色眼镜认定民营医院就必然是趋利和不公益的。

2020年6月1日起施行的《中华人民共和国基本医疗卫生与健康促进法》明确规定"国家采取多种措施,鼓励和引导社会力量依法举办医疗卫生机构,支持和规范社会力量举办的医疗卫生机构与政府举办的医疗卫生机构开展多种类型的医疗业务、学科建设、人才培养等合作"。国家赋予社会力量举办的医疗卫生机构在基本医疗保险定点、重点专科建设、科研教学、等级评审等方面享有与政府举办的医疗卫生机构同等的权利,享受同等的税收、财政补助、用地、用水、用电、用气、用热等政策。其理由为:第一,医疗卫生行业具有社会属性,医疗机构本质上具有救死扶伤的职责,引导各类医疗机构发扬公益性,也是社会主义核心价值观的内在要求;第二,政府举办的医疗卫生机构应当坚持公益性质,如果没有对社会力量举办的医疗卫生机构作出相应的引导性要求,很容易使人简单地认为社会力量举办的医疗机构被排除在公益性之外;第三,公益性与医疗机构的营利性或非营利性分类是不矛盾的,实际上政府举办的公立医院运转经费相当部分也是取自医疗机构自身医业务展开的;第四,在法律中明确提出,引导社会力量举办的医疗机构增强公益性,也是彰显医疗卫生事业所具有的公益性。

从以上观点可以得出的主要结论是:①所有医疗服务均有公益性;②公益性是实现公平可及的保证;③公立医院公益性主要通过价格管制、财政补贴等来实现。

二、公益性内涵的理论分析

(一)医疗服务本身的公益性

医疗服务本身的公益性,与雷海潮等认为的"自然公益性"等观点类似,主要源于医疗服务本身旨在追求与保证人的生命与安全。任何人的生命与健康,既是宪法所赋予的权利,也是个人福祉的基础,故保证个人的生命与健康,是政府、公共政策、社会共同目标和重中之重。从这个角度,任何基于维护生命、保证健康的服务和产品,都有一定的公益性。这种公益性,是任何医疗机构的服务都具备的,包括公立医院、民营非营利医院和民营营利医院。

1997年《中共中央、国务院关于卫生改革与发展的决定》把我国卫生事业界定为"社会公益事业",明确卫生事业以公益性为主,福利性为辅,其主要责任是维护和增进全民健康。这一公益性质也成为医疗卫生事业赋予医疗机构的一种基本性质。2020年《中华人民共和国基本医疗卫生与健康促进法》第三条明确规定：医疗卫生与健康事业应当坚持以人民为中心,为人民健康服务。医疗卫生事业应当坚持公益性原则。

健康中国战略指引下的"生命至上"意识,政府决策中的健康优先思维,都决定了医疗卫生事业具有公益性的性质。凡是医疗卫生工作,都必须坚持公益性。医疗服务产品具有公益性决定了医疗机构的公益性,所有的医院包括公立医院、民营非营利性医院以及民营营利性医院都具有公益性。

(二) 医疗服务追求公平、可及中的公益性

人人享有平等的生命权利是宪法所赋予民众的基本权,故保障平等的生命权利也是政府、社会重点关注的内容。而生命与健康的重要影响因素就是医疗服务,故如何改善与保证医疗服务在不同区域、不同人群之间的平等可及也是国家与社会的职责。从这个角度,医疗服务的公平可及包括医疗资源配置的公平可及、医疗服务提供的公平可及、医疗服务使用的公平可及等,这些都是公益性的重要体现。事实上,这也可能是公立医院最主要的职能与目的,也是公立医院与民营医院、营利性医院最大的差别之处。

(三) 公立医院与民营医院的区别

对公益性进行分析必须甄别公立医院、民营医院等。公立医院是不以营利为目的,收益不能用于经济回报的医院,而民营营利性医院的收益可以用于经济回报。公立医院与民营营利性医院的主要区别还在于公立医院可以享受税收优惠和财政补贴,而营利性医院则需要照章纳税,但它们可以自主确定医疗服务价格来赚取利润(表3-2)。

表3-2　中国公立医院与民营医院的区别

医院分类	目的	类型	税收	补贴	服务价格
非营利性医院					
公立	不以营利为目的,其收益用于弥补医疗服务成本	由政府和集体财政投资的承担公共医疗职能的医疗机构	税收优惠	财政补贴	政府定价
民营		包括由联营、股份合作、私营、港澳台投资和外国投资兴办的医疗机构	税收优惠	无	政府定价
民营营利性医院	所得收益可用于投资者经济回报	私人医院、股份医院	照章纳税	无	自主定价

(四) 公益性服务中的权责对等

公益性分析首先要明确公益性服务的特征:公益性自然属性主要取决于服务本身与生命、健康等的关联;我们常说的公立医院公益性则更多是指保证服务公平、可及等方面的属性。而旨在追求服务公平、可及的公益性服务,其表现形式主要为低价、免费、公平配置等。但需要特别明确的是公益性服务并非是低廉的、低质量的服务,也不是一种让医院陷入亏损的服务,公益性服务的提供,需要社会进行补偿;对于公益性服务机构,依然是权责对等的主体。

美国营利性医院是以营利为目的,利润可以自由支配,用于股东分红、员工工资;美国的非营利性医院利润不能自由支配,不允许分配给个人,只能用于再投资或回报社会,但可以享受到税收优惠的政策。美国国内税收署(Internal Revenue Service,IRS)充分吸收了美国老人医疗保险和穷人医疗救助服务中心(Centers for Medicare & Medicaid Services,CMS)和美国非营利医院联盟组织(Voluntary Hospitals of America,VHA)出台的《计划和报告社会责任的指南》的精华,制定了医院社会责任标准,对非营利性医院社会责任的活动范畴进行了清晰界定,认为非营利性医院的社会责任包括:慈善医疗、医疗救助(价格较低,保证公平可及）、其他经过经济情况调查满足要求的政府项目、社会责任项目运营的成本、医疗职业教育、补贴的医疗服务和科研、社区健康改善服务（如健康体检等）、对社区的现金和实物贡献、社区建设活动 9 个方面。IRS 要求非营利性医院每年填写表格报告它们的社会责任实践情况。IRS 明文规定承担公益性社区服务是非营利性医院获得税收优惠的条件，因此美国对非营利性医院的税收主要与非营利性医院是否承担社区服务相联系。如果非营利性医院未能完成相应的公益性社区服务，就会面临被取消税收优惠的福利。这是一种权责对等的情况，非营利性医院想要享受税收优惠的权利必须承担社会责任，政府想要医院承担社会责任就要给予其一定的优惠政策。

在中国，公立医院在享受到财政补贴、税收优惠等各种政策福利的同时，也必须同时有一定的付出，就是承担起与其享受的各种福利相对应的社会责任，以较低的价格来提供一系列的医疗服务。

（五）公立医院公益性内涵

基于文献研究及理论分析，最终形成公立医院公益性内涵：公立医院在享受福利政策（财政补贴、税收优惠等）的情况下，为维护和增进全民健康提供的一系列公益服务，包括确保健康公平性、确保服务可及性、提供财务风险保护、提供社会发展与稳定需要的非营利性服务、提供公共产品。

第三节　公立医院公益性测量

一、中国公立医院公益性测量指标体系

基于文献研究和公益性内涵，结合德尔菲专家咨询，课题组构建了中国公立医院公益性测量指标体系。

（一）构建原则与构建方法

1. 原则　为了确保公立医院公益性指标的科学合理，构建指标体系的过程中必须遵循相应的原则：一是全面性原则。公立医院公益性的评价指标应该尽可能全面，包括涉及公益性的卫生服务的各个方面，以此构建完整的评价格局，确保评价结果的客观有效。收集评价指标时避免以

偏概全,既要注重与公益性有直接关系的因素,也要关注有间接影响的因素;二是可操作性原则。公立医院公益性的评价指标应该有较强的可操作性和可获得性。指标必须含义明确、保证数据规范化,收集过程繁简适中,尽量利用现成资料;数据的计算和统计工作简便易行;三是导向性原则。公立医院公益性的评价指标应具有一定的导向性,评价只是一种手段,重要的是目的,目的是通过评价提升公立医院的公益性,改善人群健康状况、减轻疾病负担。

2. 指标选择 从中文库中共检索到 374 篇有关公立医院指标体系的文献,筛选出 45 篇公立医院公益性指标,73 篇公立医院绩效指标。结果显示:医疗卫生费用、医疗服务质量、社会责任类指标是公立医院公益性指标库中出现频次最高的内容,尤其是医疗费用,98%的指标库都将其纳入。

绩效指标体系是医院管理中另一个重点领域。与绩效指标相比,公益性评价更关注社会责任,绩效指标体系则更多关注效率、经营状况等经济效益相关的指标。

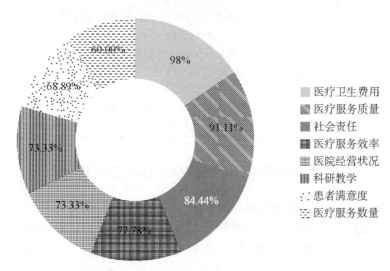

图 3-1 公益性指标库中一级指标出现频率

3. 德尔菲法 通过专家咨询,探索构建了基本的指标体系。①通过文献评阅,形成了关于公立医院公益性的基本指标库;②经过课题组讨论、专家咨询，形成评估原则、指标体系框架，包括一级变量、二级变量等；③邀请专家进行第一轮德尔菲专家咨询，形成具体评价指标体系；④通过第二轮德尔菲专家咨询，邀请专家通过打分方式，确定一级指标和二级指标的权重。

（二）公益性指标体系

根据公立医院公益性内涵，以及相应的指标库，最后形成了由 3 个一级指标、14 个二级指标组成的公立医院公益性评价工具（表 3 - 3）。

表 3 - 3　最终确定的公立医院公益性指标体系

一 级 指 标	二 级 指 标
健康与公平	年支援农村和社区次数
	年援藏、援疆、援外人次数
	减免贫困病人医疗费用
	人均义诊次数
	年参与健康宣教次数
服务与适宜	门急诊患者均次费用
	出院均次费用
	基本药物费用占全部药物费用比例
	双向转诊例数
社会发展	新冠疫情派出支援医护人员数
	发热门诊救治病人数
	法定传染病报告率
	卫生技术人员人均科研项目数
	公卫技人员年接受培训次数

二、基于权责对等的公立医院公益性指数构建探索

（一）公益性指数构建原理

课题组在理论分析、公益性内涵基础上，探索构建公立医院公益性指数。公益性指数旨在反映公立医院提供公益性服务的水平与程度，主要涵盖公益性的非自然属性，也就是公益性中体现服务公平、可及的属性。

基于公益性服务权责对等的原则，参考美国非营利性医院社区责权界定做法，明确公立医院在提供公益性服务中，为了追求公平可及，实施了低价服务、费用减免等措施减少了其收益；但同时，政府与社会也因此

而提供相应的补偿。故公益性指数主要考虑其潜在收益与潜在补偿。

(二) 公益性指数计算方法

公益性指数＝公立医院提供公益性服务的潜在损失/同期公立医院提供公益性服务获得的社会补偿。其中,潜在损失是指提供低价的门诊与住院服务,扶贫、帮困、结对等服务的成本,重大活动保障成本;潜在收益是指财政常规补助、财政项目补助,营业税为主的免税,在土地使用、水电煤使用中的优惠政策。

(三) 公益性指数其他计算方法

根据不同原理,公益性指数还可能有不同的计算方式。

(1) 基于成本收益等同。公立医院公益性更多体现为提供低价的、亏损的服务,故将公益性界定为提供低于其成本的服务。则公益性指数的测量,是低于成本服务范畴在公立医院中所有服务的构成比。

(2) 基于区域补偿与收益等同原则。公益性更多体现为在特定区域中,财政、社会为公立医院所提供的公益性服务,提供一定的补偿。故单个医院的公益性,可以根据其所提供的公益性服务构成,与其所获得的补偿构成进行比较。

(应晓华、汤金燕)

参考文献

[1] 陈英耀,赵列宾,钱序,等. 建立公立医疗机构公益性评价工具的必要性和理论思考[J]. 中国医院管理,2011,31(4): 11 - 13.

[2] 陈英耀,赵列宾,钱序,等. 建立公立医疗机构公益性评价工具的必要性和理论思考[J]. 中国医院管理,2011,31(4): 11 - 13.

[3] 陈英耀. 美国医院的结构特征与不同医院的绩效比较[J]. 中国医院管理,2005,25(1): 61 - 64.

[4] 葛锋. 公立医院实现公益性的几点思考[J]. 中国社会医学杂志,2009,26(5): 278 - 279.

[5] 国务院. "十二五"期间深化医药卫生体制改革规划暨实施方案的通知[EB/OL]. (2012 - 03 - 14)[2021 - 06 - 30]. http://www.gov.cn/zwgk/2012-03/21/content_2096671.htm

[6] 国务院. 关于城市公立医院综合改革试点的指导意见[EB/OL]. (2015 - 05 - 17)

[2021 - 06 - 30]. http://www. gov. cn/zhengce/content/2015-05/17/content_9776. htm

[7] 国务院.关于建立现代医院管理制度的指导意见[EB/OL]. (2017 - 07 - 25) [2021 - 06 - 30]. http://www. gov. cn/zhengce/content/2017-07/25/content_5213256. htm

[8] 国务院. 关于推动公立医院高质量发展的意见[EB/OL]. (2021 - 06 - 04) [2021 - 06 - 30]. http://www. gov. cn/xinwen/2021-06/04/content_5615494. htm

[9] 国务院.关于推进分级诊疗制度建设的指导意见[EB/OL]. (2015 - 09 - 11) [2021 - 06 - 30]. http://www. gov. cn/xinwen/2015-09/11/content_2929789. htm

[10] 韩绥生.关于公立医院公益性问题的认识与思考[J]. 中国医院管理,2008,28 (5)：2 - 3.

[11] 井永法. 公立医院公益性回归及评价研究[M]. 上海：中国社会科学出版社,2014.

[12] 雷海潮.公立医院公益性的概念与加强策略研究[J]. 中国卫生经济,2012,31 (1)：10 - 12.

[13] 李玲,陈秋霖,张维,等. 公立医院的公益性及其保障措施[J]. 中国卫生政策研究,2010,3(5)：7 - 11.

[14] 刘雨,徐爱军,陆家玉. 美国医院社会责任管理实践及启示[J]. 医学与哲学,2016,37(9)：60 - 64.

[15] 史墨,于振英. 公立医院公益性的内涵及实现路径——基于公共卫生应急管理视角[J]. 卫生经济研究,2021,38(3)：14 - 16,20.

[16] 颜世洁,晏波,朱勤忠,等. 美国民营医院发展趋势、经验及借鉴[J]. 中国卫生资源,2010,13(2)：95 - 97,100.

[17] 张明月. 对公立医院公益性的认识与思考[J]. 中国卫生经济,2008,27(12)：8 - 11.

[18] 周莹. 我国医院公益性评价及改善策略研究[D]. 武汉：华中科技大学,2009.

[19] NICHOLSON S, PAULY M V, BURNS L R, et al. Measuring community benefits provided by for-profit and nonprofit hospitals [J]. Health Aff, 2000,19 (6)：168 - 177.

[20] ROSENAU P V. Performance evaluations of for-profit and nonprofit U. S. hospitals since 1980 [J]. Nonprofit Manag Leadersh, 2003,13(4)：401 - 423.

[21] SANDRICK K. Defining and measuring community benefit [J]. Trustee J Hosp Gov Boards, 2006,59(9)：6 - 10.

第四章

医疗成本的经济分析

随着市场经济和医疗卫生体制改革的不断深化和完善,在医保支付改革下,医疗费用管理压力逐步转移到医疗服务提供方,促使医疗机构既要确保医疗质量与安全,又要提高成本管控意识,维护医院经济安全运行,医疗成本作为卫生经济分析中的基础和核心内容,其重要性越来越凸显。医疗成本的核算及其经济分析也成为医院经营管理中的一个重要环节。

第一节 基本概念及分类

一、基本概念

成本是商品生产中耗费的物质资料价值(物化劳动)和必要劳动价值(活劳动)的货币表现,也即商品生产过程中耗费的原材料、燃料、动力、固定资产折旧等生产资料的价值和支付给劳动者劳动报酬的价值。医疗成本又称为医疗服务成本,是医院在医疗服务过程中所消耗的物化劳动和活劳动价值的货币表现。医疗成本核算就是医疗机构把一定时期内实际发生的各项费用加以记录、汇集、计算、分析和评价,按照医疗服务的不同项目、不同阶段、不同范围计算出医疗服务总成本和单位成本,以确定一定时期内医疗服务成本水平,考核成本计划的完成情况,并根据不同医疗服务项目的消耗,分配医疗服务费用的一种经济管理活动。医疗成本研究是医院运营管理工作中的一项重要内容,近两年国家陆续出台了医院运营管理及高质量发展的一系列相关政策文件,对医疗成本的关注也越来越多。2020年12月,国家卫生健康委会同国家中医药管理局联合印发了《关于加强公立医院运营管理的指导意见》（国卫财务发〔2020〕27号），要求以全成本管理和绩效管理为工具，对医院人、财、物、技术等核心资源进行科学配置、精细管理和有效使用。2021年1月出台的《公立医院成本核算规范》要求规范公立医院成本核算工作，发挥成本核算在医疗服务定价、公立医院成本控制和绩效评价中的作用，提升单位内部管理水平和运营效率，推进公立医院高质量发展。2021年2月出台的《关于推动公立医院高质量发展意见》对成本产出、医生绩效等进行监测评价，引导医院回归功能定位，提高效率、节约费用，减轻患者就医负担。医疗服务作为特殊的产品，因其公益性的特点不同于一般的服务或产品，如何体现其价格与成本一直是卫生主管部门及物价管理部门关注的焦点，建立以成本和收入结构变化为基础的价格动态调整机制成为医改的一项内容。根据核算对象的不同，医院成本核算可分为科室成本核算、医疗服务项目成本核算、病种成本核算、床日和诊次成本核算；医疗服务项目成本核算方法主要有成本当量法、成本比例系数法和作业成本法等。自20世纪80年代初期以来，这方面的研究工作在国内逐渐得到开展。其中，原上海医科大学开展的按病种医疗质量和成本标准化管理研究课题、原卫生部卫生经济研究所成本测算中心开展的医院医疗服务项目成本核算方法学系列研究，对医院医疗成本进行了较深入的核算及分析。

二、分类

按照成本会计学和西方经济学中对成本的分类，可按不同的分类方法对医院成本进行如下分类。

（1）按成本与管理职能的联系分为经营成本、机会成本和社会成本。

经营成本是指医院提供医疗服务而产生的实际成本，这也是目前研究得最多的成本。机会成本是指医院将有限的资源用于某一特定的用途而放弃的其他替代用途可能获得的最大收益。社会成本是指出于医院管理需要而实施的决策所形成的后果，有意或无意地对其他社会部门造成损害，社会为消除这些损害而支出的成本。

（2）按经营层次分为医院总成本、科室成本、项目成本和病种成本。

医院总成本和科室成本的概念参照经营成本。项目成本和病种成本则是归集医院总成本和科室成本后，按照一定的分摊方法分摊到某一医疗项目或某一病种上的成本。

（3）按成本与服务量变动的关系分为固定成本、变动成本和混合成本。其中，混合成本又可分为半变动成本、半固定成本（阶梯式变动成本）和延期变动成本。

固定成本是不随服务量变化而发生变动的成本，如医院管理人员的工资、医院财产保险费等。变动成本是随着服务量变化而变动的成本，当服务量为零时，成本亦为零，如一次性注射器的成本总额随着注射人次的增加而增加。半变动成本则通常有一个基数（服务量为零时的成本），随着服务量的增加，成本在此基数上也随之增加，如医院的水电费、燃料费等。半固定成本是指在某一业务量范围内，成本总额是固定的，一旦超出这一范围则成本总额就跳跃到一个新的水平，如此成本是分阶段递增的，而在每一阶段内其总额是固定的，如医务人员的工资就属于半固定成本。延期变动成本是指在一定的业务量范围内，成本总额固定不变，一旦突破这个业务量的限度，其超额部分的成本就相当于变动成本，如：月薪制下的包括加班费在内的医务人员的工资。区分固定成本、变动成本、混合成本对于成本分析有重要的意义。一般来说，医院中单纯的固定成本和变动成本是比较少的，通常都是混合成本，为了便于研究和计算，通常将混合成本分解成固定成本或变动成本加以处理。

（4）按成本核算的程序和责任可分为直接成本（可控成本）和间接成本（不可控成本）。

直接成本是指与特定的医疗服务活动直接相关的支出，该项支出与医疗服务之间有着明确的一对一的匹配关系，理论上科室能直接控制，如购置CT的费用、CT检查的材料费。间接成本是指与医疗服务相关但关系松散的支出，它与医疗服务之间不存在精确的匹配关系，理论上科室无法直接控制，如医院的管理费用对于CT室来讲就是间接成本。与直接成本和间接成本相对应的两个概念是项目科室和非项目科室。项目科室是直接为病人提供医疗服务的科室，归集项目科室的成本构成其直接成本；非项目科室是通过直接为项目科室提供服务从而间接为病人提供服务的科室，其成本按一定的方法分摊到项目科室即为项目科室的间接成本。直接成本与间接成本之和构成项目科室的总成本。

（5）实际成本和标准成本。

从理论上，上述各种成本均可包括实际成本与标准成本。实际成本是医院提供医疗服务过程中实际发生的支出，标准成本是以现有的平均技术水平、服务能力和应用条件为前提，测算出医疗服务项目的标准的、最适度的支出。标准成本研究由于对成本发生涉及的各个环节均须标准化，而医疗服务环节众多、过程复杂，影响因素多，开展难度较大。

第二节　医院成本核算

医疗费用上涨是世界上许多国家面临的普遍性问题，从国际上看，各国医疗费用急剧增加，其增长速度超出 GDP 及物价指数的增长。我国随着社会经济的发展和卫生改革的深化，医疗服务需求日益增加和高新技术的发展带来的新医疗项目，促使医疗服务费用不断增长。在迅速增长的医疗费用中，哪些是合理的？合理消费应该是多少？价格如何确定？资源如何有效利用？这些问题受到普遍关注，而解决这些问题的基础是进行准确的医疗成本核算。

一、历史沿革

从 1978 年党的十一届三中全会提出改革开放的方针政策以来，社会主义计划经济模式开始向社会主义市场经济体制过渡，市场开始成为社会资源配置的基础性手段。在社会主义市场经济条件下，医疗服务所需的一切物资均由市场供应，其价格完全由市场价值规律决定。医疗服务耗费并未按等价交换原则得到应有的补偿，因为医疗收费标准远远低于成本，同时政府财政对医疗单位实行"差额补助"的办法，而不是按医院产出的社会效益（实际业务工作数量和质量）补贴。在这种情况下，医院因管理不善、劳动效率低、资金浪费而造成的经营性亏损与因收费标准低于实际成本而带来的政策性亏损交汇在一起，严重影响了医院的生存和发展。

改革开放以后，随着生产力的不断解放与发展，社会各行各业劳动者的收入普遍提高，与此形成强烈反差的"脑体倒挂"的现象相当严重。医务人员要求提高待遇的愿望越来越迫切，这种情况从客观上要求医疗服务的收入要反映医院的实际支付,体现医务工作者的劳动价值。同时,医院必须加强经营管理,减少浪费,改善职工待遇,提高工作效率,才能取得一定的社会效益和经济效益。

医院成本核算的发展可以分为下面几个阶段。

(一) 医院成本核算的产生和推广阶段(20 世纪 70 年代后期到 90 年代早期)

医院在外部环境影响和内部客观环境要求下,在借鉴其他行业的改革成果、总结经验教训的基础上产生了医院经济核算的思路,这是一场自发的、自下而上的改革。医院成本核算的普遍推广,更多的是因为医院所面临的内外形势以及在这种背景下自身生存和发展的需要。早在 20 世纪 70 年代后期,吉林省德惠县人民医院就开展了科室成本核算。1980年,徐州市第三人民医院实行了以"科室核算基础上的经济核算责任制"为表现形式的经济核算,取得了显著的经济效益。1981 年,哈尔滨医科大学附属第一医院采取了"定额管理、质量控制、逐级包干、计分算奖、超(额)节(约)提成"的改革方案。原西安医科大学第一附属医院,于 20 世纪 90 年代初实行了以综合指标考核和岗位工资结合的经济核算制。

医院成本核算产生的自发性和医院推行时间差异性,使成本核算表现形式呈多样性和发展不平衡性。本阶段成本核算中心环节和主要内容是通过成本核算解决医院内部的分配问题,主要形式可分为两种类型:全院统一的成本核算和部分科室成本核算。医院成本核算在本阶段没有作为一个明确的、完整的概念被提出,而且医院成本核算实际操作中也是潜在于各种管理制度中的,如综合目标管理责任制、技术经济责任制等。但医院以成本核算为中心的经济核算事实上已经是内部管理制度的主要"抓手"和中心环节。

(二) 医院两级核算的普遍应用阶段(20 世纪 90 年代初到现在)

党的十四大确定了建立社会主义市场经济体制的方针,一些医院打消了原来等待观望的顾虑,使医院成本核算办法得到普遍应用。随着经济核算的发展,医院普遍认识到成本核算的重要性,绝大多数医院根据医院实际情况逐步实行了医院两级成本核算。

随着计算机技术和信息技术的发展,计算机在医院管理中广泛应用,使经济核算的一些指标计算变得更加客观化,医院采取的成本核算方式呈多样化的特点。卫生费用中的诱导需求日益成为一个严重的社会问题。由于医疗服务客观上存在信息不对称，医务人员在医疗活动中占有主导地位，当医务人员的个人利益与医疗活动的经济利益直接相关时，必然产生一些问题。医院管理者开始认识到这一问题的严重性，采取了各种各样的成本控制方法，取得一定的效果，然而各种控制方法都没有能从根本上解决问题。

成本核算是进行成本分析和成本控制的基础。过去医院长期亏损，有两个方面的原因。一是政策性亏损，即由于收费标准偏低，价格背离价值引起的亏损；二是经营管理上的亏损，即由于经营管理不善损失浪费多而造成的亏损。但是具体亏多少？亏在哪里？对医院应该如何补偿？这些问题都要通过医疗成本核算来回答。

二、医院成本核算的分级

通常将医院成本核算分为三个层次。一级核算是以医院为核算对象，核算内容为医院总消耗，用于反映医院的收支情况和经济管理水平。二级核算是以科室为核算对象，核算内容为科室各类消耗支出，用于求得科室总费用，找出经营问题的症结所在，同时它也是医疗项目成本核算和病种成本核算的基础。三级成本核算是以医疗项目或病种为核算对象，在科室成本核算的基础上，科学地归集和分配项目成本和病种成本。目前，我国很多省区市的医院都是实行按医疗项目收费制度，随着医保支付制度的改革，有些省区市也开展了诸如单病种 DRG 支付、总额预付制等，根据国家卫健委等部委的文件精神，各地在 DRG/DIP 支付方式下，探索成本当量法、点数成本法、成本费用比法等成本核算方式，开展医疗项目成本核算和病种成本核算，加强医疗项目和病种的成本管理，具有越来越重要的意义。

三、医院成本核算的内容

从大范围来说，医院的成本核算主要包括下列内容：①医院总成本核算；②科室成本核算；③医疗业务成本核算，包含医疗项目成本核算（挂号、床位、诊察、手术、治疗、分娩、输血、输氧、各种化验、各种检验及设备等的成本核算）、病种成本核算、以门诊部和住院部为核算对象的综合成本核算、以诊次成本或床日成本为主的单位成本核算等;④药品制剂成本核算;⑤药品销售成本核算;⑥标准成本核算。

从成本核算的具体内容来看,医院成本主要由6大类构成:①劳务费,包括职工的工资收入、绩效收入及各种福利、补贴;②公务费,包括办公费、差旅费、邮电费、公杂费等;③卫生业务费,维持医院正常业务所消耗的费用,包括水、电、煤、天然气和设备维护费用等;④卫生材料费,包括化学及生物制剂、敷料、胶片等;⑤低值易耗品损耗费;⑥固定资产折旧及大修理基金提成,包括房屋、设备、家具、被服等各种固定资产。还可继续细分成若干小类,如董树山、刘兴柱等的研究中把医疗服务成本分为28种成本要素进行核算。不管怎样分类,总的一个要求就是要尽量做到既不遗漏又归类合理。

理论上,并非医院发生的所有费用都能计入医院成本。不少研究者认为,费用对象化后,才能形成成本,只有与获取收入相对应的费用才能计入成本;医疗成本的范围必须是医疗服务过程中消耗的物化劳动和活劳动部分。因此,退职和退休人员社保费用、病人医疗减免部分、医疗事故赔偿费、各种灾害造成的非常损失、违章罚款的费用、专用基金和专项拨款支付的费用、各种捐赠款等都不应列入成本。对于病人医疗欠费和科研课题补助费,有些研究者认为也不应计入成本,而有些研究者则认为为了正确体现医疗项目的耗费、准确反映医院财务情况、提高医院承担风险的能力及尽快适应市场经济的要求,应按出院病人欠费为基数提取一定比例的病人欠费损失金,计入医院管理费用;科研费用应以一定比例提取,列入业务费用,构成成本。

四、医院成本核算的方法

对医院成本核算的方法学,国内目前研究得最多的是科室的成本核算;其次是项目成本核算和病种成本核算;药品制剂成本核算也有报道;近几年也逐渐开展了一些标准成本核算方法的研究。而对于机会成本、社会成本等的核算极少有报道。

(一)科室成本核算方法

第一步:归集各项目科室和非项目科室的6大类成本,计算直接成本。在此6大类成本中,劳务费、卫生材料费、低值易耗品损耗费、固定资产折旧费通常可以从医院的财务账目中直接获得科室的实际数进行核算。而对于公务费和水、电、煤等业务费，有时不能直接得到科室实际数。对于这个问题，通常可以采用下述办法：公务费可按科室人数分配到各科室；对电费如能区分照明电费和业务电费，则对照明电费按科室人数与床位数之和进行分摊，或按照业务用房面积进行分摊；业务电费要对某些用电大户单独计算，再将其余的电费按以上方法分摊。这样，就能归集出各科室的6大类成本，汇总后即为各科室的直接成本。

第二步：将非项目科室成本分摊到项目科室，计算项目科室的间接成本。分摊一般都采用"受益"原则。分摊方法主要有4种：直接分配法、成本下行法（阶梯分配法）、双重分配法（交互分配法）、代数分配法。直接分配法是将非项目科室成本根据各项目科室接受其服务的服务量的相对百分比直接分摊到各项目科室中去，方法简单易行，也是国内研究和实践工作中最常用的分摊方法，其最大的缺点就是忽略了非项目科室之间的相互作用。成本下行法首先将各非项目科室按其提供的服务量大小依次排列，提供服务量大的排在上面，提供服务量小的排在下面，所有的项目科室排在最下面。排在上面的科室向排在其下的所有科室按接受其服务量的相对百分比分摊其费用；排在下面的科室接受上面分摊下来的费用，与其自身的成本合在一起，再向排在其下的所有科室分摊，依此类推，直到所有非项目科室的成本全部分摊到项目科室为止。这种方法较直接分配法更为合理，但它的缺点一是最终分摊到各项目科室的成本受到非项目科室排列顺序的影响，顺序改变，分摊结果会有差异，影响最终成本分析，故常要事先规定非项目科室的排序；二是排在上面的非项目科室在成本向下分摊完毕后就关闭了，不再接受其他非项目科室的成本分摊，但事实上非项目科室之间的服务是相互的，单向的分摊没有反映出这种相互作用。双重分配法针对成本下行法的上述缺陷，对非项目科室的成本进行二次分摊，第一次，把各非项目科室成本向所有受益科室分摊，包括非项目科室和项目科室；第二次，各非项目科室再把从其他非项目科室分摊来的成本直接分摊给项目科室。双重分配法在非项目科室之间进行了成本分摊，提高了分摊的合理性和准确性。代数分配法实质上也是一种双重分配法，但它更加准确。该方法是建立方程组将非项目科室之间的所有相互作用全部包括在内，通过解联立方程的方法同时关闭所有的非项目科室,其解值便是各非项目科室的最终费用,再一次性地将其分摊到除本科室之外的其他所有科室。采用上述方法算得项目科室分摊的间接成本,直接成本和间接成本之和构成了项目科室的总成本。

国内最常采用的分摊方法是直接分配法。理论上,上述 4 种方法均按照非项目科室向其他科室提供的服务量多少进行分摊。然而这种分摊在实际操作中很难实现,因为绝大多数医院没有或没有完整的非项目科室为其他科室提供服务量的记录。因此,对于行政和后勤科室的费用往往就根据项目科室职工人数、人数与床位数之和、房屋面积等进行分摊。对于医疗辅助科室(供应室、血库、氧气室、营养食堂等)成本的分摊,有研究提出了用相对值和比例常数的方法进行分摊,这种方法提高了分摊的可操作性,是一项有益的探索。

(二) 项目成本核算

第一步:在科室成本核算的基础上,计算科室每小时基本成本。即汇集科室的劳务费、公务费、业务费、低值易耗品损耗费、科室公用的固定资产(包括房屋、设备、家具、被服等)折旧费、科室公用的卫生材料费及间接成本,再除以科室的总工时。

第二步:根据项目操作时间将科室成本分摊至项目,公式为:

项目成本＝Σ[科室每小时基本成本×项目平均操作时间＋每小时专用仪器设备折旧费×该项目使用仪器时间＋项目专用卫生材料费]

其中的Σ为对该项目涉及的所有成本进行求和。

还有研究采用"点数法"进行项目成本的核算。即设定最基本的项目成本点数,然后通过对医院各科室所提供的所有服务项目的与基本项目成本比价关系设定项目各自的点数,把科室的总成本按照各项目的点数分摊到各项目中去。此种方法,简化了项目成本的核算过程,但需要通过专家咨询和现场调查相结合,制订合理的项目点数。该点数应该随着物价指数、技术进步等相应进行调整,以反映真实的成本。

(三) 病种成本核算

病种成本核算必须进行较大样本的病例回顾调查,以求得平均住院日、平均药费、输血、输氧费等。在科室成本核算的基础上,进一步分摊核算到所提供的医疗服务项目上,计算出项目成本。同时将间接成本按一定的分摊系数分配到病种成本中,最后归集为单病种成本。计算公式为:

病种成本＝(病种床日成本×床日数＋检查、治疗项目单位成本×服务次数＋药品成本＋输血、氧气费)/某病种例数

(四) 诊疗设备的成本核算

诊疗设备的成本核算是介于科室成本核算和项目成本核算之间的一级成本核算。1996 年,财政部、原卫生部曾专门委托数家研究机构人员组成课题组,开展医院诊疗设备成本测算研究课题。该研究将设备成本分成直接成本和间接成本两部分。直接成本包括主机折旧额、辅助设备折旧额、房屋折旧额、其他资产折旧额、劳务费、主机维修费(维保费)、房屋维修费、其他维修费及水电费;间接成本主要包括管理费用分摊及行政后勤部门使用设备、房屋和其他资产折旧额。研究提出了各项直接成本的具体计算公式和间接成本的具体分摊方法,并编制了诊疗设备成本测算的计算机程序模型。

(五) 标准成本的测算

国内在标准成本的测算研究方面开展得相对较少,但在项目标准成本、病种标准成本、设备标准成本的制定方面均有报道。主要的研究方法为现场调查法与专家咨询法相结合,在实际成本核算的基础上,对医疗服务的资源消耗进行合理组合,结合专家意见,制定病种诊疗标准、项目操作标准、设备配置标准、建筑物造价标准等,对医疗服务各项内容及环节标准化后,再核算标准成本。标准成本的核算不以医院现有的实际资源作为成本核算对象,而是根据专家认为的一个相对"合理"的资源消耗作为测算对象,这样就避免了由于医院的规模不同和效率低下对成本的影响,是制订收费标准的有力依据。

第三节　医疗成本的经济分析

一、医疗成本经济分析的内容

国内对医疗成本经济分析的研究主要有以下几个方面。

(一) 成本与收费的比较分析

成本与收费的比较研究可以为评价医院医疗服务的效益、制订合理收费标准、理顺医院补偿机制提供可靠的依据。近年来,这方面的研究很

多,从而揭示出医疗服务中众多的政策性亏损现象及由此产生的医院不合理行为问题,为进一步有针对性地解决这些问题打下基础。

2002年,原上海市卫生局和上海市物价局在上海市对45所医院进行了2001年底成本测算,在所测算的服务项目中一级医院有352项成本小于收费,占到一级医院所测算项目的55.2%,成本大于收费的项目有141项,占22.1%。而二级医院和三级医院成本大于收费的项目所占的比例均较高,分别为911项(51.7%)和1055项(55.0%),成本小于收费的项目分别为516项(29.3%)和547(28.5%)项。对一、二、三级医院开展的2326项服务项目进行综合分析,成本大于收费的项目有1156项,占到49.7%,成本小于收费的项目有655项,占28.2%。成本介于收费标准之间的项目所占各级别医院开展项目的比例均小于10%。

从表4-1可以看出,一、二、三级医院在综合医疗服务类基本上50%以上的项目成本大于收费,二、三级医院所占比例较大,医技诊疗类中医学影像类、放射治疗类和病理检查类基本上50%以上的项目成本大于收费;临床诊疗类中经血管介入治疗类和手术治疗类基本上50%以上的项目成本大于收费,而且以二、三级医院所占比例较大。

表4-1　2001年各级别医院成本大于收费的项目分布情况

项目分类	所有医院	一级医院	二级医院	三级医院
综合医疗服务类				
一般医疗服务	12(66.7)	4(30.8)	9(56.3)	13(81.3)
一般检查治疗	34(73.9)	19(57.6)	33(78.6)	35(79.5)
社区卫生服务及预防保健项目	5(71.4)	3(60.0)	4(100.0)	3(75.0)
医技诊疗类				
医学影像	40(74.1)	20(90.9)	38(77.6)	26(57.8)
超声检查	13(37.1)	1(14.3)	7(31.8)	10(33.3)
核医学	18(31.6)	—	9(36.0)	15(28.3)
放射治疗	10(62.5)	—	3(42.9)	9(64.3)
检验	85(20.6)	15(10.4)	67(20.5)	83(22.4)
血型与配血	6(42.9)	1(11.1)	6(66.7)	5(50.0)
病理检查	12(52.2)	—	10(55.6)	10(58.8)

续　表

项目分类	所有医院	一级医院	二级医院	三级医院
临床诊疗类				
临床各系统诊疗	213(43.0)	46(24.5)	188(47.7)	198(50.0)
经血管介入诊疗	12(60.0)	—	8(61.5)	10(58.8)
手术治疗	665(65.7)	29(16.8)	502(65.3)	606(76.1)
物理治疗	12(27.9)	1(6.3)	12(42.9)	12(31.6)
中医及民族医诊疗类				
中医外治	2(25.0)	—	1(33.3)	2(25.0)
中医骨伤	3(33.3)	—	3(42.9)	2(28.6)
针刺	1(10.0)	—	2(25.0)	2(20.0)
灸法	1(20.0)	—	1(25.0)	2(40.0)
推拿	2(20.0)	2(20.0)	3(33.3)	5(50.0)
中医肛肠	5(83.3)	—	4(100.0)	3(75.0)
中医特殊疗法	2(66.7)	—	1(33.3)	1(50.0)
中医综合	—	—	—	—
其他项	3(13.6)	—	—	3(13.6)
合计	1 156(49.7)	141(22.1)	911(51.7)	1 055(55.0)

注：括号内为各项目所占同类项目的百分比

　　随着这些年医疗服务价格的不断调整，目前收费价格与成本倒挂的比例有了较大程度的减少，特别是在取消药品加成和医疗耗材加成后，提高技术服务性医疗收费标准，同时采用了带量采购、降低了药品和耗材的费用，改善了医院的收费结构，患者自付部分的费用也相应地有所降低，减轻了病人的负担。

（二）实际成本与标准成本的比较分析

　　通过标准成本与实际成本的比较研究，一方面可以帮助医院找出差距，提高管理水平；另一方面，由于实际成本其实是包含了部分资源浪费（或不足）的成本，标准成本较之更具有合理性，通过二者的比较研究，可以反映由于医疗服务中的不合理因素给社会增加的经济负担（或人群健康的损害）。如吕坤政等在部分手术类项目标准成本研究中发现，标准成本值与全国平均成本值相比有较大比例的下降，证实了由于医院效率低下，资源浪费导致医疗服务成本偏高的现象。

（三）医疗成本内部构成分析

如前所述，可以将成本按不同的方法分解成不同的组成部分。对成本内部各组成部分的特点、比例及其对总成本的影响等进行分析，具有非常重要的意义。如有研究表明医疗服务中固定成本在总成本中占有很大的比例，根据经济学原理，高比例的固定成本意味着医疗服务量对平均成本值的影响非常明显，提示在评价平均成本值时，必须注意其相应的服务量，同时，医院降低成本消耗的主要手段应是提高效率，增加服务量。进一步分析固定成本的构成，可以发现人力成本占有很大的部分，从而可以设想，医院人事管理制度的改革是合理降低固定成本比重的重要途径，只有让医院拥有更大的用人自主权，医院管理者能够根据医疗服务需求决定用人数量和方式，直至最终使人力成本成为变动成本，才能赋予其更大的成本控制空间。另外还可分析各部分对总成本的影响，归纳影响总成本的各项因素及其影响强度，如陈洁等在按病种医疗质量和成本标准化管理研究中利用多因素回归模型对病种平均成本进行估算，建立模型。

在对上海市 45 家医院的成本测算中发现，固定成本占总成本的比例在 28%~58% 之间。一级医院平均固定成本占总成本的比例为 40.1%，固定成本占总成本的比例在 28%~58% 之间。二级医院中，平均固定成本占总成本的比例为 50.3%，固定成本占总成本的比例在 42%~56% 之间，超过 50% 的有 12 家医院。三级医院中，平均固定成本占总成本的比例为 42.6%，固定成本占总成本的比重在 32%~54% 之间，超过 50% 的有 2 家医院。

对于一段时期的成本核算资料，可以借鉴经济学中价格指数的方法建立医疗服务成本指数，进行动态分析。如原卫生部卫生经济研究所成本测算中心参考原卫生部 1987 年制定的医用商品价格指数汇总方法，对其做适当改进后设计了一系列医疗服务成本指数。建立合理的指数体系，既能系统地反映价格变化及其他各种因素对成本的影响，又能用于对成本进行预测。

（四）量本利分析

服务量、成本与收益之间存在着一定的内在联系，运用经济学方法，可以分析既定产量下的最低成本组合、既定成本曲线下的保本服务量和最佳服务量等。如应用盈亏平衡分析可确定医院科室的服务量目标、进行考核或预测。

单位收入＝收入/工作量

单位变动成本＝卫生材料费/工作量

单位边际贡献＝单位收入－单位变动成本

保本工作量＝固定成本/单位边际贡献

结余＝总收入－总成本

二、医疗成本控制研究

不论是从整个社会缓解医疗费用迅速增长巨大压力的要求，抑或从医疗卫生系统自身提高效益的经营目标出发，都需要把成本控制作为一种重要手段。对于医疗成本的控制，国内的研究主要提出以下几方面的办法：

（一）政府宏观控制

（1）控制资本投资，保持适度规模。在我国，由于 20 世纪 80 年代和 90 年代初期，医院实行的是外延式发展道路，过分注重规模的扩张，盲目上一些高精尖设备，结果造成资源严重浪费，效率低下，也就必然导致医疗成本的升高。

（2）根据标准成本定价。如前所述。

（3）实行按诊断相关分组的定额预付补偿体制（DRGs-PPS）。国内未开展过标准意义上的成本方法控制，但参照这一方法，进行过一些尝试，如 1996 年原上海市卫生局为加强医药费用总量控制，公布了 1995 年上海市每一门诊人次和每一住院日费用以及胃溃疡、阑尾炎的单病种平均费用，制定了低于或高于平均费用的奖罚措施。2020 年 10 月 19 日，国家医疗保障局办公室发布了《关于印发区域点数法总额预算和按病种分值付费试点工作方案的通知》，这意味着我国的医保支付即将进入 DRGs 或 DIP 付费时代，公立医院从按照项目付费的后付制转向按病种打包付费的预付制，其运营将面临巨大挑战。新医改以来，国内 DRGs 研究内容不断深化，研究热点越来越集中在医保支付方式改革、绩效评价、成本核算、临床路径、病案首页与决策树等方面的实践操作层面。

（二）医院微观控制

（1）制定和完善成本控制制度。包括建立严密的组织系统、实行材料定额管理、完善财务管理制度、材料物资领发制度、费用开支审批制度、库房管理制度、进行考核，与奖惩挂钩等。

（2）改革医院人事管理制度。如前所述。

（3）压缩固定成本、控制半固定成本、减少变动成本的单位成本。压缩固定成本，一方面要将其绝对金额控制在维持医院正常运转的最低水平上，如控制管理人员的人数；另一方面，是要提高医院的工作效率，扩大医疗服务量，从而降低单位固定成本。而对于变动成本，其总额虽随服务量增加而增加，但单位服务量的变动成本却是相对恒定的，要降低变动成本总额，就要降低每人次服务的变动成本。如减少损失和浪费、尽量使用价廉质优的卫生材料。

当前，随着医疗卫生体制改革的不断推进，DRG 和 DIP 支付手段的应用，使得医院的管理者更加重视医院的成本，从过去单纯的财务账目或粗略的成本核算到现在以一个病种、一个开展项目的精细化的成本核算来预测新的支付手段实施后医院的经济运营情况，这也导致医院医疗服务行为的改变。从医院的角度更加重视微观的成本核算和成本分析，但从宏观上对机会成本、边际成本和社会成本的研究较少。然而，这些研究对于医疗卫生管理是非常有指导意义的。实现机会成本最小化是经济活动的重要准则之一，机会成本的测算能为管理决策提供重要信息支持；边际成本测算可了解达到市场竞争平衡点的服务价格，为管理者提供如何制定服务量的预算管理提供依据；社会成本是把医院和社会其他部门作为一个大系统进行研究，可以衡量医疗行为对社会的影响，从整个大系统的角度考虑如何达到最优化决策。

目前的成本研究中，对经济学方法的运用还比较有限，特别是在利用成本分析帮助医院管理决策方面。如对于量本利分析，如何借鉴经济学原理，建立医院的成本函数，进行利润最大化决策；对于成本投资，如何利用经济学中等成本线和等产量线的关系，决定最佳的成本要素组合，这些问题在方法学上很值得进一步研究。

（曹建文、徐桔密、罗莉）

参考文献

［1］程薇,吴曼,侯常敏,等.医院成本管理［M］.北京:经济科学出版社,2012.

［2］杨敏宇,钱亚玲,王韵华.新医改背景下国内疾病诊断相关分组研究现状与热点文献计量学与可视化分析［J］.现代预防医学,2021,48(9)：1631 - 1634.

［3］张计美,孟文竹.DIP 付费对公立医院运营管理的影响探析［J］.商业会计,2021(15)：103 - 106.

第五章

卫生技术的经济分析

　　卫生技术在其被使用的过程中,除了消耗一定的人力、物力等资源外,技术本身也在使用中不断地被消耗。随着医学科学与技术的进步,卫生技术不断得到改进和发展,呈现品类繁多、迭代更新速度快的状态。在医疗卫生服务过程中,如何选择最适宜、最安全、最经济、最有效的技术是医疗卫生服务提供者最为关心的。在对卫生技术的安全性、有效性、社会影响有所了解的基础上,需要掌握的就是对卫生技术的经济学分析与评价。

第一节　卫生技术的成本分析

一、卫生技术成本的概念

　　卫生技术的成本就是卫生保健服务机构在提供卫生技术的过程中所消耗的物化劳动和活劳动的货币表现。卫生技术的成本具体地来说可以分为劳务费、公务费、卫生业务费、卫生材料费、低值易耗品损耗费、固定资产折旧及大修理基金提成等各大类。

　　按照卫生技术成本的概念,卫生技术成本的范围必须是在提供卫生技术服务的过程中所消耗的物化劳动和活劳动的部分,不能把不属于卫生技术成本范围的开支也列入成本。值得一提的是,卫生技术成本和费用是两个不同的概念,不能混为一谈。成本是资源的实际消耗,而费用则是卫生技术服务价格的货币表现。例如,心脏支架植入技术成本包括支架本身的成本、医务人员在为病人提供服务的过程中消耗的人力成本、为病人服务的过程中消耗的其他材料成本及仪器设备使用成本等,而支架本身的价格仅仅是按照物价部门定价的费用。

根据以上对卫生技术成本的定义，我们不难理解，计算卫生技术的成本要全面考虑，不能仅局限于某项技术单一的物质资料的成本，而应扩展出去，包括该项技术在使用的过程中所消耗的其他直接和间接成本等。卫生技术本身是诊疗中的重要手段，卫生技术的开展往往也需要配套资源的辅助，因此在卫生技术评估研究中，不仅要考虑卫生技术本身所消耗的成本，而且要考虑与卫生技术相配套的其他相关的成本消耗。这样计算出来的成本才能够真正反映卫生技术的成本。

二、卫生技术成本的分类

（一）直接成本和间接成本

针对卫生技术来说，所谓直接成本是指卫生机构专为提供某项卫生技术而发生的与该项服务直接相关费用。"直接"的意思是指该项支出与卫生技术有着明确的一对一的匹配关系。这种费用可以根据凭证而直接计入该项卫生技术服务项目中去。如人员的劳动力成本、卫生材料、低值易耗品损耗费等。直接成本的高低主要取决于卫生技术服务量的大小。

所谓间接成本是指有些费用与卫生技术服务间接相关或其成本不是针对某项卫生技术服务项目的，无法直接计入该项卫生技术服务项目中，而必须采用适当的方法，在几个服务项目中加以分摊，也就是说间接成本与卫生技术服务存在着松散的关系，它与卫生技术服务之间不存在精确的一对一的匹配关系。如行政管理费、辅助科室费用等等。

（二）固定成本、变动成本和混合成本

1. **固定成本**　凡成本总额在一定时期和一定业务量范围内，不受卫生技术服务量增减变动影响的，称为固定成本。如：卫生服务机构中的办公费、差旅费、邮电费、工资等在一定时期和一定服务量范围内，不随服务量的变动而变动，此类成本属于固定成本。

2. **变动成本**　凡成本总额与卫生技术服务量总数成比例增减变动关系的，称为变动成本。如：卫生技术中所使用的一次性消耗材料成本总额，随着卫生技术服务量的增加而增加；同一项卫生技术服务的成本，随着卫生技术服务量的增加而增加，此类成本属于变动成本。

3. **混合成本**　有些成本属于部分固定、部分变动的成本，这些成本属

于混合成本。混合成本的总额随着卫生技术服务量的变化而变化,但与卫生技术服务量的增减变化不成比例。根据混合成本兼有固定和变动两种特性的不同特点,又可分为以下3种:

(1)半变动成本:半变动成本通常有一个基数,一般不变,相当于固定成本。在这个基数的基础上,卫生技术服务量增加,成本也随之增加,这又相当于变动成本。如卫生服务机构的水电费、燃料费等。

(2)半固定成本:半固定成本又称阶梯式变动成本。在一定卫生技术服务量范围内成本总额是固定的,当卫生技术服务量超出一定范围时成本总额就跳跃到一个新的水平。然后在新的服务量范围内,成本总额在新水平上保持不变,直到另一个跳跃。如卫生服务机构某项设备,当卫生技术服务量增加到超过一定限度时,就需要增加设备、人员等。其设备的折旧和大修理基金,人员工资的支出等即呈阶梯式变动情况。

(3)延期变动成本:一般情况下,支付给工作人员的工资是固定成本,当工作量超过预定卫生技术服务量时,则需对医务人员支付加班费、津贴等,这种成本称为延期变动成本。

固定成本与变动成本是两个极端的例子,在卫生服务机构中,碰到单纯的固定成本或变动成本还是比较少的,一般都是混合成本。为了便于研究和计算,常常将混合成本分解成固定成本和变动成本两部分加以处理。分析成本习性及其变动情况,有助于加强成本管理和控制,达到降低成本、提高卫生服务机构服务效益或效果的目的。

(三)边际成本与平均成本

边际成本是指卫生技术服务量增加一个单位时所需增加的成本。如某项卫生技术服务,需要做 n 次,所需总成本为 C_0,现要做 $n+1$ 次,总成本为 C_1,边际成本则为 C_1-C_0。平均成本是指每单位卫生技术服务的资源消耗,即总成本除以总服务量。值得注意的是,边际成本与平均成本虽然都是每单位卫生技术服务量的花费,两者在数值上一般而言并无直接联系,只有当总成本与总卫生技术服务量之间成正比,且呈截距为零的线性关系时,两者在数值上完全相等。通常,固定成本随着卫生技术服务量的增加没有任何变化,因此边际成本可以看作为平均变动成本。也就是说,如果一项卫生技术服务其成本主要是变动成本,其平均成本和边际成本几乎是相同的,但如果一项卫生技术服务其成本的大部分是固定成本,其边际成本小于其平均成本。

通过计算边际成本能帮助我们了解达到收支平衡时可能的卫生技术服务价格。平均成本的计算可用于卫生机构的战略规划，决定是否引入新的技术或开辟一个新的领域。边际成本和平均成本为制订卫生技术服务价格提供了基础数据。

（四）可控制成本和不可控制成本

1. 可控制成本　成本凡是属于一个部门或个人的责任范围内能够直接加以控制的，叫作可控制成本。例如，在卫生技术服务中所发生的材料费等成本，卫生服务机构有权力和责任加以控制，就是可控制成本。

2. 不可控制成本　不是一个部门或个人在责任范围内可以控制的成本，叫作不可控制成本。例如，对卫生服务机构的固定资产折旧、大修理费，卫生服务机构无权力加以控制，就是不可控制成本。

在进行卫生技术成本测算时，实际成本的测算是相当烦琐和复杂的，可以考虑用标准成本来代替其实际成本，这样可以大大简化成本测算的过程。所谓标准成本是指对影响成本的各项指标进行标化和量化，如：工时、材料消耗、人员劳务、设备使用等。用标化和量化的指标测算出的成本，具有一定的普遍性，分析时较为方便。

另外，有时我们还会用到机会成本的概念，如药物作为一项卫生技术，在使用药物对病人进行治疗的过程中，可选用不同药厂生产的药物，不同药厂生产的药物其疗效可能相同，但不同药物的价格、用法、用量却不相同，因此其治疗成本消耗就会不同。所谓机会成本是指在几个可供选择的方案中，采用某种方案而放弃另外一些方案，在放弃的方案中产生最大效益方案的效益，或所放弃方案中效果相同，其成本消耗最小的方案的成本即为所选方案的机会成本。在进行卫生技术成本计算和分析时，可以采用不同的成本分类，不同的成本分类各有其优缺点，在计算时主要是全面考虑，做到成本归类不重、不漏，便于比较和分析。

三、卫生技术成本的测算

随着卫生技术的发展、运营压力的增加，医疗卫生机构越来越重视成本的管理控制，新的卫生技术、卫生技术设备、医疗程序及药物在卫生服务应用的过程中都应测算其成本，寻求最佳的技术效益指标，以期降本增效。根据卫生技术成本测算的特点,可以提出以下要求:一是要逐步建立和健全卫生技术成本测算方法。不同的人对于卫生技术成本的理解是不同的,因此在进行卫生技术成本相互之间分析、比较和评价时存在一定的困难。建立和健全卫生技术成本测算的方法,不仅有利于卫生技术服务机构的经济管理,同时也有利于进行科学研究。二是要建立卫生技术成本测算及评价的指标体系。卫生技术成本的测算固然重要,但其成本的评价相对于成本的测算来说则更为重要。评价指标体系的建立对于正确评价服务项目及卫生技术的效果,并提出建设性建议起到指导作用。

(一) 测算的内容与方法

卫生技术的成本测算不能仅局限于卫生技术本身,而应围绕卫生技术的供给方和需求方进行全面考虑。从提供卫生技术服务的医疗机构视角来看,除了卫生技术本身的物化成本,还需要考虑人力成本、配套设备或耗材成本、管理成本、其他相关成本等等。从病人视角来看,需要考虑到病人接受某项卫生技术服务时,除接受化验、检查、手术等医疗技术服务外,同时还接受药物治疗、医护人员的其他服务,依据选择的卫生技术不同,其后期康复或健康管理所需要消耗的其他卫生资源等等。因此,分析和评价卫生技术的成本要通盘考虑,才能为制订提质增效的卫生技术管理方案提供科学依据。

1. **成本测算管理体制**　随着社会经济的不断发展,许多卫生技术服务机构都开展了成本测算的工作。总结各级机构卫生技术服务成本测算的管理体制,主要有两种。一种是一级成本测算管理体制,另外一种是二级成本测算管理体制。

一级成本测算管理体制是把卫生技术服务机构的成本测算工作集中在机构的财会部门,以机构为测算单位,归集机构的总费用,然后分配到各科室中,最后计算各个卫生技术服务项目的总成本和单位成本。而二级成本测算管理体制,是以科室为测算单位,计算科室成本,建立科室成本测算账户,首先计算出科室的成本,然后再计算各卫生技术服务项目成本。二级成本测算管理体制,也是以财会部门为主,设置科室成本测算账户,会同科室兼职人员一起完成科室成本测算任务。

两种成本测算管理体制相比,一级成本测算管理体制比较简单,二级成本测算管理体制较为复杂。但是,二级成本测算管理体制优越性大,它能使科室或部门人员参与管理，参与成本测算，掌握本科室部门的各项任务与各项主要定额指标的完成情况，可以把科室成本测算与项目成本测算有机地结合起来，有利于落实责任制，有利于考核评比，有利于贯彻责、权、利相结合的原则。

2. 成本测算的内容　成本测算的内容涉及卫生技术服务的方方面面，根据其性质可以分为以下 6 大类：

（1）劳务费：卫生服务机构职工直接或间接为服务对象提供卫生技术服务所获取的报酬，包括职工的工资收入、奖金及各种福利、补贴等；

（2）公务费：包括办公费、差旅费、邮电费、公杂费等；

（3）卫生业务费：维持卫生服务机构正常业务开展所消耗的费用，包括水、电、煤、天然气和设备维修、更新费等；

（4）卫生材料费：包括化学试剂、敷料、X 光材料、药品等；

（5）低值易耗品损耗费：包括注射器、玻片等；

（6）固定资产折旧及大修理基金提成：包括房屋、设备、家具、被服等各种固定资产的损耗。

3. 成本测算的方法

（1）确定成本测算对象：成本测算对象包括项目科室和非项目科室。项目科室指的是直接为服务对象提供服务的科室，一般为业务科室和一些辅助科室（如药房、检验科和放射科等）；非项目科室指的是间接为服务对象提供服务的科室，如行政管理和支持保障部门，包括洗衣房、食堂、车队等。

有些卫生服务机构把科室分为成本中心和收入中心两类。成本中心是指只有投入而无直接收入的部门，如行政管理部门、支持保障部门，它们向其他两个或两个以上的部门提供支持性服务，这些成本中心的花费则称为共同成本。收入中心是指有直接收入的部门，如临床和医技科室。收入中心本身的直接成本加上该中心应分摊的共同成本之和才是该收入中心完整的成本，在此基础上才能计算出边际成本与平均成本。

（2）各科室 6 大类成本的归集和计算。

1）劳务费：包括工资、奖金和各种福利补贴等。可按各卫生技术服务机构实际支出数进行计算，或按卫生技术服务机构的平均数乘以机构的人数进行计算。

2) 公务费：包括办公费、差旅费、邮电费和公杂费等。按各机构的实际支出数进行计算，或将卫生技术服务机构的公务费按照机构职工人数进行平摊。

3) 业务费：包括水费、电费、燃料费和设备维修更新费等。水费、燃料费可按人＋床进行分摊。电费先对用电大户进行分摊，余下的按人＋床进行分摊。设备维修更新费按各机构实际支出数进行计算。此种计算方法仅适用于不进行机构成本核算的卫生服务机构，而对实行机构成本核算的卫生服务机构的业务费可按机构实际支出数进行计算。

4) 药品和低值易耗品及卫生材料费：部分按实际支出数计入治疗、检查各项目中，部分分摊到机构的床日成本中去。

5) 固定资产折旧及大修理基金提成：固定资产包括房屋、设备、家具和被服等。固定资产折旧可根据需要采用以下几种方法。

A. 直线折旧法：固定资产提取折旧的年限，根据固定资产的类型而异。房屋、建筑物，最短年限为 20 年；设备根据不同类型的设备确定不同的折旧年限，最长年限为 10 年；被服一般为 2 年。

$$年折旧额 = \frac{固定资产原值 + 估计清理费用 - 估计残值}{固定资产提取折旧的年限}$$

B. 加速折旧法：包括余额递减法、双倍余额递减法、折旧年限积数法和递减折旧率法。其中用得最多的是递减折旧率法。

$$各年折旧额 = 固定资产原价 \times 各年折旧率$$

$$各年折旧率总和 = \frac{固定资产原值 - 估计残值}{固定资产原值}$$

各年的折旧率，是以各年折旧率总和，按每年递减而总和不变的原则计算得到。

（3）非项目科室成本的处置。非项目科室的成本也是在维持卫生服务机构的业务开展的过程中所消耗的成本，需将非项目科室成本进行分摊，具体实施时按"受益原则"将非项目科室成本向项目科室和非项目科室进行分摊，如按科室人数及床位数或科室工作量进行分摊，这是非项目科室成本处置的关键。成本会计学的一个重要原则是"成本跟着收入走"，只有将非项目科室的成本通过适当的分配方法分摊到项目科室中去,才能建立起与卫生技术服务量相挂钩的成本效益评价体系,才能正确求出边际成本、平均成本,才能正确地评价各机构的经济运行表现及管理者的绩效。常用的分摊方法有直接法、成本下行法、双重分配法和代数分配法,具体方法见第四章医疗成本的经济分析中有关内容。

(4) 单项卫生技术服务项目成本的计算。各机构服务成本进一步分摊核算到所提供的服务项目上,就成为各种卫生技术服务项目的单项成本。在计算单项成本时,采用直接消耗直接计入,其余成本则用"操作时间分配系数"进行分摊。

在一些卫生技术服务机构中,项目成本的测算是科室成本测算的主要任务,新的医疗项目,大型仪器设备诊疗项目收费的制定就是基于项目成本测算,而且项目成本的测算直接与机构人员的经济效益挂钩,因此在收费标准一定的情况下,科室会努力降低成本消耗,增加经济效益,这不失为控制成本的有效方法。

归集项目科室的6大类成本及非项目科室分摊到项目科室的成本构成项目科室的总成本。项目成本正是基于科室成本测算,在科室所提供的各服务项目之间进行分配。

(5) 药物治疗成本的核算。包括治疗成本＋不良反应成本,具体又可分为病房成本(床日成本×床日数);各项检查治疗成本(包括材料费);药品成本。

床日成本＝(科室的直接成本和间接成本)/实际占用总床日数

某项检查治疗成本＝操作时间×单位时间操作成本＋消耗的材料费

药品成本＝药品进价×药品成本加成指数

药品成本加成指数＝(全年药品支出费＋全年药品耗损费＋药房六大类成本＋分摊的非项目科室成本)/全年药品支出费×100%

每例病人治疗成本＝床日成本×床日数＋$\sum$某检查、治疗项目单位成本×某项目服务次数＋按成本核算后的药品成本

每例病人不良反应成本＝床日成本×因不良反应增加的床日数＋$\sum$某检查、治疗项目单位成本×因不良反应增加的某项目服务次数＋按成本核算后的不良反应增加的药品成本

(6) 间接成本的测算。间接成本的测算目前国内外一般多采用人力

资本法。人力资本法认为人的价值由个体对社会的未来贡献所决定。基于这一基本思想,在实际操作过程中,可用居民的年平均收入来计算。例如,假如居民的年平均收入为 18 000 元,1 年按 360 天计算,则居民的日收入为 50 元。病人因病住院而 1 个月不能上班,则其间接成本为 $30 \times 50 = 1\,500$ 元。

(7) 隐性成本的测算。隐性成本的计算比较复杂和困难。国际上多用意愿支付法(willingness to pay,WTP 法)来获得此成本。WTP 法是建立在效用基础上的一种测量健康改善价值的方法。它认为人的价值由两部分组成:一是个体的健康;一是个体的收入(可消费的非健康物品)。它可用下面的效用函数来表示

$$U = U(C, H)$$

C 是个体消费的非健康物品,H 是个体的健康状况。假定个体的最大效用受到收入的限制,即 $Y - PC = 0$,P 是非健康物品的价格,Y 是税后收入。于是可得到下面的间接效用函数

$$V(Y, P, H)$$

假定一个药物治疗能使个体的健康从关节炎(HA)恢复完全的健康(H^*)状态,那么对个体来说该药物治疗的 WTP 可用下面的等式来定义

$$V(Y - WTP, P, H^*) = V(Y, P, HA)$$

WTP 是为了保持初始效用水平个体所愿意支付的货币数量。这是一种不考虑风险情况下的 WTP 的计算,若考虑风险和个体对风险的态度,则计算公式将有所不同。可用一个例子来说明如何确定一个风险世界里健康变化的货币价值。假定个体有 50% 的可能性处于关节炎状态(HA),50% 的可能性处在完全健康状态(H^*),一个药物治疗方案可治愈关节炎,则可用下面的效用函数来表示个体的 WTP 值

$$0.5 \times V(Y - WTP, P, HA) + 0.5 \times V(Y - WTP, P, H^*) =$$
$$0.5 \times V(Y, P, HA) + 0.5 \times V(Y, P, H^*)$$

在具体确定 WTP 的值时,我们一般用问卷调查的形式来获得个体对健康改善价值的数值。问卷的形式有开放式和封闭式两种。"每年您愿

意支付多少钱来治疗高血压"就属于开放式的问卷；"每年您是否愿意支付 1000 元来治疗高血压"则属于封闭式的问卷。由于封闭式问卷的问题比较易于回答，因而应答率较高，故建议使用此类问卷。

（8）患者治疗的总成本如下。

每例患者治疗的总成本 ＝ 直接成本 ＋ 间接成本 ＋ 隐性成本

从以上的陈述中可以总结出卫生技术中成本测算的基本框图，见图 5-1。

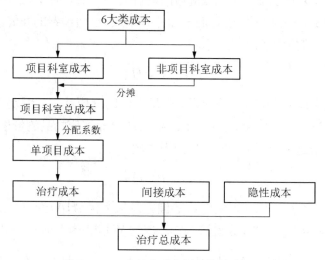

图 5-1　卫生技术成本测算的基本框图

四、卫生技术成本的调整

由于物价等的不断变动，卫生技术服务的价格也在不断地发生变化，货币的时间价值也影响着成本，因此卫生技术服务成本应随着这种变化不断进行调整才能够反映其真实的资源消耗。

通常情况下，可以采用物价指数对成本进行调整，对于工序较简单，影响因素少的可以采用这种简单的方式，但医疗卫生行业则不宜采用此方法，宜采用复合调整的方法，随着物价指数等的变化而调整，同时还应考虑到货币的时间价值。

其中最简单的方法是单纯考虑货币的时间价值，把过去的成本贴现

成现在的成本。其计算公式为

$$P_V = P_C \times (1+r)^n$$

其中，P_V 为现在的成本；P_C 为过去的成本；r 为折扣率；n 为年限。

或者把现在的成本折算成过去的成本，其计算公式为

$$P_C = P_V \times 1/(1+r)^n$$

根据所计算成本的需要，可以分别采用不同的计算公式进行计算，以保证成本具有可比性。

如某疾病第一年测算出的治疗成本为 6 000 元，考虑到货币的时间价值，折扣率为 1‰，第二年的成本为 $6\,000 \times (1+1\%) = 6\,060$ 元，2002 年的成本为 $6\,000 \times (1+1\%)^2 = 6\,120.6$ 元，第三年的成本为 $6\,000 \times (1+6\%)^3 = 6\,181.81$ 元，2005 年的成本为 $6\,000 \times (1+6\%)^5 = 6\,306.06$ 元。

五、卫生技术成本的分析

卫生技术的成本分析方法很多，可以根据不同的研究目的采用不同的分析方法，其中最小成本法、边际成本法、机会成本法、生命周期成本法、平衡点法、敏感性分析等方法经常在成本分析中应用，下面就最小成本法作一介绍。

所谓最小成本法是指对于治疗某种疾病的几种卫生技术方案，完成治疗后某一方案的总成本最小。只要在检查和证明两个或多个卫生技术方案获得的效益或效果相同，仅分析和比较各个卫生技术治疗方案的成本差异，则成本最小的方案被认为是最理想的方案。最小成本分析并不是简单的成本分析，简单的成本分析只是简单地计算卫生技术方案的成本，而不考虑每一个卫生技术方案的结果，而最小成本分析认为参与的比较组是等效的，是以结果相同作为前提。最小成本分析以货币单位(元)来计量，可以说是成本-效益分析或成本-效果分析的特例，它使得研究问题简单化。但在实际应用中，由于各个卫生技术方案的结果大多不同，而且证明两种方案获得的结果相同并不容易，因此最小成本分析的应用受到一定的限制。

我们可以通过以下两个例子来理解最小成本法。

如对于终末期肾病患者可以有几种治疗方案，一种是接受肾移植，一

种是采用定时到医院肾透析，一种是采用家庭自助肾透析，不同方案每年消耗的成本不同。其中肾移植平均每年消耗的总成本为 2 600 美元，定时到医院肾透析平均每年消耗的总成本为 11 600 美元，而家庭自助肾透析平均每年消耗的总成本为 4 200 美元。从这一个例子可以看出，采用肾移植法其平均每年消耗的成本最小，前提条件是各种治疗方案的效果相同。

另外，某种疾病可以用甲、乙两种方案进行治疗，但两种方案采用的治疗药物不同，药物的用法和用量也不相同，当然效果也不同，其成本消耗也不相同，若用甲方案治疗，每天消耗的总成本仅 20 元，而乙方案治疗每天消耗的总成本为 51.3 元，从计算平均每一病人的总成本来看，甲方案总成本为 424 元，乙方案总成本为 430 元，由于两种方案药物效果不同，病人住院时间不同，其治愈一例病人的成本，甲方案为 1 024 元，乙方案为 785 元。仅从每天的成本来看甲方案治疗总成本较小，而平均每一病人的总成本比较接近，但每一治愈总成本甲方案远远高于乙方案。

因此在分析最小成本时，可以根据分析研究的不同目的采用不同的分析角度来进行分析，最小成本法可以用于总成本的分析和卫生技术成本的分析。

第二节　卫生技术的成本效益分析

成本和效益正式运用于卫生技术项目始于 20 世纪 50 年代后期。成本效益分析适用于市场评价不够的项目。由于许多原因，市场不能反映卫生技术的全部效益及一些不曾预料的副作用。例如，药物治疗可能对人带来副作用。卫生技术项目不能完全靠市场进行评价，这主要是由卫生保健系统的自身性质决定的。在许多国家，病人并不是直接支付者，或仅付很少医疗费就可以接受服务，因此他们无法了解全部预付费用与可能产生的效益。通常，社会和个人在评价上所持的观点不一样，个人一般只关心近期可见的效益，而社会需要对几代人负责，要考虑长远效果的问题，现在许多决策是由政策方针和卫生保健制度决定的，这些决策需要技术，成本效益分析已越来越成为这种决策的工具。所谓成本效益分析是比较单个或多个卫生技术服务项目之间所耗费用的全部资源成本价值和由此产生的结果值（效益）的一种方法，目的在于选择成本效益较好的卫生技术项目。成本效益分析要求成本和效益用同样的货币单位来表示，如果某种效益很难转换成货币值，或者不易用货币值表示，这种分析方法就难以使用了。

一、效益的概念

效益是有用结果的货币表现，即用货币值表示卫生技术利用的有用结果。用货币值来表示卫生技术的结果，有时难度相当大，甚至涉及伦理道德的问题。这是成本效益分析方法中的一个难题。例如人的寿命延长1年值多少钱，一位农民与一位教授死亡损失是多少，两者是否一样？有工作的与没有工作的，老人与小孩的价值是否一样？病人痛苦、悲伤情绪的消失，其价值到底是多少？用货币值来表示人的生命价值是否合乎伦理道德？关于这些问题往往存在许多争论。但事实上许多国家对涉及人的生命或健康的赔偿都是用钱来支付的。从社会的角度来评价时，采用某项卫生技术能使多少人获得益处？发病率降低，发病人数的减少其效益又是多少？这些往往都不是可以轻而易举计算出来的。

二、效益的分类

与成本相对应，效益一般可分为直接效益、间接效益和无形效益。

（一）直接效益

直接效益是指采用某项卫生技术之后所节省的卫生资源、健康的改善及生命的延长。如发病率的降低，减少了药品和卫生材料费用的支出，减少了人力、物力资源的消耗，这种比原来节省的支出或消耗就是该卫生技术项目的直接效益。

（二）间接效益

间接效益是指采用某项卫生技术之后所减少的其他方面的经济损失。如治愈了疾病后，减少了由于生病所致的工资、绩效的损失等。

（三）无形效益

无形效益是指采用某项卫生技术之后减轻或避免了病人身体或精神上的痛苦，以及康复带来的舒适和愉快等。

三、效益的测定

采用某项卫生技术所带来的效益,如减少的诊断、治疗、手术、卫生材料的支出等的测定相对来说比较简单,可以直接采用与之相关的费用来计算。但采用卫生技术后健康的改善,延长的生命价值或减少的身体及精神上的痛苦所带来的效益比较难以测量,对这些效益的测量,一般常用人力资本法和意愿支付法。

人力资本法假定个体生命的价值由未来的生产潜力来决定,考虑未来对社会的贡献,通常计算目前的贴现率。这有两种情况:一种是不考虑个体的消费,仅考虑个体对社会的产出;另外一种是不仅考虑个体的产出,同时也考虑个体对资源的消耗。当个体死亡后,他不仅失去创造力,同时也不再消费了,对社会的经济损失将是创造价值和维持花费间的差值。这两种情况都是根据个体对社会的现在和未来创造来计算人的生命价值。通常人力资本法采用个人的平均收入,考虑到货币的时间价值进行贴现后进行分析。

除了人力资本法以外,还有一个方法就是意愿支付法。由于人力资本法不考虑疼痛、悲伤、对风险的厌恶和失去的空闲时间等的价值,因此存在一些不足之处。意愿支付法是一种用以测量健康改善,包括生命延长、疾病治愈、身体和精神痛苦减轻所带来的价值的方法,它是建立在健康效用理论基础上的。健康效用理论认为人的效用由两部分组成,一是人的健康状况,二是人的收入。人的健康状况决定了人的生命效益,所以有时我们可用人的生命效益来表示健康状况。人的生命效益包括未来的劳动力收入、非劳动力收入(包括资本收入、房产收入等)、非市场活动(家务管理)和空闲以及疼痛和悲伤等。关于意愿支付法我们在前面隐形成本中已经做过相关介绍,这里就不再赘述。

四、成本效益分析的步骤

成本效益分析作为卫生技术评估中一种常用方法,一般包括下面几个步骤。

(一) 明确情况,说明问题

在进行成本效益分析时,研究者必须明确所要研究的具体问题,是要对哪项卫生技术进行研究，如心脏支架技术，药物治疗技术，仪器设备检查技术等。明确了这些情况之后，就要具体来说明需要研究的问题。如药物治疗心血管疾病的经济学研究，首先就要选择要研究的药物，明确药物的不同功效，其次要说明是选择一种药物治疗不同的心血管疾病还是选择不同的药物治疗一种心血管疾病，抑或一种药物治疗一种病情。

（二）区分所有被消耗的资源和计算每个卫生技术方案的成本

应该识别不同类型的成本，其中包括直接成本、间接成本和隐形成本。直接成本包括卫生技术使用的过程中所直接消耗的人、财、物成本，间接成本包括由于卫生技术的使用导致的副作用所致缺勤所带来的损失。隐形成本包括由于技术的使用给患者带来精神和身体上的痛苦和不适等。

（三）区分和计算效益

效益包括直接效益、间接效益和隐形效益。如果使用卫生技术挽救了病人的生命，则效益就是生命的价值，这是直接效益。如果使用卫生技术减少了病人的住院天数，则病人平均每天的工资、减少的住院费用等就是间接效益。如果使用卫生技术的效益是减轻了患者的痛苦或悲伤，这些就是隐形效益。

（四）统计所有的成本和效益

将直接成本、间接成本和隐形成本相加就可以得到总成本，类似地将直接效益、间接效益和隐形效益相加就可以得到总效益。在计算总成本和总效益时，若涉及不同的年份的成本和效益，就应该对各年的成本和效益进行贴现，即计算到相当于当年的货币值，然后进行比较。即应该考虑货币的时间价值。影响货币的时间价值的因素主要是利率和物价指数的变动，当物价指数的变动比较小而可以忽略不计时，此时可用利率作为贴现率；当物价指数变动比较大时，则考虑物价指数的变动，可用利率和物价指数的差值作为贴现率。

五、成本效益分析的方法

（一）卫生技术方案的类型

1. 相互独立的方案　如果对某个卫生技术方案的选择不影响对其他

卫生技术方案的选择,这些方案就是相互独立的方案。相互独立的方案之间无需互相比较和选择,能否接受或采纳某个方案取决于方案自身的经济效益能否满足决策所提出的标准,而与其他方案的优劣无关。对相互独立的一组方案,可根据决策标准全部接受或部分接受,也可以全部不接受。

2. 相互排斥的方案　如果对一组卫生技术方案进行选择,当选择其中任何一个方案之后就不能再选择其他方案,这些方案就是相互排斥的方案。如冠状动脉搭桥术与心脏支架术就是两种相互排斥的卫生技术方案,对于病人来说,选择了冠状动脉搭桥术就必然放弃了心脏支架术。

(二) 几种常用分析方法

1. 净现值法(net present value,NPV)　它是根据货币时间价值的原理,消除货币时间因素的影响,计算计划期内方案各年效益的现值总和与成本的现值总和之差的一种方法。计算公式为

$$D_{NPV} = B - C = \sum_{t=1}^{n} \left[(B_t - C_t)/(1+r)^t \right]$$

为了使不同年份的货币值可以汇总或比较,就要选定某一个时点作为基准点来计算各年效益和成本的价值。人们通常把方案的第一年年初作为计算现值的时间基准点,不同方案的时间基准点应该是同一年份。

通常只有净现值为正数的卫生技术方案才可以考虑接纳。

2. 效益-成本比率法　它是卫生技术方案的效益现值总额与方案的成本现值总额之比,其计算公式为

$$B/C = \sum_{t=1}^{n} B_t/(1+r)^t / \sum_{t=1}^{n} C_t/(1+r)^t$$

就一个卫生技术方案来说,只有当效益-成本比率≥1,才可以接受,反之则不可接受。多卫生技术方案比较时,按照效益-成本比率大小顺序排列,比率高的卫生技术方案为优选方案。

在成本效益分析中,由于卫生技术方案的效益可能出现正值,也可能出现负值,效益-成本比率就会有表 5-1 中的两种情况。

表 5-1 效益-成本比率两种情况的卫生技术方案选择

卫生技术方案种类	效益现值	成本现值	选择
I	+	+	B/C 最大为优
II	−	−	绝对放弃

第一种情况,消耗了一定的卫生资源也取得了一定的效益,如果有几个卫生技术方案可供选择,效益-成本比率大的为优;第二种情况,消耗了一定的卫生资源反而得不偿失,这种卫生技术方案必须放弃。

六、成本效益分析中应注意的问题

在对卫生技术方案进行成本效益分析时,首先要明确分析和评价被计算的成本和效益用于谁:是用于医生、病人、行政管理部门、医疗保险支付方还是其他方?一般来讲,成本效益分析至少涉及 4 个有关方面:病人及家属、医疗机构及医务人员、医疗费用支付方和国家卫生行政管理部门。在对待具体的卫生技术时,常会有不同的观点和矛盾。从一方来说认为是效益的因素,对另外一方来说可能是成本的因素。

对一个住院病人来说,如果他的住院医疗费用由医疗保险部门来支付,那么该病人一般不会把减少的住院天数作为效益或认为降低了成本。而对医疗保险部门来说则将把减少的住院天数作为一种效益。对一个床位利用率较低的医院来说则可能把这看作是减少了效益或增加了成本。如果由病人自己支付住院医疗费用,则病人将把减少的住院天数作为一种效益。

另外,在对卫生技术进行成本效益分析时,往往有许多变量是不确定的,如贴现率、成本、固定资产的折旧率以及生命价值的判断等。其中任何一个变量的改变都会导致效益或结果的改变。因此必须做敏感度分析。敏感度分析是在其他变量保持不变时,当一个变量改变引起成本效益分析结果变化的程度。换言之,敏感度分析允许人们决定当处于疑问的变量值在其变化范围内是否能维持原有的结论。在变化的范围内效益-成本比是否能维持在 1 以上,净效益是否能维持正值。如果结论能维持,那么该结论的正确性就很高。如果结论改变,应该尽力去找出变量的真实值或明确说明结论对单个变量值的"敏感性"。

第三节　卫生技术的成本效果分析

　　卫生技术成本效果分析是评价卫生技术方案经济效果的一种方法，它不仅研究卫生技术方案的成本，同时研究卫生技术方案的结果，以体现有限的卫生资源发挥最大的经济效益和社会效益的经济学思想。这是目前在卫生技术经济评价方法中最常用的一种方法，一项美国的调查显示，在新药临床经济评价中，该方法的应用占到 72%。

一、效果的概念

　　卫生技术成本效果分析是分析成本消耗后得到的效果，所谓效果，是指有用效果，它是由各种使用价值构成，是满足人们各种需要的属性。如卫生技术的使用带来死亡人数的减少，发病率、患病率的降低，休工休学率的降低，人群免疫接种率和免疫水平的提高，寿命的延长等，都是有用的效果。效果可以是各种具体的结果，这种结果可以用自然的单位表示，也可用货币表示，或用合成的单位表示，用自然单位作效果评价指标，称之为成本效果分析，用货币表示则为成本效益分析，用合成单位表示则为成本效用分析。

二、效果的表达方式和选择

　　在卫生技术的结果很难用货币表示时，成本效果分析是一种很好的经济学评价方法。在成本效果分析中，效果可以同时或分别使用中间结果（intermediate measures）和最终健康结果（health measures）。前者包括症状、危险因素或测定的结果，例如溃疡的愈合率、乙型肝炎病毒 E 抗原的阴转率、血清胆固醇的下降程度、血压的下降等。后者包括病残天数、生命年的延长、死亡数等。可考虑的指标有挽回的死亡数（death averted）、延长的生命年（life years gained）、失去的健康日（healthy days of life lost，HDLL）、失去的健康年（healthy years of life lost，HYLL）、由于死亡而失去的生命日（potential days of life lost，PDLL）、由于死亡而失去的生命年（potential years of life lost，PYLL）、由于病残而失去的天数(days lost due to disability，DD)、被预防的病例数(cases prevented)等。例如在高血压的治疗项目中，血压下降的百分率为中间结果，预防由于卒中造成的死亡是最终健康结果。有时当最终结果的测定所需时间太长时，可选择用中间结果。

卫生技术方案的效果，到底选择哪一些指标，为了使效果指标和评价目标密切相关，对效果指标的选择一般有如下要求。

(一) 指标的有效性

它指确实能反映卫生技术方案目标的内容和实现的程度，是否有效要根据实际情况和经验进行判断。

(二) 指标的数量化

在卫生技术方案的比较中，应该尽量使用定量或半定量的指标，以更确切地反映目标，便于比较和分析。

(三) 指标的客观性

指标必须有明确的内容和定义，避免受主观倾向的影响，不同的人在不同的时间和地点对于同一种情况的观察所得出的结果应经得起重复。

(四) 指标的灵敏性

指标应能及时、准确地反映事物的变化，反映卫生技术方案实施后人群卫生状况的改变。

(五) 指标的特异性

指标希望能有较强的针对性，假阳性率比较低。如：甲胎蛋白检测诊断肝癌的效果评价。

三、成本效果分析的步骤

(一) 项目的确定

(1) 确定所要解决的问题以及将要进行比较的不同措施。

(2) 明确地列出所要分析的问题，包括对象、做什么？在哪里做？为什么这样选？什么时间和如何做？

(二) 计算净成本

(1) 计算开展该项目总成本。

(2) 计算开展项目后节约的成本。

(3) 考虑贴现，计算现值成本，计算公式为

$$P = \sum_{n=1}^{t} F_n (1+i)^n$$

其中,P 为现值成本;F_n 为 n 年时的成本;i 为年贴现率;t 为项目完成年数。

（4）计算净成本。

（三）计算净健康效果

包括改善的效果和由于副作用带来的不良影响,必要时作时间上的矫正。

（四）应用决策原则,选择成本低效果好的措施

应用成本效果比（或效果成本比）的方法,对各方案进行评价,为决策者提供各方案的投入和产出分析的客观依据。

（五）进行敏感度分析

在已得出经济评价的结果后,测定模型中几个主要变量发生变化,如成本、贴现率或结果的判断标准等可变因素,以及不同的经济分析类型对评价结果的影响程度。

四、成本效果分析的方法

成本效果分析的基本思想是以最低的成本实现效果的极大化,其表示方法为成本-效果比（效果-成本比）或增量成本-增量效果比（增量效果-增量成本比）等。这就使不同的卫生技术方案在进行比较选择时,有了相同的评价单位,从而为决策提供科学的依据。

（一）成本-效果比（效果-成本比）（cost/effectiveness, C/E, E/C）

成本-效果比（效果-成本比）是成本效果分析的一种方法,即每延长 1 个生命年、挽回 1 例死亡、诊断出 1 个新病例或提高 1 个单位结果所花的成本,或每 1 个货币单位获得多少生命年、挽回多少例死亡、诊断出多少新病例或提高多少单位结果。成本-效果比越小,或效果-成本比越大,就越有效率。单一的成本-效果比是没有意义的,主要用于两个或两个以上卫生技术方案的比较,并且是比较有相同结果单位的两个卫生技术方案。

例如,比较用纤维结肠镜和乙状结肠镜加钡剂灌肠两种措施对治疗下消化道出血及诊断结肠癌的成本效果分析（表 5 - 2）。

表 5-2　两方案治疗下消化道出血成本效果分析

项目	纤维结肠镜	乙结镜＋钡灌肠
敏感性(%)	80	57
特异性(%)	95	80
治愈一例成本($)	2 319	2 895
诊断一例结肠癌成本($)	2 694	2 896

可见纤维结肠镜不仅诊断的敏感性、特异性高于后者,而且有较好的经济效果。

(二) 增量分析

1. **增量成本效果分析**　由于卫生技术经济评价包含着对两种或两种以上的卫生技术方案进行比较,而成本投入不同,一些方案可能有更好的效果,但成本支出也更多,因此成本效果的平均比例还不能充分显示两者的相互关系,故常用增量分析来表示。

随着卫生技术干预的深入,成本一般提高,但是每增加一个货币单位(如:元)所获得的增加的效果一般会逐步下降,即边际效果递减。在卫生领域的确存在这种现象,当追加卫生投资后,增量成本导致的增加的效果相对减少,这符合边际回报递减(decreasing marginal returns)的经济学原理。

增量分析计算一个卫生技术方案比另一个卫生技术方案多花费的成本,与该项目比另一项目多得到的效果之比,称为增量比例,能充分说明由于附加措施导致成本增加时,其相应增加的效果是多少及是否值得。

$$\frac{成本1-成本2}{效果1-效果2}=\frac{增加的成本}{每一个增加的效果单位},即\ \Delta C/\Delta E=\frac{C_1-C_2}{E_1-E_2}$$

但是,边际成本-效果和增量成本-效果的概念是有区别的。一般地,边际成本-效果代表增加一个服务单位(如多住院一天或每天增加一个单位的药物剂量等)而产生增加的成本和效果。相对地,增量成本-效果代表一种卫生技术方案和另一种卫生技术方案相比较时增加成本和增加效果的比,比如门诊手术和短期住院手术的比较,它反映一个额外效果的额外成本。

　　例如，多年前有研究表明，对美国成人妇女每 6 个月进行脱落细胞巴氏染色法，以早期发现宫颈癌。其成本为 5 600 万美元，挽救约 2 万人的生命。对筛检频率进行敏感性分析，观察其对成本和效果的影响，结果发现：每年筛检方案的成本约节约一半，而效果相同，3 年开展一次筛检的话，效果也相当。

　　一般地，推广一项卫生技术，增加的临床效果有递减的趋势，但是一项新的技术发明可能在增加效果的同时只增加少量的成本，甚至降低成本。

（三）多个效果指标的处理方法

　　卫生技术方案的效果的指标有时不止一个，而是有多个，这种情况的评价就相对困难，特别是当不同方案指标之间的比较各具特色，则需要采取适当的办法加以选择处理。

　　1. 精选效果指标　在成本效果分析中，尽量减少效果指标的个数，选择最有代表性的效果指标。首先把反映效果的指标列出来，之后对效果指标进行精选或处理。对于满足效果指标条件较差的指标可以考虑删去，将较次要的指标作为约束条件对待，选择关键的、重点的指标。

　　2. 综合效果指标　对各效果指标根据其数值给予一定的分数，并根据效果指标的重要程度给予一定的权重，经过计算使各效果指标换算成一个综合指标。综合指标，作为总效果的代表，用于不同方案之间的比较和评价。

　　在将评价的各个效果指标确定后，首先要确定指标的评分标准，因为不同指标的量纲不同。评分标准一般不宜定得太粗，也不宜过细，可以采用 5 分法，将不同量纲的数据转化为可比的评分。

　　根据各指标的重要程度，征求有关专家的意见，分别制定各指标的权重，各指标的权重之和等于 1。之后，计算综合指标的评分

$$Q = \sum W_i P_i = W_1 P_1 + W_2 P_2 + \cdots + W_n P_n$$

　　其中，Q 表示总分；W_i 为各效果指标的权重；P_i 为各效果指标的评分；n 为效果指标的个数。

（四）敏感性分析

　　当数据有不确定性（uncertainty）时，应该进行敏感性分析，以确定数

据发生多大变化会影响决策。若数据微小的变动就会影响评价结果,说明决策对该数据十分敏感,若数据的较大变动仍不影响评价结果,则该数据敏感性小。

(五) 分析决策

成本效果分析一般有三种方法。

1. **成本相同比较效果大小** 当相互比较的各种卫生技术方案的成本总额相同,则比较其效果。

2. **效果相同比较成本大小** 当相互比较的各种卫生技术方案的效果相同,则比较其成本。

3. **比较增量成本和增量效果的比率** 在卫生技术方案的投资不受预算约束的情况下,成本可高可低,效果也随之变化,这时可采用增量成本和增量效果的比率来评价。

五、成本效果分析中应注意的问题

应用成本效果分析目的是希望能以一定的资源消耗,争取得到最理想的经济效果,或者为取得同样的效果,而把人力、物力、财力的消耗降低到最小限度,这种分析方法也就是运用经济学的观点和方法,对医疗卫生政策、措施、方案的经济性进行评价。

由于医疗保健工作中绝大多数的决策是与所提供的活动水平和范围有关的,单纯根据成本-效果比(C/E)来作决策有时会犯错误,有关的评价应考虑边际变化(marginal changes)。在看到文献报道的成本效果分析结果时,应问哪种类型的病人适用于该项目。

第四节 卫生技术的成本效用分析

卫生技术成本效用分析(cost utility analysis, CUA)是卫生技术经济分析的一种技术方法,它的特点是十分重视卫生技术带来的健康效果的质量。它和卫生技术成本效果分析有相类似之处,过去曾归入成本效果分析,实际上它是成本效果分析的发展。

一、效用的概念

效用(utility)，就是指一个人在占有、使用或消费某种商品(服务)而得到的快乐或满足。效用有共性，也有个性，它不仅包括客观实体，也考虑主观因素。同时，效用的衡量受许多因素的制约和影响。例如，效用在很大程度上受经济条件所制约，特需医疗服务对于一部分收入颇丰的人有实用价值，只有享受特需医疗才能获得高的效用，而低收入人群享受到基本医疗服务，却同样会得到很高的效用。效用也会随着时间的变化而变化，随着人民生活水平的改善，会产生新的医疗保健需求。因此，效用的计量是相对较困难的。

二、成本效用分析的特点

如果说成本效果分析是用自然的计量单位来衡量效果的话，那么成本效用分析的计量单位则是人工制订的合成指标。常用的效用评价指标是质量调整生命年(quality adjusted life years，QALYs)和失能调整生命年(disability adjusted life years，DALYs)。

成本效果和成本效用分析这两种评价方法都十分重视效果指标，但效用评价只使用最终产出指标，中间产出指标(发现的病人数、治疗的病人数)是不适宜的，它能够把生命数量的增减和生命质量的改变，结合到一个综合的指标中进行比较。质量的调整使用加权数(0～1)，称为价值(values)或效用(utility)，反映人们对不同健康状况的满意程度。

三、成本效用分析的应用条件

在研究设计阶段，若符合以下条件，可考虑使用成本效用分析进行卫生技术经济学评价。

一是当生命的质量是最重要的干预结果时，如：心血管疾病的不同方案比较，关键是方案如何提高病人的身体功能状况，保持社会功能和心理状态上的完好。

二是当生命的质量是重要结果之一时，如：在评价出生低体重儿的新生儿监护项目时，婴儿的存活和存活质量都是重要的评价指标。

三是当卫生技术不仅影响患病率，而且影响死亡率，其中包括同向、逆向作用,而评价人员希望有一个共同的计量单位将多种效果结合在一起时。如:使用雌激素治疗绝经期症状可改善病人的生活质量,减轻症状的不适感,降低病死率,但是却增加了一些合并症的死亡率,如子宫内膜癌、子宫出血、子宫内膜增生和胆囊、膀胱疾病。

四是当进行卫生技术的优先重点确定时,作为一位卫生技术管理人员,在卫生资源有限的条件下,有许多不同效果的卫生技术需要提供资金支持,由于这些不同卫生技术的效果评价使用不同的自然单元,缺乏可比性,给卫生资源的有效配置决策带来困难,成本效用分析则是一个选择。如:通过成本效用分析来帮助确定投资的重点,是扩大新生儿监护,还是对孕妇分娩前进行 Rh–免疫预防,或是对高血压进行普查和治疗等。

五是同其他成本效用分析的研究成果进行相互比较。

应当注意的是,若碰到以下情况,则不宜使用成本效用分析。

(1)当只能取得中间产出的效果数据时,如:对高血压病人的筛选和为期一年的治疗,用血压降低值作为效果指标,这种中间指标无法转化为QALYs。

(2)当不同方案的效果数据显示方案效果几乎完全相同,使用最小成本法分析就足够了。

(3)如果一个自然单元的变量就足以衡量方案的效果时,如:治疗腿部骨折主要用限制活动天数来反映。

(4)如果成本效用分析只能在一定程度上改善评价的质量,但却要花费很多的时间与金钱,而对决策没有根本性的影响。如:一项成本效果分析研究显示某一方案的绝对优势,效用值不可能改变结果,那么再进行成本效用分析就显得多余了。

随着医学模式的转变和人们新的健康观和生命观形成,许多慢性疾病的病人不希望仅仅拥有低水平的寿命延长。在这种理念下,成本效用分析可以有助于判断不同治疗方案的综合效果,既可以充分提高患者的健康水平,又可以使有限的卫生资源得到有效的利用。

四、生命质量评价方法

生命质量(效用)既可以是总体评价,也可以是具体范畴的评价,而且这种评价既可以是病人主观感受性质的，也可以是家属的评价，或者医护人员的评价。医学评价的多维性可使观测对象从人体生理测量（客观参数）转移到社会心理测量（主观参数），生命质量（效用）的测量并非一件容易的事情。

而对病人生命质量（效用）的评价，主要有三个目的：第一，评价由于疾病给病人带来的负担和对病人生命质量造成的影响；第二，评价各种临床诊疗方案或干预措施，选择能够提高病人生命质量的方案；第三，通过进行成本效用分析，从社会的角度，选择最佳方案，为卫生政策的制定和卫生资源的合理配置和利用提供参考依据。

（一）一般效用的评价方法

衡量健康状况的效用有三个常用的方法：等级标度法（rating scale）、标准博弈法（standard gamble）和时间权衡法（time trade-off）。

效用的理论和测量的方法已经发展成为一种规范化的模型，效用值表示个体对不同健康结果偏好强度的选择，这些数值是在个体具有不确定的情况下作出的优先选择，表现出他们的某种偏好。作为病人的选择，这些效用值反映了个人的主观意念，个人对客观事物的主观满意度、焦虑或愿望等。

1. 等级标度法　典型的等级标度法是用一条或多条量表来进行测量。每一量表由标题和一条 10 cm 长的线段构成，两端为描述性短语，一端 0 表示最差的健康状况（如：死亡），一端 1（10 或 100）表示完全健康，线段上标有刻度。要求调研对象（医务人员、病人等）在线段上最能说明某健康状态的位置上划一竖线。这种方法，对慢性和暂时的健康状况都能够进行评价。

等级标度法评价慢性疾病状态效用的步骤如下：首先将疾病状态清楚地描述给调查对象，并且认为这种状态在发病到死亡的过程中是稳定不变的。同时选择两个参照系：健康和死亡。之后，要求调查对象选择最好和最差的健康状态，比如健康是最佳，最差是死亡。再要求调查对象在量表的其他位置上定位其他的疾病状态，其位置和其效用呈比例关系。假设死亡被认为是 0，那么其他状态的效用值就是其量表上的标度值。假设死亡并不认为是最差的状态，而是在量表上的某一点，比如 d，那么其他状态的效用值可以用公式 $(x-d)/(1-d)$ 来换算（$0<d<1$，x 是其他状

态的值)。

也可以用其评价暂时的健康问题的效用。暂时健康问题是指经历了一段时间的疾病状态,之后恢复健康。具体步骤如前所述。假设评价中不涉及死亡,那么可以选择同样发病时间段的慢性状态作为最差的临时状态,之后再转化为 0～1 的效用值。

2. **标准博弈法**　这是测量基本效用偏好的经典方法,它基于效用理论的基本原理,被广泛用于决策分析。

被调查者有两种选择,一种是选择治疗,但治疗的结局有两种可能性:或是病人完全康复,再健康生存 t 年(概率为 P),或是当即死亡(概率为 $1-P$);另一种选择是某种慢性疾病状态 i,生存 x 年($x<t$)。通过对比提问法,来确定 P 值。P 值是变动的,直至回答者对两方案的选择保持中立,此时 i 状态的偏好效用值为 P。

对于暂时的健康问题,治疗的结果或是完全恢复健康,或是导致某种健康状态 j(其效用值 $U=<U_j<U_i$)。

i 状态的效用值公式为

$$U_i = p + (1-p)U_j$$

为使调查对象易于理解抽象的概率概念,该法通常借助于可视道具,常用的是概率轮。这是一个可以调节的两个部分组成的盘,有两种不同的颜色,两部分相对大小可以改变。各种选择写在卡片上告诉调查对象,概率轮上的不同颜色的比率和各种结局的概率是一致的。

3. **时间权衡法**　对于慢性疾病状态优于死亡的情况是基于两种选择。

(1) 慢性疾病状态 i 生存时间 t 年(慢性疾病的期望寿命),之后死亡。

(2) 健康生存时间 x 年($x<t$),之后死亡。

时间 x 是变动的,直到回答者对两选择保持中立,这时状态 i 的偏好效用值 $U_i = x/t$。

对暂时健康问题的偏好也可用时间权衡法,健康状态 i 和完全健康状态 j 相比,有两种选择。

(1) 暂时状态 i,持续时间 t 年,之后恢复健康。

（2）暂时状态 j，持续时间 x 年（$x<t$），之后恢复健康。

i 状态的效用值公式为

$$U_i = 1 - (1 - U_j)x/t$$

4. 不同健康状态的效用值　效用值是评价者对事物满意程度的多维主观判断。效用值的评价可以在病人、病人家属、健康人和医务人员中进行。若干健康状况的效用值参见表 5-3。

表 5-3　不同健康结果的健康状态效用值

健　康　结　果	效用值
完全健康（参照状态）	1.00
经绝期症状（J）	0.99
轻度—中度高血压（J）	0.95～0.99
抑郁症的保守疗法（J.SG）	0.93
轻度心绞痛（J）	0.90
轻度—中度高血压（SG）	0.88～0.92
肾移植（TTO）	0.84
中度心绞痛（J）	0.70
抑郁症的介入疗法（J.SG）	0.69～0.73
身体、角色的限制（伴随偶尔疼痛）（TTO）	0.67
家庭透析（TTO）	0.54～0.64
慢性肾病伴随贫血（SG）	0.63
严重的心绞痛（J）	0.50
医院透析（SG）	0.49
大部分时间的焦虑、抑郁和孤独（TTO）	0.45
失明、失聪或失语（TTO）	0.39
急性精神分裂的医院住院治疗（RS）	0.30
死亡（参照状态）	0.00
卧床伴严重疼痛（RS）	<0.00
无意识（RS）	<0.00

注：J=clinical judgment，临床诊断；SG=standard gamble，标准博弈法；TTO=time trade-off，时间权衡法；RS=rating scale，等级标度法

根据这些数据可以得到以下几点：①一些疾病状况可能被认为比死亡更糟糕，如无知觉、长期卧床伴随严重疼痛；②临床医师对病人健康状

况的判断和病人的判断有所不同。如轻度、中度高血压的患者为自己的健康状况评分是 $0.88\sim0.92$，而医师根据目前的治疗情况，评分则为 $0.95\sim0.99$。显然，不同评价主体的效用评判是有差别的，单一运用医生或病人的效用值来进行评价，结果必然不相同。

（二）其他方法

效用的评价方法还有很多，包括文献查阅法、量表法等。

五、成本效用分析的步骤

（一）评价立足点（观点）的确立

成本效用分析既要立足于社会、病人等需求方角度，也要考虑医院、医生等供给方角度，这有利于得出一个正确的决策。

（二）明确备选方案

不同的卫生干预规划方案应加以描述，并在初步分析的基础上，确定研究的对象（备选方案）。其中注意不应该忽略任何一项重要且合理的备选项，对照方案应具有普遍性，不能太特殊。在没有伦理学影响的前提下，可以考虑使用空白对照。

（三）建立干预方案的效用评价

最好在随机临床试验（randomized clinical trial，RCT）的基础上获得效用的数据。效用的评价可以使用等级标度法、标准博弈法和时间权衡法等通用方法，也可使用各种量表，量表可以用已经建立的，也可自行开发，但要进行信度和效度评价。用 QALYs 作为评价的主要指标，需要通过试验获得效用和生存时间的数据。

（四）成本的测算

重要的相关成本都应包括在成本中，并且予以准确地计算。

（五）成本和效用的贴现

成本和效用发生在不同的时间段上，应该通用折算到现在的值或某一时点的值。

而对于寿命年（生存年），也存在同样的情况。因为目前的疾病和损伤对于健康的损害，可以延续到将来，或许是几年，也可能是几十年，那么如何将未来的价值联系到现在呢？这是一个一直有争议的棘手问题。一种观点认为：社会总是偏好在今天进行一定量的消费，而不是明天。健康寿命的时间价值假定为每年 3%，这是一个相对较低的贴现率。另一种观点认为，如果资源不是现在去消耗而是投资，以获得明天更多的消费，那么就有理由使用较高的贴现率。期望消费的增长率乘以消费效用的弹性，得到约 8%～10% 的贴现率。世界银行的报告认为使用 3% 的贴现率对生命年进行贴现较为合适。

例如，如果一个患者使用家庭透析，延长寿命 8 年，其效用值为 0.64，那么在不考虑生存的时间价值时，其获得 $0.64 \times 8 = 5.12 QALYs$；假定贴现率为 10%，则获得 $0.64 \times (4.6953 + 1.0000) = 3.6 QALYs$；若假定贴现率为 3%，则 $0.64 \times (6.2086 + 1.0000) = 4.6 QALYs$。

（六）计算成本和质量调整生命年的比值

计算获得一个 QALY 所消耗的成本或每一元所得到的 QALYs，前者越小越经济，后者越大越经济。

（七）增量分析(incremental analysis)

一般对 2 个以上的方法进行评价选优时，由于投入的成本在数量上可能会有高低，那么 QALYs 也不同，这种情况下单纯用 C/QALYs 或 QALYs/C 很难得出结论，这时需要做 C/QALYs 或 QALYs/C 了进行增值分析。

（八）敏感性分析

鉴于经济学评价中成本和结果存在着不确定性(uncertainty)，必须对主要的参数进行敏感性分析，以确定研究结果是否对这些因素敏感，或到达什么程度时结论会发生改变。实际上，成本、效用和生存年都存在着可信区间(confidence interval)。

（九）研究的报告和讨论

成本效用分析一般使用 C/QALYs 或 QALYs/C 来作为结果表述。较多的研究方向是运用多元统计的方法，分别对成本、效用、生存年和 QALYs 进行多元统计分析，以观察和发现应变量的影响因素，如干预措施的有无、年龄、性别、疾病严重程度、依从性等各种因素，这样就大大提高了经济学评价研究的质量。

研究的报告要和相近的研究结果进行比较，从比较中发现共同点和差异，这样可以相互促进。研究应讨论结果的可推广性，在其他的背景下或病人中研究结果是否发生变化。研究还应考虑其他一些重要因素，如伦理道德、公平性、可及性和效率等问题。这样的讨论有利于决策。

六、成本效用分析中应注意的问题

根据以上的介绍,我们可以看出,成本效果分析和成本效益分析这两个术语是指在不同的方案中比较结果的正作用或负作用的分析技术。对成本效果分析和成本效益分析,不同的人有不同的用法,这些用法大到包括收集成本效益的资料而进行的前瞻性研究,小到为决策而进行的对成本及效益的直观猜测性估计。尽管方法的范围大小不同,用法也各有千秋,但重要的是这种分析推理必须有逻辑特征,符合一般的分析方法要求。

成本效果分析和成本效益分析都需要分析人员对于给定问题不同方案的成本及结果进行度量和比较,目的是将信息加以处理,从而为政策制定者提供依据。两者的主要区别在于产出变量的标识。在成本效益分析中,所有结果(效益)均可像成本一样用货币来度量。从概念上讲,成本效益分析可以估计一个卫生技术项目的全部价值:产出是否能超过投入?也可用于比较相互竞争的不同方案。而成本效果分析中的结果(效果)不能用货币来度量,如增寿年数或天数及避免的死亡。最好的表达可以是货币/年(每获得一个健康人年的货币价值)。成本效果分析可用来比较相同目标相互竞争的方案,却不能用来比较相差甚大的方案。它的优点在于克服了诸如寿命这样难以用货币衡量的困难,但绝大多数人反对用货币来衡量一个人的生命价值。

不能简单地讲哪个成本效果分析正确,哪个成本效果分析不正确,但对于其运用的基本原理还是有一致看法,在卫生技术经济评价中主要遵循下列一些原则。

(1)明确问题:问题必须确定,它与健康产出或健康状况的关系也必须阐明。

(2)描述目标:评价的技术目标必须明确阐明,分析必须说明目标达到(或需要达到)的程度。

(3)确定备选方案:完成目标的不同方案应确定并加以分析,当发现结果差别极小时,产生这些差别的分析必须进行检查。

(4)分析效益效果:所有可预见的效益效果(正或的负结果)应确定,

应尽可能地度量出来。同样对能取得一致理解的结果,尽可能对所有效益都测出来,使之比较容易进行。

（5）分析成本：所有成本应确定,有可能的话应用货币单位（美元、人民币等）度量。

（6）区分分析要求：当个人或项目的效益成本与社会的效益成本不同时,应予以指明。

（7）贴现：所有过去和将来的成本和效益应折算到现在的货币价值。

（8）敏感性分析：分析不确定因素,主要变量应加以变动分析以确定不确定性对分析结果的影响。

（9）讨论道德伦理问题：道德问题应提出讨论,并放在分析和技术目标的适当位置上,可及性与公平性在包括中国在内的许多国家应引起重视。

（10）讨论结果：应就有效性、改变假设条件下的敏感性及结果对政策与决定的影响问题,对分析结果展开讨论。

以上 10 点,可用来对成本效果分析进行评价。

总体来说,成本效果分析作为一项综合活动,要运用可及一切的结果资料。一项建议是要收集临床 RCTs 中成本资料且直接推算其成本效益。

Drummond 认为,在进行卫生技术经济评价之前,先做下列三类评估是有好处的。

（1）方案有用吗？方案在理想状态下,医疗处理程序或方案对于完全按医生建议照做的病人是否利大于弊？这类评估与效果有关。

（2）方案可行吗？方案在现实状态下可行吗？这种既考虑服务效果又考虑服务对象接受情况的卫生技术评估,是评估的有效性和有用性。

（3）方案可及吗？可能从医疗处理、卫生服务措施或方案中受益的人能够利用得到吗？这类评价是有关可及性的。

由于成本效益分析在测量临床干预结果的价值时,采用了完全不同于成本效果和成本效用分析所用的单位,故它具有不同于后者的一些特点或者说优点。

（1）无论什么项目,不管它们之间表面上是否有可比性,成本效益分析都能直接地用同一个单位（即货币单位）来比较它们的增量成本和增量结果。

（2）成本效果和成本效用分析是要在预算约束条件下在相互竞争的项目中做出选择，以使效果（如拯救的生命年数、获得的 QALY 等）最大。这两种方法要求所有项目有完整的和可比的数据，而且需要一个正规的定期预算分配过程，用这个过程对所有项目同时进行评估。但是，通常可能一次只讨论一个项目或少数几个项目，而且要在未满足所有项目都有完整信息要求的条件下做出决策。成本效益分析正是在一次只讨论一个决策方面优于成本效果和成本效用分析。即它可以回答"这个项目是不是值得"的问题。

（3）在"无优势"的情况下，新项目以额外增加的成本带来了更好的结果，成本效果和成本效用分析只能提供诸如获得一个寿命年、筛选发现一例病人或获得一个 QALY 的增量成本一类的信息。但它们并不能回答如下的问题：在已知所耗资源的机会成本的条件下，获得这样的结果是否值得？因而，用成本效果和成本效用分析来做决策，还不得不牵涉到某种外部的价值准则。例如，利用某种隐含的值，它可以从每 QALY 成本的对比表中得到，或者利用已发表的某个阈值，而成本效益分析没有这种弱点。

（4）成本效益分析在基本的哲学理念上与成本效果和成本效用分析也不同。成本效果和成本效用分析是基于一种决策的原理，即选择的或指定的决策者按分配给相互竞争的项目的目标的相对价值，对结果作出评估并做出决策。与此不同，成本效益分析是基于福利经济学的原理，认为有关价值是源于消费者个人，故项目结果的货币价值是由消费者来判断的。

（5）成本效益分析有更广泛的应用。成本效果和成本效用分析只限于比较卫生部门内的卫生技术项目，不能做不同领域中不同项目间的比较。现在已有一些卫生技术项目和非卫生技术项目。成本效果和成本效用分析只能比较具有相似的结果测量单位（如像 QALY）的项目，并且，它们的比较常常是限于生产效率的问题；而成本效益分析却能回答配置效率的问题，因为它能通过把相对价值分配给卫生和非卫生技术项目的结果，来比较哪一个或一些项目是值得实施的。事实上，已有不少研究在设法把卫生技术项目所带来的非卫生内容的好处数量化。

（6）成本效果分析和成本效用分析，常常只是狭隘地集中于当事人自己，例如只集中于临床治疗的病人身上，这就无法捕捉到有关外部效应的信息，而成本效益分析通过利用意愿支付的技术，能将外部效应数量化。例如，对治疗艾滋病的新药的总社会意愿支付，不仅包括来自病人也包括来自其他人（非病人）所判定的价值。然而，要把有关健康结果的价值转换成货币表现的形式却不是一件容易的事。

（曹建文、徐桔密、罗莉）

参考文献

［1］胡善联. 卫生经济学基本理论与方法［M］. 北京：人民卫生出版社，1996.

［2］尹伯成. 西方经济学简明教程［M］. 上海：上海人民出版社，1995.

［3］ BANTA H D, LUCE B R. Health care technology and its assessment ［M］. New York：Oxford University Press，1993.

［4］DRUMMOND M F, SCULPHER M J, TORRANCE G W, et al. Methods for the economic evaluation of health care programs ［M］. New York：Oxford University Press，1987.

第六章

医疗保险的经济分析

第一节　不确定下的决策与风险管理

一、风险和疾病风险

人们生活在一个充满了不确定性（uncertainty）的世界中。所谓不确定性，是指一个事件的可能结果不能事先完全知道。经济学家所关注的不确定性有两类，一是产出的不确定性，二是价格的不确定性。

未来损失的不确定性通常称为风险（risk）。风险是一种不可避免的客观存在，人们在各种经济活动中，都会遇到如自然灾害、意外事故、决策失误等各类风险。风险有 3 个特征：必然性、不确定性和有损失。而疾病风险的特征包括：①严重性。由于疾病风险危害个人健康存量和生活质量，很多疾病即便治疗后也会降低人的寿命，甚至涉及人的生命，这种损失比单纯的经济损失更为严重；②复杂性。表现为疾病本身的复杂性、治疗方案的复杂性、治疗结果的复杂性；③风险诱因多样性。疾病风险既有自然因素，又受到个人生理、心理、社会环境、生活方式、基因等各种因素影响，故疾病风险预测和防范难度更大；④普遍性。每个人都暴露在疾病风险之下，其差异不过是风险的大小而已，故疾病风险管理和防范涉及全社会。

二、风险决策

某些风险在特定时期、特定条件下，有一定的发生率。例如，一般情况下，一个国家或地区车祸发生的概率、疾病发生的概率具有一定的规律性。虽然部分风险可以有效控制，但总体上不可能完全避免风险。在风险管理中,我们假定,某种可能发生的结果所带来的损失大小以及每种结果发生的概率是可以通过某种方式获知的。

(一) 不确定下的决策

面对风险时,由于未来风险发生的不确定性,人们在这种情况下的决策和行为与一般情况的决策与行为完全不同。而分析这种不确定风险下的决策与行为,需要从效用理论的分析开始。

1. **财富的效用**　经济学中的效用,是衡量人们满足程度的一种方式。经济学假设：第一,理性的人追求效用最大化;第二,每单位产品消费后所获效用是递减的(边际效用递减规律)。而金钱与财富,能给人带来满足,即获得效用,虽然财富是多多益善,但财富带来的效用也遵循边际效用递减规律,即每增加单位财富所能带来的效用增加量是递减的。

假设财富的效用函数为 $u=u(w)$。其中 u 是指总效用,w 代表财富(图 6-1)。财富的效用曲线满足以下两个条件：u 是财富的增函数,即 $\frac{du}{dw}=u'>0$,但由于边际效用递减规律,故 $\frac{d^2u}{dw^2}=u''<0$,因此,效用曲线是一上凸(或称为凹)的曲线。

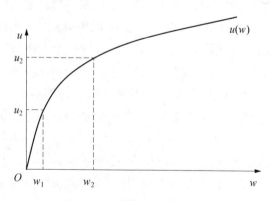

图 6-1　总效用与财富关系

2. **期望效用理论**　在不确定性条件下,人们经常根据随机结果的期望值做出决策(称为期望值定理)。假设 X 事件可能有 n 种结果,各结果发生时的收益或损失为 X_1,X_2,……,X_n,相应每一种结果出现的概率为 P_1,P_2,……P_n,($P_1+P_2+……+P_n=1$,且 $0<P_i<1$,$i=1$,

2······，n），则有

$$E[X] = \sum_{i=1}^{n} X_i P_i \tag{6.1}$$

其中，$E[X]$为X事件的期望值。

但是，在实际行为中，人们都不会按照期望值定理来进行决策。事实上，在保险经济学的发展史上，贝努利（Bernoulli）曾经举出了一个著名的反例来说明此现象，这就是著名的"圣彼得堡悖论"。根据贝努利的观察，他建议每一结果的效用不应用期望值，而应该用一种"心理期望"（moral expectation）值表示，即我们现在常称的效用值。若效用函数为u，则X_i的效用值为$u(X_i)$，X事件的期望效用值为

$$E[u(X)] = \sum_{i=1}^{n} u(X_i) P_i \tag{6.2}$$

在不确定的情况下，人们是按照效用期望值的大小来进行决策，做出选择，这称为期望效用定理。

3. 对风险的态度　对于风险，个人有不同的偏好，因此效用也不一样，效用函数的特征就不相同。我们引入R来测量人们对风险的态度

$$R = -\frac{u''(w)}{u'(w)} \tag{6.3}$$

对任何个人，若R大于0，则表示他/她不喜欢风险，属于风险回避者（risk averse）；如果R小于0，则表示他们喜欢风险，属于风险爱好者（risk lover）。风险回避者的财富效用函数，满足边际效用递减规律，即$u''(w) < 0$。尽管在实际研究当中，由于我们无法准确得知人们的效用函数，因此R的计算非常困难，但我们知道风险回避者的效用函数为一条上凸曲线（如图6-1），故可用$u(w) = -e^{-aw}(a > 0)$或$u(w) = ln(w)(w \geq 1)$这样的函数作为效用函数的代表。

（二）风险管理

绝大多数人在一般情况下，都属于风险回避者，因此，在实际生活中，就产生了一个如何才能应对风险的问题，即如何识别风险、测量风险、转移或分担风险，这就是我们所称的风险管理。为了达到个人的效用最大化，消费者可以在以下两种方法中做出选择：①购买保险；②风险自留

(risk retention)，即不对风险采取任何应对措施，发生后自行支付风险损失。这种情况，有可能是没有意识到风险的存在，也有可能是认识到了风险但无法或者不愿意购买保险，即有自愿性自留和非自愿性自留。

现今最常见的风险应对方式是购买保险。风险对于个体是不确定的，但是从总体上我们可以把握风险的规律，包括其发生概率和严重程度，即根据概率论和大数法则，把不确定的风险转化为确定性损失。

第二节　医疗保险需求及其影响因素分析

保险在 12 世纪就已经存在，火险、人寿险在 19 世纪末获得了长足的发展。随着二战后经济水平、医疗支出的上涨，医疗保险变得越来越重要，各国对医疗保险也越来越重视。医疗保险的需求，源于健康风险的不确定性，或者说是由于疾病引发的经济损失的不确定性：疾病导致人们健康存量减少，为了挽救健康损失，人们不得不购买医疗卫生服务，这会引起财务风险，尤其是近年来医疗费用的高涨，提高了购买医疗服务后财务风险发生的可能性，因此，风险回避者会通过购买医疗保险来应对这种风险。

个人购买了保险以后，其实意味着风险环境的改变。如果这个保险不是强制性的，则只有当他发觉这笔交易可以使他处于一个比购买保险前更优的风险环境，或者说是获得额外效用，才会愿意购买。这一节将对此进行分析。

一、医疗保险原理

尽管人们知道生病后他们需要利用医疗卫生服务，也了解一些需要何种医疗服务的信息，但是消费者无法预知到底何时需要利用医疗服务，也不知道需要利用多少医疗服务。事实上，医疗服务利用呈现一种极偏分布。1992 年美国的医疗支出中，花费最高的 1％病人消耗了 30％的医疗总费用，花费最高 5％、10％、50％的病人分别消耗了 58％、72％、98％的医疗总费用。而且，观察的时期越短，个人医疗费用之间的差异就越大。在这种情况下，医疗保险所起到的风险分摊作用就非常显著。

我们现在选取最简单的医疗保险作一个分析。假设现在某人只能有两种状态：健康或者患某种疾病，患病后的损失恒定不变。该人的患病概率为 P，此时需要购买医疗服务；健康概率为 $1-P$，此时不需要购买医疗服务，以 $d=0$ 和 $d=1$ 来表示其健康和患病。治疗一个患该种疾病患者所需的医疗费用为 m，治疗后患者的健康水平为 $h=H[d,m]$。假定患病治疗后健康存量能恢复到患病前水平，则 $H[1,m]=H[0,0]$。

个人的效用 u 会受到两方面的影响：财产 x 和治疗后的健康存量 h。因此个人效用函数为 $u=U(x,h)$。我们假定个人原有的财产为 y，个人如果没有购买保险，则患病治疗后财产为 $x=y-m$，而未患病财产为 $x=y$；个人如果购买保费 π 的医疗保险（假设为完全保险，即 $\pi=pm$），则无论其健康与否，财产均为 $x=y-\pi$。我们以 I 代表购买保险，N 代表没有保险，并假定 $U(x)\equiv U(x,H[0,0])$，则有

$$V_N = (1-p)U(y,H[0,0]) + pU(y-m,H[1,m]) \qquad (6.4)$$
$$= (1-p)U(y) + pU(y-m)$$

由于财富遵循边际效用递减规律，即效用的上升速度是下降的：$U'>0$，且 $U''<0$。假定医疗保险公司收取的年保费等于疾病支出，即 $\pi=pm$，如果投保者患病，则保险公司支付 m 的补偿，如果个人购买保险，则其效用为

$$V_I = U(y-\pi) \qquad (6.5)$$

对 (6.4) 式进行 Taylor 展开式，能得到如下公式

$$V_N \approx U(y-\pi) + U'(U''/2U')\pi(m-\pi)$$
$$V_N \approx U(y-\pi) + \frac{1}{2}U''\pi(m-\pi) \qquad (6.6)$$

为了测量消费者是否会购买保险，需要对两种情况进行对比。

$$V_I - V_N = (V_I - V_N)/U' \approx (1/2)(-U''/U')\pi(m-\pi)$$
$$V_I - V_N \approx -\frac{1}{2}U''\pi(m-\pi) = \frac{1}{2}U'\left(-\frac{U''}{U'}\right)\pi(m-\pi) \qquad (6.7)$$

医疗保险价值，表示购买保险所获得的额外效用，常以购买保险后的效用与购买保险前效用之差表示，可用公式 (6.7) 来表示。其中，$(-U''/U')$ 为正值，因此 $(m-\pi)$ 就决定了公式 (6.7) 的正负。如果疾病

治疗支出 m 不小于 π，保险价值为正，反之则相反。个人在健康和患病后的财产边际效用分别为 $U'(y)$ 和 $U'(y-m)$，由于边际效用递减规律，因此健康时的财产边际效用低于疾病治疗后的边际效用，故个人会把在健康时的财产向患病后转移，直至两者相等为止。以上原理也可以用图 6-2 来表示。

我们把健康、疾病当成两种可消费的商品，个人可以在这两种商品中选择不同的数量组合进行消费，图 6-2 中，x 轴为健康时财产（健康状态），y 轴为患病时财产（患病状态）。由于患病后将消耗 m 的财产进行治疗，因此 E 点为风险自留时的消费组合，此时通过 E 点可以找到一条无差异曲线和与之相交的保险可能线（fair odds insurance line）。这条保险可能线也是消费者潜在的预算约束线，保险可能线的斜率等于 $-1/p$（p 为患病概率），如患病概率为 0.2，则其斜率为 -5（根据不同的假设，也有的研究者认为此线斜率为 $-(1-p)/p$）。在 E 点，消费者并没有取得最大的效用，因此消费者会在患病后财产和患病前财产中进行选择，从 E 点移至 E' 点，此时无差异曲线外移，与保险可能线相切，达到当前情况下的消费者最大效用。此时，患病后的财产增加，而患病前的财产降低，而且两者相等。

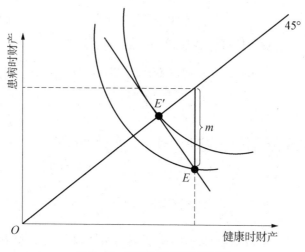

图 6-2　购买保险后所获福利

除此以外，国内的很多教材中，都应用患病前后的财富效用曲线，来说明购买医疗保险的基本原理。

设某人现有财产为 w，其效用函数为 u，于是财产的效用为 $u(w)$；由于面临生病的随机损失 X，个人愿意支付最大数额为 π 的保费（premium）来购买保险，患病后保险公司为它支付所有医疗费用，对于个人而言，此时，其效用函数为

$$u(w-\pi)=E[u(w-X)] \qquad (6.8)$$

此式的左边表示：支付了 π 的保费以后，个人的疾病经济风险完全转移给了保险方，此时个人财产变为 $w-\pi$，是一个完全确定的值，$u(w-\pi)$ 就是此时的效用；此式右边表示现有财富 w 但未购买保险（面临随机损失 X 的不确定性风险）时的期望效用值。个人愿意支付的最大保险费 π 常常称为风险保险费（risk premium），而 $w-\pi$ 则为风险的确定等价量（certainty equivalent）。

对于风险回避者，有 $u'>0$ 且 $u''<0$，则对随机损失 X，有如下的詹森不等式成立（Jenson inequation）成立

$$E[u(X)]\leqslant u(E[X]) \qquad (6.9)$$

这个不等式表明：对风险回避者而言，在随机事件的确定期望值与不确定期望值之间，更偏好前者，即前者的效用更大。当 X 是一个随机变量时，可以推出严格的不等式 $\pi>E[X]$ 成立。这表明：风险回避者愿意支付的最大风险保费大于期望损失。

我们用一个实例来证明这一分析（图 6-3）。

若一个风险回避者的效用函数 u，他现有财富 $w_1=10\,000$，效用值为 $u_1=u(w_1)=100$，若他患病则将花费 8 000 元治疗，其财产只剩 2 000 元，即 $w_2=2\,000$ 元，此时效用 $u_2=u(2\,000)=50$（注意：财富的边际效用递减）。若生病的概率 p 为 0.5，则在该疾病风险下效用的期望值为

$$E[u]=(1-p)\times u_1+p\times u_2=0.5\times100+0.5\times50=75$$

上述效用期望值公式，可用 w、u 平面上的 AB 这条直线来表示，其效用期望值则是这条直线上的一点 K。若按照这一点所对应的财富损失即 $|w_3w_1|$ 作为保险费，那么此人的财富就变为 w_3，此时他的效用 $u(w_3)$

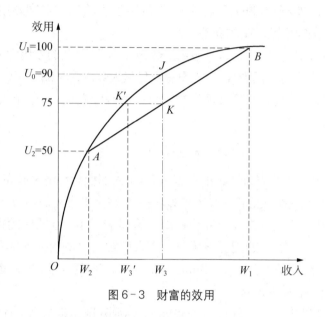

图 6-3　财富的效用

值为 90，明显大于 75；我们也可以观察曲线上效用值为 75 所对应的财富值 $w_3{'}$，明显低于 w_3，表明在该疾病风险下，如要取得 75 的期望效用，消费者愿意放弃的最大财富量为 $|w_3{'}w_1|$，其值大于保险费 $|w_3 w_1|$，这两者之差，即 $|w_3{'}w_3|$ 的值称为风险成本（risk cost），是风险回避者为了躲避风险而愿意支付的超过精算公平保费（概念见后）的最大成本。根据以上分析，可以看出投保人为了回避风险，愿意支付的最高保险费不低于 $|w_3 w_1|$，不高于 $|w_3{'}w_1|$，若保险费介于这两者之间，则保险计划理论上是可行的。

二、医疗保险需求影响因素分析

前面已经讨论了回避风险其实是人们购买医疗保险的最基本原因；在购买保险中，风险损失的大小、保险费率、个人初始财产等都会对医疗保险需求造成影响。除此以外，还有很多其他因素也会影响医疗保险需求。设 X 为医疗保险的影响因素，它们与医疗保险需求的关系可用如下函数表示

$$D（保险）= f(X_1, X_2, X_3, \cdots\cdots, X_n)$$

这里的因变量为是否有保险,或按保险给付类型、水平划分的分类变量,自变量 X_i 即影响医疗保险需求的各个因素。

(一) 疾病风险的大小

疾病风险的大小,可以从两方面来测量:疾病发生的概率、疾病发生后的预期损失严重程度。

在同等疾病严重程度情况下,如果疾病发生的概率极高或极低,接近于 1 或者 0,消费者愿意支付的价格就越低;反之,当疾病发生的不确定性越高,即发生概率越接近于 0.5 时,消费者就愿意支付更高的保险费,此处的保险费价格主要是指附加保险费(也就是前文定义的风险成本)。如图 6-4A 所示, E 点表示预期效用水平,在这点上的纯保险费为 W_3W_4。由其发生概率较高,发生后损失较为严重,因此消费者愿意支付最高等于 EF 的附加保险金以购买保险,此时 F 点的实际效用等于此风险环境下的期望效用。但是,任何大于 EF 的附加保险费将使消费者的效用低于期望效用,表明购买保险后无法获得额外效用,消费者拒绝购买保险。同理, CD、EF 均为不同发生概率疾病的最高附加保险费,CD 大于 EF,因为 E 点蒙受损失的概率更高,当几乎肯定有损失时,消费者可以储蓄应急来替代购买保险。如对于肯定要开支的医疗费(每年一度体检,概率接近 1),自我保险就更为便宜(不需要缴纳附加保险费)。同时,CD 大于 AB,因为 A 点蒙受损失的概率更低。对于概率很低(罕见)的疾病,人们

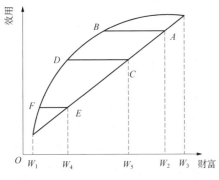
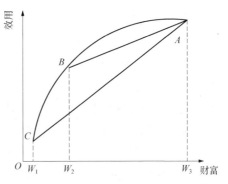

图 6-4A　不同疾病概率下消费者愿意 　　　　　支付保险附加

图 6-4B　不同预期损失下消费者愿意 　　　　　支付保险附加

愿意支付的附加保险费,也要低于中等概率的疾病。

在同等疾病发生概率情况下,预期损失越大,对医疗保险需求越大。如图 6 - 4B, C 点的预期损失(W_1W_3)要远高于 B 点预期损失(W_2W_3),其预期效用线分别为 AC 和 AB。同等疾病概率下,预期效用线与实际效用线之间的面积代表了购买保险前后所能获得的效用差异。预期损失越大,预期效用线与实际效用线之间的面积就越大,消费者也愿意支付更高价格购买保险,对该类疾病的保险需求越大;反之如果预期损失越小,消费者对医疗保险需求越小。

(二) 价格

保险的价格就是保险费。保险学中,保险费分为两部分: 精算公平保费与附加费。精算公平保费又称纯保险费,附加费又称 loading charge 或 loading cost,为保险公司的营运成本,包括营销成本和理赔成本。营销成本与疾病发生的概率一般没有什么联系,但理赔成本会随着疾病发生概率的增加而增加,也正因为如此,疾病发生概率越高,附加保险费越高。保险中的风险成本是指消费者愿意支付的超过精算保费以外的最大金额,其值一定要大于风险附加费。如果风险附加费大于风险成本,则意味着在此保险价格下,风险自留比购买保险具有更高的效用。

精算公平保费是一个期望值,其值等于投保者因病治疗的平均成本。对每一个公司,只要其设立的投保疾病一样,精算公平保费就应该一样。但是,不同的保险公司肯定有不同的营运成本,因此每一家保险公司都有不同的附加保险费。医疗保险需求的数量,其实主要取决于人们是否愿意接受纯保险费以外的附加保险费及接受的最高水平如何,故一般常常采用"附加保险费"而不是"保险费"作为保险的价格。若附加保险费为 0,则意味着保险公司承担了所有风险但没有收取任何费用。对医疗保险需求的影响因素分析,也主要从分析附加保险费的影响因素入手。

附加保险费、风险成本与疾病概率 P 的关系可以用图 6 - 5 来表示,直线 L_1 表示附加费(价格)随患病率的增加而增加;上凸的曲线 K_1K_2 表示消费者愿意支付的价格(风险成本),不确定程度越高,消费者愿意支付的价格越高;对越是确定的事件,消费者愿意支付的附加保险费就越少。显然,当疾病发生概率在 P_1 和 P_2 之间时,消费者愿意支付的风险成本高于附加费,表示愿意购买保险;在精确公平保费不变的情况下,当疾病发

生概率介于 $0-P_1$、P_2-1 之间时,消费者不愿意购买保险,风险成本低于保险附加费。如果附加费(价格)上升至 L_1',此时消费者愿意购买的保险范畴缩小,仅包括发病概率介于 $P_1'P_2'$ 之间的疾病。如果附加费上升至 L_2,此时没有消费者会选择购买保险。

　　如果疾病治疗的成本增高,则风险成本曲线 K_1K_2 会抬升至 K_3K_4,此时若价格未变,消费者愿意购买的保险就增加;若在这种情况下,即便价格上升至 L_2,消费者也愿意购买一定发病概率范畴内的疾病保险,这也说明了疾病治疗成本的上升、疾病经济风险的增大、医疗费用的上升也会导致对医疗保险需求的增加。

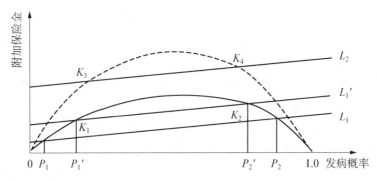

图 6-5　附加保险费与保险需求

　　参保者的是以个人身份还是加入团体参保对保险的价格有较大影响,团体保险的价格明显低于个人参保价格。因为团体参保时每个参保人所需的平均管理费相对较低,一部分管理费和索赔费由参保团体自行承担了,而且推销成本也较低。除此以外,团体保险能够降低消费者的逆选择行为,而逆选择将给保险公司带来更大风险,迫使保险公司提高保险价格。因此,对于以团体形式购买的保险,价格较低,需求量相对较高,而针对个体参保的保险,需求量相对较低。

(三) 消费者收入

　　个人拥有的财富和收入多少也会影响对医疗保险的需求,这是由收入的边际效用所决定的。在收入非常高或非常低的两组人群中,收入的边际效用变得很低或很高,此时,低收入人群会因为其收入的边际效用很高,购买保险后未必能获得更大效用,因此趋向自保;而高收入人群则由于收入的边际效用很低,疾病后的治疗费用对其效用损失较小,也倾向于自保。事实上,利用个人资料所做的实证研究表明,保险需求的收入弹性是小于 1 的正值,说明在个体上保险需求随收入的上升而上升,但上升速度低于收入上升速度;也有利用群体资料的研究表明,保险需求的收入弹性系数介于 1 和 2 之间,说明在特定人群中保险需求的增加速度要高于收入上升速度。

对高收入人群而言,如果政府对保险购买部分的收入实施免税政策,则可能会刺激个人对保险的需求,也会刺激雇主为雇员购买保险的需求。尤其在一个累进税制的系统中,为了避免收入进入更高税级、缴纳更高比例的税款,雇主和雇员都倾向于利用部分工资购买医疗保险,以避免进入更高税级,支付更多税款。据估算,2001 年美国因为此类免税政策导致联邦政府收入减少 1 200 亿美元(不包括州政府),这种政策实际上是对购买医疗保险的人给予了补贴,有利于高收入者。

(四) 医疗技术发展

一方面,随着科技的发展,医疗质量不断增加,可以治疗的疾病范畴越来越广,同时医疗费用也急速上升,这增加了患病后的风险,导致对医疗保险的需求增加;另一方面,购买医疗保险后,投保者在患病治疗后能获得补偿,这降低了投保者患病后的疾病经济风险,也降低了投保者面对的实际治疗价格,因此,投保者倾向于使用质量好、价格昂贵的新技术,这会促进新技术的发展和应用,导致医疗费用的进一步上涨和保险费的上升,使保险的需求量下降。医疗技术发展和医疗保险的相互作用,对医疗费用的上涨和上涨速度、医疗保险成本、医疗保险需求都有重要影响。

(五) 对医疗服务提供方的补偿方式

对医疗服务提供者的补偿方式也会通过影响风险大小而影响医疗保险需求。医疗成本的补偿方式和医疗服务补偿范围的制定和应用导致患者和医疗服务提供者缺乏寻求更有效卫生服务的激励,当医疗保险公司完全补偿医疗服务提供者的成本,患者患病治疗无需自付时,这个问题特别明显。最终这会增加疾病治疗的成本,进一步增加疾病风险,增加消费者的医疗保险需求。

（六）其他因素

除了上述影响因素以外，还有其他一些因素也会影响医疗保险需求。

1. *消费者的健康水平*　消费者的健康水平对医疗保险需求的影响，已经被很多研究证实。根据前述理论，健康状况越差的消费者，其疾病的发生概率、发生疾病后的损失都比健康状况好的人群要高，因此对医疗保险的需求也越大。但实证研究表明，健康状况越好的人群越愿意购买医疗保险，健康状况相对差的人群对医疗保险的需求反而低。对这种现象，卫生经济学家有两种解释：一是认为在医疗保险需求模型中，"健康"本身就是因变量（被解释变量），而"保险"才是解释变量，购买了"保险"后的人群由于能获得更好的医疗服务，其"健康"自然变得更好，而无保险的人，健康状况变差；二是认为保险公司在提供保险时进行了风险选择，排除了健康状况较差的人群，因此保险覆盖对象的健康状况相对较好。

2. *受教育程度*　教育程度对医疗保险有正向影响，教育程度越高，对健康保险的需求就越高。这主要是由于教育程度高的人，有更多的信息和知识，对健康和风险有更好的认识，因此更易相信和接受保险。

3. *其他人口学变量*　例如，性别、种族、年龄等。研究表明女性比男性更愿意购买健康保险；老年人对保险需求更大；美国的白人比其他种族更易购买健康保险。

第三节　医疗保险和卫生服务需求

一、起付线、共付保险和封顶线

（一）起付线（deductible）

起付线（也译作扣除保险），是指投保者在使用医疗服务时需要先支付一定金额的费用，而后保险公司支付全部或部分剩余医疗费用，投保者自付的金额就是起付线。起付线可应用于每一类服务单位，也可以是累积的；起付线可以个人为单位，也可以家庭为单位。有些保险中，所有投保者的起付线都相等，而在某些全民医疗保险计划中，起付线的高低与家庭收入相关，家庭收入越高，起付线也越高。

设立起付线的一个重要原因就是为了降低管理费用，尤其是降低小额索赔的管理费用。在许多小额索赔办理过程中，交易成本非常高，甚至可能超过风险成本，而起付线设立后，可降低小额索赔事件发生，降低交易成本，也降低了保险附加费（保险价格）。除此以外，起付线的设立，还能够起到分担大笔医疗费用风险作用。最后，起付线如果比医疗费高，就会激励消费者购买低价高效的医疗服务，降低成本。

反对者认为，无论起付线是高还是低，都会阻碍人们获得必要的医疗服务。除此以外，固定金额的起付线，其负担对于低收入家庭而言要远高于高收入家庭，影响他们的卫生服务可得性。我国城镇职工基本医疗保险在推行过程中，曾经遇到的一个问题就是设立固定起付线后，导致很多中低收入投保者由于负担过重，看不起病。

起付线对于医疗服务需求的影响很复杂。设立起付线后，在医疗费用突破起付线之前，医疗服务需求取决于医疗服务价格，此时投保者消费行为与无保险者相同；一旦投保者医疗费超出起付线，则其行为就会改变。当起付线设置过低时，可能导致人们享有更多医疗服务，引起浪费；当起付线过高时，又可能会影响许多低收入投保者的医疗服务获得。所以，起付线设立后的有效程度，取决于起付线的高低、个人或家庭预期疾病治疗费用及其收入。

（二）共付保险（co-insurance）

一般是指两个或两个以上的保险人共同承担一个标的，在医疗服务中，是指投保者通过共同承担的方式，与保险公司一起支付疾病医疗费用。例如，总额医药费为 2 000 元，共付保险要求投保者支付 25％的费用，即 500 元，此时我们称要求投保者支付的费用百分比（25％）为共付率（coinsurance rate），投保者实际支付的医疗费用（500 元）为共付额（copayment）。共付保险的优点在于降低了医疗服务价格后，仍能够促使病人去寻求高效低成本的医疗服务，其共付率可以根据投保的医疗服务项目和家庭收入来制定。共付保险的有效程度，取决于医疗服务利用率对价格下降的反应程度，也就是需求的价格弹性。如果价格弹性为 0，需求不随价格的变化而变化，则共付保险对投保者而言仅仅降低了一笔医疗费用。共付保险后医疗费用的分布情况随着共付保险率的高低和价格弹性的变化而变化。

（三）止损线和封顶线（stop loss, ceiling）

虽然保险可以分担个人疾病风险，但是实行起付线和共付率后，某些疾病风险还是可能导致个人承担巨额的疾病治疗费用。为了降低个人负担，国外很多公共保险设立了止损线（stop loss），这主要是指当投保者的个人支付费用（包括起付线和共付额）达到一定金额时（如 2 500 美元），保险公司将负责承担所有的剩余医疗费用。

止损线是从保护投保者的角度考虑的，但在医疗保险中，为了降低保险公司承担的风险，往往会设立补偿封顶线（ceiling），即为投保者医疗费用设定一个最高的偿付限额，超出这一限额部分，均由病人自己承担。这种方法把大额医疗费用风险转嫁给病人，而不是在所有投保人中分摊。少数投保者所承受的大额医疗费用往往对价格变化不敏感，因此这部分大风险排除在保险范围之外并不尽合理，因为这种大额风险正是消费者所想避免的。如果设立封顶线的目的是降低保费，则可以考虑设立起付线来降低保费，而把大额风险纳入保险范畴，因为发生概率较高的小额损失比发生概率较低的大额损失所造成的经济困难要轻得多，而且保险需求也相对较小。

起付线、共付率和封顶线是保险计划中最常见的方式，而且三者往往是混合使用的。我国的城镇职工基本医疗保险，常把社会年平均工资的10%和400%分别作为起付线和封顶线，并对不同人群设定了不同的共付率。

二、起付线和共付保险对卫生服务需求的影响

几乎所有的保险计划都设立了起付线和共付率，因此，我们有必要讨论起付线和共付保险结合的保险计划对医疗卫生服务需求的影响。

（一）起付线对医疗卫生服务的影响

如图 6 - 6A 所示，D_1 是没有保险时医疗卫生服务的需求曲线。假定消费者购买了一个保险计划，此保险设置了起付线 500 元，超过起付线部分全部由保险公司支付。在医疗服务费用超过起付线之前，患者按照 D_1 进行消费；当消费到 Q_1 个单位后，支出的费用达到起付线（$OP_1 \times OQ = 500$），此后投保者不需要承担任何费用，其自付价格为 0，于是其需求曲线是价格为 0 时的 Q_1Q_2。从图上可以看出，起付线把原有的需求曲线 D_1

改变为 AB - Q_1Q_2 两段构成的曲线。

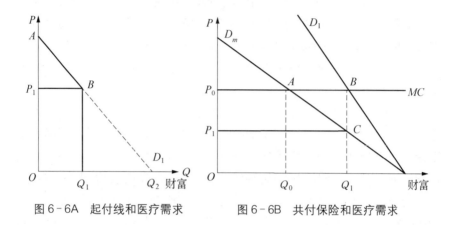

图 6-6A　起付线和医疗需求　　　　图 6-6B　共付保险和医疗需求

(二) 共付保险对医疗卫生服务的影响

如图 6-6B 所示，D_m 是没有保险时的需求曲线，此时共付率为 100%。当价格为 P_0 时，需求量为 Q_0。若消费者购买了共付率为 20% 的保险，此时其实际价格为 $P_1=0.2\times P_0$，其需求量为 Q_1。因此，在市场价格为 P_0 时，享有共付率为 20% 的保险计划覆盖者对医疗卫生服务的实际需求量是 Q_1，此时可以做出其需求曲线 D_1。显然，如果医疗服务需求的价格弹性为 0，即需求曲线垂直于水平轴，那需求量不会因为有了共付保险而变化；反之，如果需求的价格弹性较大，如需求曲线 D_m，那么在同等 20% 的共付率下，需求量的增加（OQ_1-OQ_0）会变得更大。从上面的分析我们可以得出：对越是缺乏弹性的服务，医疗保险越应该覆盖。因此，在推出医疗保险的时候，应该首先考虑最缺乏弹性的服务，然后才考虑弹性较大的服务。事实上，很多的实证研究都证明了这点。

我们也可以从资源配置的角度来考虑共付保险的影响。当资源置于市场中的边际成本，等于其给资源购买者带来的边际效益时，资源在此市场中的配置达到最佳。在图 6-6B 中，消费者的边际收益由其需求曲线表达出来了，边际成本等于价格。若没有道德损害，均衡点为 A 点，此时边际效益等于边际成本，最适的医疗卫生服务购买点在 Q_0，消耗的社会总资源为 OQ_0AP_0。但当消费者只支付 20% 的费用时，实际

需求量为 Q_1，但此时的社会成本仍然是 P_0，此时消耗的社会总资源为 OQ_1BP_0，比无保险时多耗费了 Q_0Q_1BA 的资源。其中，所获得的收益的增加量为 AQ_0Q_1C，而三角形 ABC 的面积是因为消费的医疗卫生服务超过了最适量 Q_0 而引起的社会福利损失。这意味着，共付保险使得消费者面对的医疗服务价格低于其真实的社会成本，造成了需求的过量和福利损失。同时，相对于未投保的各种其他医疗卫生服务和其他非卫生物品而言，医疗保险覆盖的这些服务好像暗含了一定的补贴一样。由于未投保的物品与已覆盖的医疗卫生服务一样可以带来效用，表明医疗保险可能会扭曲其覆盖范畴内的医疗卫生服务和其他物品中的配置。

（三）起付线、共付保险和止损线对医疗服务的影响

如果在一个保险计划中同时使用起付线、共付保险和止损线，则对医疗服务需求的影响也必须同时考虑这三个因素。事实上，国外很多保险计划中都应用了这三种方式，而国内的绝大多数保险则把止损线以封顶线代替（而后辅以附加保险，以分摊高于封顶线的大额疾病风险）。图 6-7 中，阴影部分为个人自付费用，其余为医疗保险支付费用。如果把止损线换为封顶线，则超出封顶线的费用也全部由个人支付。

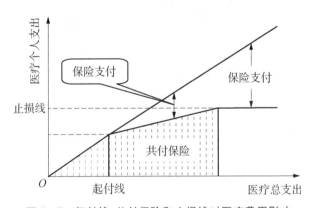

图 6-7　起付线、共付保险和止损线对医疗费用影响

Keeler 等研究了起付线和共付率对需求的共同影响：当起付线很低时，总需求主要依赖于消费者面对的净价格，即共付率；而当起付线变高后，共付率对总需求的影响相对较小（图 6-8）。

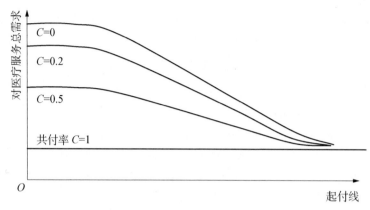

图 6-8　起付线和共付率对医疗服务总需求的共同影响

(四) 起付线和共付率的测算

起付线和共付率都对医疗保险需求有很大影响,若起付线和共付率定得过高,就不能起到风险分担的作用,但若定得太低,道德损害又会非常严重,引起大量社会福利损失。因此,在设计医疗保险计划时,如何确定适当的起付线和共付率就成为一个非常重要的问题。

假定市场中医疗卫生服务的价格为 P_m,投保者实际支付价格为 P_n,设置起付线后,超过起付线的概率为 $p(0 \leqslant p \leqslant 1)$,共付率为 $\lambda(0 \leqslant \lambda \leqslant 1)$。

如果只有起付线,则投保者价格为

$$P_n \begin{cases} P_m(未超过起付线前) \\ 0(超过起付线后) \end{cases}$$

如果只有共付保险,则: $P_n = \lambda P_m$

若结合起付线和共付保险,则投保者价格 P_n 的期望值为

$$E[P_n] = (1-p) \times P_m + p \times \lambda P_m \qquad (6.10)$$

获得此方程后,我们的任务主要就是确定适当的 λ 和概率 p(这个概率 p 取决于起付线的高低),以达到社会福利损失和风险分担两者之间的平衡。20 世纪 70 年代初针对斯坦福大学教职工的一项研究表明,当共付率由 0 变成 0.25 后,门诊利用率减少了 24%,即共付保险的弹性系数约为 -1.0。

表 6-1 显示了兰德公司在 20 世纪 70 年代的健康保险学试验结果。在研究中,将 65 岁以下的家庭按照共付率为 0、0.25、0.50 和 0.95 分为 4 组,分别观察其卫生服务利用情况。结果显示,门诊服务利用随共付率的上升明显降低;但共付率的上升对住院影响不大;随着共付率的上升,医疗费用呈减少趋势;共付率超过 25% 的时候,对医疗服务的变化影响不大。因而,共付率定在 25% 左右比较合适。研究还表明,在低共付率水平上(0~0.25)纯价格弹性为−0.17,在较高共付率水平(0.25~0.95)时,价格弹性为−0.22。在当时美国条件下,年累积起付线在 $100~$300 比较适宜。

表 6-1　共付率与医疗卫生服务利用

卫生服务利用	共付率			
	0	0.25	0.50	0.95
门诊服务利用概率	0.87	0.79	0.77	0.68
住院服务利用概率	0.10	—	—	0.08
人均门诊和住院总支出($)	777	630	583	543

三、医疗保险中的道德损害

消费者购买医疗保险,是为了通过保险把疾病经济风险转变为固定损失,由于这种随机疾病风险在一个群体中是固定的,所以保险其实是个人风险在群体中的分摊(risk spread)。在此过程中,遇到的一个重要挑战就是道德损害(moral hazard)。道德损害指当消费者由于购买了医疗保险,其发生的卫生费用部分或全部由保险方买单后,引起的健康行为和医疗服务消费行为的不当变化,如使用的卫生服务数量比无医疗保险时多,等等。在卫生经济学文献中,也有一些把 moral hazard 译为道德危害。

道德损害主要包括以下现象:个人在投保之前,为了防范风险,在生活中会采取一些疾病的预防措施,以降低疾病损失发生的概率,但是当消费者购买了医疗保险之后,由于其疾病风险消失或减少,降低了个人采取疾病预防措施的激励,对疾病事件采取漠然态度,因而导致患病的概率上升;购买了保险的消费者就医时,由于面对的医疗服务货币价格降低,刺激了投保者对医疗服务的需求,使其会消费更多的服务,其至消费不必要的服务;同时,消费者购买保险后,由于面对的价格较低,也降低了消费者对医疗卫生服务提供者的供给行为进行监督的激励。

从个人角度,上述行为都是在把风险转移给保险公司后,消费者的理性行为,因此不能称之为"道德损害",可称之为"心埋危险"。但是,这种行为却与医疗保险风险分摊的目的不符,因为医疗保险购买后消费者改变了其原有的消费习惯,增加了疾病经济风险。正因为如此,保险公司在设计保险方案时,必须考虑到由于道德损害所导致的增加的疾病风险。保险覆盖的强度越大,补偿比例越高,道德损害的激励和医疗服务的需求就越高。

在经济学研究中,道德损害是消费者由于面对的医疗服务价格下降所引起的替代效应(substitution effect),但不包括收入效应(income effect)。如果在疾病治疗中,能找到一种完美的固有治疗方式,则可以设计出最适保险计划——精算公平计划。在有道德损害的前提下,这可使期望效用达到最大。但在现实中,疾病风险非常复杂,医疗服务需要各不相同,个人情况千差万别,而且保险方并无法准确掌握投保者此类信息。

四、逆向选择与风险选择

道德损害其实是由信息不完全和信息不对称所导致,而信息不对称还会产生另外一种现象:逆向选择(adverse selection)。

在医疗保险覆盖人群中,不同的消费者有不同的风险状况,他们的期望损失和期望效用都是不一样的,如一个 60 岁以上的投保者其疾病风险约是 30 岁投保者的 3 倍,而在 30 岁年龄组的投保者当中,有部分人群的疾病风险要高于其他人群,而疾病风险的提高意味着保险成本的增加。一般而言,健康状况较差的人群由于期望损失较大,对医疗保险需求相对较高,要求保险计划覆盖的服务也更多。即便是健康状况相同的人群,对医疗服务的需求也不一样。如果保险计划能够针对每个人设立不同的保费,则理论上可以达到最佳效率。但是,这一方面会影响公平,另一方面即便能承受高昂的个人信息收集成本,也未必能完全获得此类信息。因此,保险计划往往在平均成本的基础上制定保费。

如果对高期望损失和低期望损失的人都按照同一价格收取保险费,

由于消费者比保险公司更了解自身的风险状况,具有较高期望损失的个人会乐意选取购买这种保险;而具有较低期望损失的个人就不会购买这种保险计划,或者退出已有的保险。投保者的这种选择保险计划的行为称为逆向选择。一般而言,健康状况较差的人倾向于购买覆盖范畴较广的保险计划(generous plans),而健康状况较好的人则喜欢覆盖范畴相对较窄的有针对性的中等覆盖计划(moderate plans),表6-2显示了不同健康状况人群在不同类保险中获得的效益。结果发现,高风险人群在广覆盖保险计划中获得的净效益最高,而低风险人群在中等覆盖计划中获益最高。若存在逆向选择,那么保险人群的期望损失就会更高,保险公司必然会提高价格,导致的后果就是风险相对较低的人群又继续退出保险计划,这个过程不断重复,可能就导致保险市场难以维持。

表6-2 不同疾病风险消费者在不同保险计划中的成本和效益($)

消费者	广覆盖保险		中等覆盖保险		基本保险	
	收益	成本	收益	成本	收益	成本
高风险消费者	33	16	20	4	14.00	2.80
低风险消费者	6	4	5	1	3.50	0.70

广覆盖范畴的保险计划出现逆向选择会产生两种后果:一是消费者会选取适合自身的特定保险,以避免支付医疗卫生服务高风险人群所引起的高价格;二是承保方为了避免损失,会采取各种不同方式区别不同风险的消费者,进而选择那些期望损失相对较低的健康人群,尤其是选择期望损失低于纯保险费的人群,以增加利润。事实上,对于保险方而言,即便他们在同等价格水平下,能够提供更为优质的服务,这种保险方案也无利可图,因为高风险人群参加保险后将引起成本的上升。保险方这种选择投保者的行为,成为风险选择(risk selection),有人也形象地把它称为"撇奶油"(cream-skimming)。

第四节 医疗保险市场与政府

医疗保险市场中,涉及三方之间的关系:保险公司(insurer,也称承保人)、投保者(insured)以及医疗卫生服务提供者(provider)。除此以外,政府还对医疗保险进行调控。医疗保险市场中的各组成部分见图6-9。图中的实线代表货币流动方向,虚线代表服务流动。一般而言,政府或雇主为投保者支付部分保险费,但这些成本最终都通过税收或降低工资的形式转移到投保者个人。

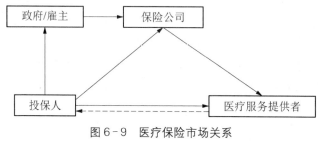

图6-9 医疗保险市场关系

一、医疗保险的供给

在一个完全竞争市场中,市场达到均衡时,平均成本等于平均收益等于价格,竞争使得厂商只能获得零利润或得到正常利润。若利润高于(或低于)零利润(或正常利润),就会不断有新的厂商进入(或退出)这个市场;只有处于零或者正常利润时,进入和退出才会停止。在保险市场中,保险公司收取保险费并为发生的疾病风险事件进行赔偿。当风险事件较少或程度较轻时,保险公司可能收大于支;当风险事件较多或程度较重时,保险公司可能收不抵支。这两种情况都是随机的。

保险公司的收入来自保费,其成本包括补偿风险损失的成本,促销、信息处理和理赔的管理成本。假定消费者购买的给付范畴或保险赔偿额为 C,对每一元保险额缴纳的保险费为 λ($0 < \lambda < 1$),每一张保单所付的保险费就是 $C\lambda$;管理成本为 L,生病概率为 P,则保险公司的期望利润 $E[\pi]$ 为

$$E[\pi] = P \times (\lambda C - C - L) + (1 - P) \times (\lambda C - L) \qquad (6.11)$$

在完全竞争市场中,利润为 0,令上式等于 0,可得到

$$\lambda = P + L/C \qquad (6.12)$$

从以上公式,可以得出:每一元保险额所缴付的保险费 λ 等于患病概率加上管理费占保险额的比例。如果管理成本为 0,此时 λ 等于 P,保险费率等于患病概率,也就是精算公平费率。

在完全竞争的保险市场中,当所有的管理成本均为 0 时,消费者的最适保险量是全额保险,即保险公司补偿全部的疾病损失;当存在交易成本时,管理成本大于 0,消费者的最适保险量会小于其可能财富损失,即消费者此时不会购买全额保险。

二、国外医疗保险市场经验

(一) 市场竞争的双向影响

消费者会理性地根据自己的实际健康风险状况来选择保险计划。在同样给付水平上,消费者会选择价格更低的保险计划。这样,竞争会使保险的价格达到最低可能水平。同样,竞争也会使供方开发新产品以满足消费者的需求。在这一点上,竞争有其特定优势。

但是,由于医疗保险市场的特殊性,竞争对医疗保险市场又会带来不良影响。在医疗保险市场中,消费者自身的特性会影响到供方成本,这是有别于其他市场的地方,也是导致竞争在医疗保险市场带来不良后果的关键之处。如前面所举的例子,保险公司承保一个 60 岁的人所付成本可能是承保一个 30 岁人的 3 倍。在按照平均价格制定保费的保险中,若让消费者自由选取,就会产生逆向选择行为。如前所述,逆向选择过程的重复和加剧可能导致市场的崩溃。所以保险公司需要找出应对逆向选择的措施,例如要求集体投保而不是个人投保,或采取一定的方式区别投保者的风险水平,然后针对不同风险人群,制定不同价格的保险计划。但后者又会加剧社会不公平。

在评价市场竞争的效果时,需要考虑竞争所带来的高效和浪费,即竞争引起保险公司加强管理,降低成本,提高效率,但同时竞争引起逆向选择,导致损失。哈佛大学在 20 世纪 90 年代初为它的教职员工提供了两类健康保险计划:给付范围相对较宽的"优先提供者组织"(preferred provider organization,PPO)和给付范围相对较窄的"健康维持组织"(health maintenance organization,HMO)。无论员工选择哪一类,学校支付保险费的 90%,选择 PPO 的员工每年约支付 500 美元。1995 年,哈佛大学为了降低成本，改变了为其员工提供医疗保险的方式。学校只支付保险费最低计划的一个固定百分比，员工需要支付自己所选计划的剩余部分费用。通过这种方式，学校希望各种保险计划能够加强竞争，降低价格，节约成本。在新的保险补偿方式实施后，PPO 的平均成本上升，而 PPO 的购买人数则大幅度减少。许多年轻的、健康的教职工退出原来购买的 PPO，转而购买其他保险计划，这部分人数占原有 PPO 覆盖人数的 25％左右。这种逆向选择行为导致 PPO 在 1995 年收不抵支。于是，到了 1996 年，PPO 不得不提高保险费(约提高了 1000 美元)；这又进一步导致 PPO 的注册人数大幅度减少，在剩下的注册者中，约一半离开了 PPO，而且离开的比留下的更年轻、更健康，又导致 PPO 在 1996 年的大幅度亏损。同时，由于大量年轻、健康人员的加入，HMO 的成本有所下降，保险费下降了约 1000 美元。对于哈佛大学来说，按照基线医疗支出计算，节约了 5％～8％的费用，但逆向选择带来了 2％～4％的损失。

(二) 保险公司与服务提供者结合一体

在其他保险市场中，保险公司的职能就是在风险损失发生后根据合同向被保险人提供补偿，保险公司与服务提供者一般分开。最初的医疗保险也是采取这种方式，但是，由于存在信息不对称和委托代理，导致诱导需求，保险公司很难控制医疗费用(成本)。为了控制费用，降低诱导需求，保险公司除了提供赔偿以外，还采取各种方式，直接向投保者提供医疗卫生服务，即把保险方与服务提供结合起来。当保险公司与医疗服务提供者分开时，供方提供的服务越多，获得的补偿也越多，服务提供方利润相对越高；但是消耗的服务越多，保险公司的成本越高，保险方收益越低，此时保险方和服务提供者的效用函数是相反的。这种现象在按项目付费时尤为严重。保险公司与服务提供者一体的行为改变了以往保险公司与服务提供者的效用函数差异，使两者的效用趋向一致：医疗服务使用越低、保险公司成本越低，收益增加，此时服务提供者收益也增加，两者的利益激励机制得到统一。美国的"管理保健"(managed care)就是把保险和服务提供功能统一起来的一种形式。"健康维护组织"(HMO)是最有代表性的管理保健模式，它既是一个公司，销售各种不同的保险计划，又通过各种方式，如建立医院、医生服务网络，成为一个医疗服务提供组织。在这一形式下，医生是病人的代理人，也是保险公司的代理人，但其行为都能趋向于完美代理人（perfect agent），因为这样最符合医生利益。而在两者分离时，如我国的医生，虽然也是双重代理人：医院的代理和病人的代理，但由于两者利益冲突，而医生的利益与医院一致，因此医生的行为趋向于医院的完美代理人，却忽视了病人的利益。由于保险公司与服务提供者结合的优势，在20世纪90年代，美国管理保健发展迅猛，到90年代下半期，管理保健组织投保的人数超过了美国总投保人数的75%。

（三）信息与长期保险

保险的很多问题与信息相关，如逆向选择是由于信息不对称引起，随着信息业的发展，承保方与投保方的信息会变得越来越均衡。保险公司通过询问和监督消费者医疗卫生服务利用的状况来预测其未来的成本，从而获得要承保的消费者的期望成本。保险公司可以利用这些资料来设定保险费率。经验费率（experience rating）就是按照投保者的风险特征设置费率的一种方式，如对于老年人或者有特定疾病的人群，在同等承保范围要收取更高的保险费。一般而言，投保者人数越多，用经验费率设定保险费的可能性就越大，设定的保险费也越准确。有研究表明，在应用经验费率制定保费时，如果挑选的风险因素适宜，可以减少逆向选择的发生。经验费率的问题在于，当消费者的保险费基于其自身的疾病风险状况（健康状况）时，他们就可能被保险公司拒绝，从而造成很大的福利损失。

除此以外，在应用经验费率前，就可能已经带来了福利的损失。我们用一个针对糖尿病风险的健康计划来说明这种福利损失情况。假定所有人都是自保的，只有一种疾病风险，即糖尿病，保险公司也知道谁患有糖尿病。保险计划将对所有人提供足额保险，但收取的保险费不同（经验费率）：糖尿病患者需缴纳更高的保险费，非糖尿病患者毕竟不愿意支付额外的钱为糖尿病患者提供保障。在已知糖尿病病人和非糖尿病病人分布的情况下，对糖尿病人收取更高保险费就带来一个费用负担的分配问题。从得知任何人是否会患糖尿病之前的角度来看，糖尿病人支付更高保险费，非糖尿病人支付较低保险费，这种分配问题表现为效率损失。假设在知道一个人是否会患糖尿病之前，就给他/她提供针对这一风险的保险计划，如果以后患上糖尿病，这个保险计划将保证每年给他/她带来足够的补偿，使其能购买高额的医疗费用。若这种保险计划按照公平保费的费率出售，人们会购买这样的计划。但是在现实的医疗保险市场中，还没有这种防范大风险类的保险计划。这样的计划，有的要求在出生以前就购买，有的为对付能够预见的不可抗拒的老年衰弱，需要一直等到中年以后，因此如果要提供此类保险，需要保险公司远在风险发生之前很长时间就要协商保险合同，制定保费，这对于保险公司而言，由于不能准确估测风险，显然不太可能。当今市场上的医疗保险一般都不超过一年，因此人们在事先就损失了福利：消费者有购买长期保险计划的需求，因为它能带来额外效用，但是市场上没有，导致福利损失。

于是，在医疗保险市场中，若没有个人风险状况信息，容易导致逆向选择，但如果掌握了个人风险状况的更多信息，虽然能更有效地进行风险定价，防范逆向选择，却又会因为不完全的保险合同带来福利损失。

理论上，购买终生的医疗保险而不是年度的医疗保险有助于解决这一问题。若人们能尽早做出保险购买选择，那么他们就不会因为随着时间延长而让保险公司获得更多信息、知识而遭受损失。当一个人年轻和健康时，可按照均衡保险费（level premium）购买终生保险；当一个人相对比较健康时也是如此。这里的均衡保险费是指为克服保险费率随年龄上升带来的不利而设计的一种保险费。以均衡保险费为基础来出售长期健康保险，理论上虽然可行，但实际操作非常复杂。很多医疗保险都是与服务的提供结合在一起，一个人离开一个地方就不得不改变医疗卫生服务的提供者，但如果这个人健康状况相对较差，就可能没有新的提供者/承保方愿意按原来的保费水平接受这个人。这种消费者的移动性的确是一个很难解决的问题。此外，在制定保费时无法估计将来很长一段时间内医疗技术的进展情况，因此无法估测疾病风险。由于未来医疗成本的难以预测性，保险公司不会去冒这种大风险来提供类似保险。

三、医疗保险市场失灵与政府干预

医疗保险市场中的一个基本问题是信息不对称，即个人对自己的健康状况和卫生服务利用倾向，比承保人有更多的信息，从而引起逆向选择；除此以外，另一个问题是道德损害。这两个问题会引起福利损失，甚至引起保险市场不能稳定运行。而保险公司也会通过承保规定和提供针对不同风险人群的保险产品等方式，选择健康人群（风险选择），达到其利润最大化目标。运行一个保险企业需要复杂的技术知识、大量的疾病风险信息和充足的资本,这些构成了医疗保险市场的进入障碍。更为重要的是,保险公司一旦建立起来,为了获取超额利润,都有采取各种垄断经营方式的倾向,因而保险市场上存在着市场失灵。

(一) 针对逆向选择的干预

政府在进行干预时,应该针对引起市场失灵的原因。为了应对逆选择,一方面政府可以采取强制的方式,要求所有符合条件的人必须参保。如德国政府要求年收入在一定水平以下的人必须购买医疗保险、我国政府规定职工必须参加基本医疗保险;除此以外,政府还可以要求投保者终身留在一个保险计划中不得改变,以保证其年轻时可以为老年人分担风险,当其年老时可以由其他年轻人为他分担风险;另一种方式是规定必须以集体为单位进行参保。美国政府对基于雇佣关系的团体保险,规定不得少于 75%的员工参加。有研究证明,这些措施确实能够有效减少逆向选择。政府还可以通过税收、宣传教育的方式来鼓励不同风险水平的个人一起来分担风险,但这种方式对于减少逆向选择的作用还有待证实。

(二) 针对风险选择的干预

政府可以通过管制来限制保险公司的风险选择行为。例如,美国有些州规定保险公司每一年必须为投保者提供一个公开登记期,让消费者自由选择投保,并且对一个社区中的所有人只能按照统一的费率收取保费(社区费率,community rating)。已有实证研究证实这些方案在减少风险选择中起到了一定作用。而对于保险公司的垄断倾向,可使用相应法律法规予以有效控制。

风险调整费率(risk-adjusted premium)是从 20 世纪 90 年代中期以来发展起来的一种降低风险选择的重要工具,它主要是指利用个人的信息来计算每一个消费者在一个固定时期内(一般为一年)的期望医疗卫生费用、为改善效率和公平而对消费者或保险计划给予补助的过程。按风险调整来确定保险费可以降低风险选择的激励。

图 6-10 简单列举了一种风险调整系统的模式。图中的责任人(sponsor),可以是雇主、雇主联盟、政府机构、非营利性组织或一个被授权可强制风险再分配的区域性保险实体。"责任人"在构建保险给付范畴、服务包、与保险公司签订合同和规范保险计划、管理保险登记以及重新分配保险费的负担等方面起到非常重要的作用。例如,美国"卫生保健筹

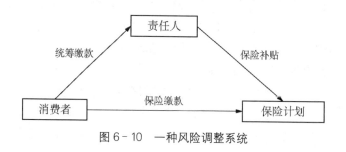

图 6-10　一种风险调整系统

资管理局"(Health Care Financing Administration)、欧洲一些国家的"疾病基金"(Sickness Fund)都是"责任人"。消费者在购买保险时实际要缴纳两类费用：直接缴纳给保险计划的保险缴款(insurance contribution)；缴纳给"责任人"的"统筹缴款"(solidarity contribution)。统筹缴款是指为了使所有的居民对医疗卫生服务有相同的可及性，高风险的个人应该得到其他人群的补贴以增加他们对健康保险的可得性而筹集的资金。保险公司从消费者个人收缴的保险费和根据其投保人的风险状况从责任人得到的补助相加，就构成了保险费。个人的保险缴款和统筹缴款都与其风险状况无关，很多国家按照个人收入来制定缴费水平；而保险公司得到的保险费却是按照投保人的风险状况作了调整，操作这一调整的机构就是"责任人"。由于保险公司能按照投保人的风险状况收取保险费，降低了它进行风险选择的动机。

　　"责任人"进行风险调整的前提是测量和获知个人的风险信息，这也是风险调整系统中的关键步骤。

　　一般而言，大致有 7 类影响人们医疗卫生服务支出的因素：第一是年龄性别；第二是健康状况；第三是社会经济因素，如生活方式、嗜好、收入等；第四是供给者特征，如业务类型、供方数量等；第五是价格；第六是保险计划的市场力量，即它能与医疗卫生服务提供者谈判并影响价格的能力；第七是保险给付的特点，如对需求方而言，起付线、共付率和服务覆盖范畴，对供方而言，包括合同特征、支付方式等等。这 7 类因素就是预测个人医疗卫生服务支出波动的风险因素。在实际工作中，要获得这些变量的准确数据，难度非常大。

　　用 X 代表所有的风险因素，假设这些因素已经被责任人观测到。但

在调整过程中，并非要考虑所有的因素。如果 Y 是卫生服务支出，其期望值为

$$E[Y] = Pr(Y > 0 \mid X) \times E[Y \mid Y > 0, X] \tag{6.13}$$

其中，$Pr(Y > 0 \mid X)$ 是消费医疗卫生服务的概率，我们通常用 logit 或 proit 模型进行拟合；$E[Y \mid Y > 0, X]$ 是消费医疗卫生服务时的期望支出，通常用线性模型或对数线性模型进行拟合。这就是被广泛用来计算个人健康风险损失（医疗费用）的两部模型（two-part model）。风险调整就是根据这一公式结果而进行的。

已有很多研究利用各种风险因素信息来调整对医疗保险计划的支付。例如用年龄—性别、前一年的医疗支出、以诊断为基础的健康信息、以处方药物为基础的信息、以自报健康为基础的信息来调整风险。

如果按照风险调整的保费补贴还不能充分减弱风险选择，那么可尝试用"责任人与保险计划之间的风险共担"（risk sharing），即保险计划对某些投保人的某些费用可从责任人那里获得回顾性补偿的方式。例如保险计划的年度支出超出某一阈值，超出部分可从责任人那里得到一定比例的补偿。

（三）针对道德危害的干预

降低道德危害的主要方法是建立消费者的分担机制，即设立起付线、共付率和封顶线。由于医疗卫生服务需求的价格弹性为负，故消费者分担成本的比例越高，需求减少就越多。由于医疗卫生服务提供者在卫生服务中的主导地位，可能会导致更多的诱导需求。因而在建立消费者成本分担机制的同时，还必须建立供给者的成本分担机制，才能起到降低道德危害的作用。

另一种方式是建立看门人（gatekeeper）制度，即有效地转诊。全科医生经常扮演看门人的角色，所有消费者只有先看通科医生，才可由全科医生决定是否需要转到专科治疗或住院治疗。研究表明这种制度对减少道德危害也有一定作用。

要矫正医疗保险市场失灵常常要付出很高成本，并且有些市场失灵也很难通过政府管制的方式予以矫正。国际经验表明，即便由政府提供大量补助，管制也不能做到完全矫正市场失灵，以实现每一个社会成员都

被医疗保险所覆盖，只有政府采取强制性社会医疗保险，方可建立起公平的卫生筹资和疾病风险分担系统。

（应晓华）

参考文献

［1］毛正中,胡德伟. 卫生经济学[M]. 北京：中国统计出版社,2004.

［2］CULYER A J，NEWHOUSE J P. Handbook of health economics ［M］. Elsevier，2000.

［3］FELDSTEIN P J. Health care economics ［M］. 6th ed. New York：Thomson cor，2004.

［4］FOLLAND S，GOODMAN A C，Stano M. The economics of health and health care ［M］. 4th ed. New Jersey：Pretice-Hall Inc，2005.

［5］JOCOBS P，RAPOPORT J. The economics of health and medical care [M]. 5th ed. Maryland：Aspen Publisher Inc，2002.

［6］PAULY M，MCGUIRE T，BARROS P. Handbook of health economics ［M］. Amsterdam：Elsevier，2012.

第七章

药物的经济学分析

药物经济学（pharmacoeconomics，PE）是研究如何使用有限的药物资源实现最大程度的健康效果改善的交叉学科，应用经济学的理论基础，系统、科学地比较分析医药技术之间的经济成本和健康产出，进而形成决策所需的优选方案，旨在提高医药资源配置的总体效率。

第一节　药物经济学评价概述

一、药物经济学评价的概念

药物经济学评价（pharmacoeconomic evaluation）是药物经济学应用的核心内容，其主要目的是研究如何以一定的成本取得较大的收益，进而使得社会中有限的药物资源得到最优化的配置和最高效的利用，使患者获得最大程度的健康状况的改善。药物经济学评价是公共经济领域评价方法在医药领域中的实践和应用，它依然是属于经济学评价的范畴。因此，药物经济学评价的两大要素也是成本和收益。对备选方案的经济性评价就是对备选方案的成本和收益这两大要素进行识别、计量、计算和比较，根据评价结果判定备选方案的经济性。

二、药物经济学评价的发展

20世纪50年代，美国的医疗保健费用快速增长，政府和医疗保险机构不堪重负，而国民的健康结果并未明显改善。为解决这一问题，1979年美国国会下属的技术评估办公室（Office of Technology Assessment，OTA）尝试把经济学的分析方法成本效益分析和成本效果分析应用于医药卫生领域，为卫生决策者、保险机构、临床医生等利益相关方提供参考。1986 年，Pharmacoeconomics 一词首先由 Townsend 在 *Postmarketing Drug Research and Development* 一文中提出。1989 年国际上第一本药物经济学期刊 *Pharmaco Economics* 在美国创刊。1991 年，美国药物经济学家 Lyle Bootman 撰写的第一本药物经济学专著 *Principle of Pharmacoeconomics* 出版，这些标志着药物经济学学科的初步形成。

　　近 30 年来，PE 的理论和评价方法学得到了快速发展，不同国家各类研究和评价机构的建立也促进了 PE 的应用。1995 年国际药物经济学与结果研究协会（International Society for Pharmacoeconomics and Outcomes Research，ISPOR）的成立为该领域的交流和学习提供了良好的平台。至 2022 年 3 月，在 ISPOR 网站上，官方的药物经济学评价指南（PE Guidelines）有 24 个，专家的药物经济学评价建议（Published PE Recommendations）有 10 个，官方的报销提交指南（Submission Guidelines）有 10 个，共 44 个国家和地区相继制定和颁布了本国的药物经济学指南。另外，ISPOR 也发布了一些具体的实践指南，如卫生保健决策结果研究和应用的指南索引（Guideline Index for Outcomes Research and Use in Health Care Decision Making），包括证据的产生、证据的合成和证据的使用三个部分。这些指南规范了评价的方法，增强了评价结果的可信度和可比性。

　　药物经济学传入我国相对较晚。1990 年洪盈在《国外医学药学分册》第 4 期节译了首篇药物经济学文章"H2-受体拮抗剂的药物经济学及其处方研究"。1993 年张钧首次在《中国药房》杂志上介绍了药物经济学的概念。1999 年 Chen SY 等的药物经济学论文"幽门螺杆菌药物治疗的成本效益分析"在国际上首次发表。2002 年胡善联领衔的复旦大学药物经济学研究与评估中心成立。2004 年中国医师协会的药物经济学评价中心成立。2006 年《中国药物经济学》杂志正式创刊发行。2008 年中国药学会也成立了药物经济学专业委员会。很多医药领域的期刊也先后开辟了药物经济学专栏。2004 年之后，药物经济学专著相继出版，部分专著还作为相关专业高等教育的教材。2006 年中国医师协会药物经济学评价中心发布了《中国药物经济学评价指南（征求意见稿）》。2011 年中国药学会会同中国科协和中国医师协会等相关机构共同协作完成了《中国药物经济学评价指南(2011 版)》。2017 年胡善联主编了《药物经济学评价指南》，该书从 ISPOR 网站收集并翻译了 36 个国家和地区药物经济学评价指南的全文或摘要，为中国药物经济学评价指南的修改和完善提供了参考。2019 年刘国恩等专家代表中国药学会药物经济学专业委员会和《中国药物经济学评价指南》课题组再版了《中国药物经济学评价指南 2019》(中英文试行版)，为规范中国的药物经济学研究作出了贡献。

随着学科理论和评价方法的发展，药物经济学评价作为 PE 的分析工具，在国际卫生保健系统或国家健康保险计划中越来越多地应用于药品筹资、药品报销目录制定与调整、药品价格谈判、医疗机构合理用药方案选择等方面。

第二节　药物经济学评价内容

一、药物经济学评价的研究问题

药物经济学评价需首先明确研究问题，包括研究背景、研究目的与问题、研究角度、目标人群、干预措施与对照、研究时限等。还可以包括次要研究问题，如干预措施对不同亚组的影响或不同治疗方式造成影响的差异等。

(一) 研究背景

需提供的信息包括：疾病的流行病学概况、疾病经济负担、主要干预措施与疗效、国内外临床诊疗指南推荐方案、国内外相关干预措施的药物经济学评价现状(基本结论与问题)、本研究的价值等。

(二) 研究目的与问题

研究者应明确提出药物经济学评价的研究目的和待证明的问题，问题应以可回答的方式提出。如：在某个亚组人群中使用某种新治疗方案与传统治疗相比，是否具有成本-效果？

(三) 研究角度

研究者应根据研究目的和报告对象明确研究角度，主要包括以下几类研究角度：全社会角度(societal perspective)、卫生体系角度(healthcare system perspective)、医疗保障支付方角度(payer perspective)、医疗机构角度（health care provider's perspective）以及患者角度（patient's perspective）。通常推荐采用全社会角度和卫生体系角度进行评价，但研究者可根据研究目的选择合适的研究角度，所有应用于公共决策的药物经济学评价都应该提供全社会角度的评价结果。在一项药物经济学评价中，可分别基于多种角度开展评价，但在基于每一种角度的评价中都应当自始至终坚持研究角度的一致性。

（四）目标人群

明确经济学评价目标人群的纳入标准（inclusion criteria）与排除标准（exclusion criteria），通常经济学评价的目标人群与药物的适用人群一致。应当采用流行病学特征描述目标人群的患者类型，如年龄、性别、疾病类型与严重程度、有无其他合并症（comorbidity）或危险因素、社会经济特征等。经济学评价通常在整体目标人群水平上进行，也可以根据需要在亚组水平上进行。亚组分析可以按人群特征、疾病亚型、严重程度以及有无合并症（comorbidity）等分组进行。

干预措施临床试验的严格限制条件可能使得临床试验人群与真实世界用药人群存在差异。当临床试验人群与真实世界用药人群有差异时，研究应进一步探索不同人群的差异对研究结果造成的影响。

（五）干预措施及对照选择

干预措施（interventions）和对照（comparators）的描述应该包括剂型、规格、用法用量、治疗方式、合并用药和治疗背景等信息。对照的选择建议尽可能采用适应证相同的标准治疗方案（standard treatment）。如果没有标准治疗方案，可以考虑临床上的常规治疗方案（conventional treatment）。如果某些疾病目前仍然无有效医疗措施或不建议干预，如前列腺癌的观察等待法（watchful waiting），药物经济学评价可以与安慰剂（即无干预）进行比较，但须说明其无医药干预的临床合理性。对照药品应以通用名（generic name）表示，并列出药品的商品名（brand name）。

如果新药属于现存的治疗药物分类，原则上选择同一治疗分类中的标准治疗或最常用的药物作为对照；如果药物属于一个新的治疗药物分类，且适应证与其他药物相同，则选择适应证最相近的药物作为对照；如果研究目的是将某种新干预措施纳入医保目录或医院目录，则需考虑目录中已有的替代药品作为对照。另外，如果所评价的新干预措施属于中药或中成药(非辅助治疗),在选择对照进行药物经济学评价时建议纳入与其他适应证相同或相近的西药进行对比,同时也可考虑功能主治相同的重要品种。如果临床研究为单臂研究,可考虑使用真实世界的标准治疗(standard of care)方案作为对照。

二、评价指标体系

药物经济学评价的指标体系包含投入和产出两类,其中投入指标为成本,产出指标包含效果、效用和效益。

(一) 成本(cost)

药物经济学评价中的成本包括直接成本(direct cost)、间接成本(indirect cost)和隐性成本(intangible cost),其中直接成本中又包括直接医疗成本(direct medical cost)和直接非医疗成本(direct non-medical cost)。

(1) 直接成本(direct cost)是指在医疗服务活动中直接发生的成本,包括直接医疗成本和直接非医疗成本。直接医疗成本是指某种治疗方案所消耗的医疗资源,如挂号费、药费、手术费、诊疗费、治疗费、护理费、监护费、材料费、病房费、检验费、氧气费和其他医疗成本;直接非医疗成本是指患者因寻求医疗服务而直接消耗的医疗资源以外的资源,如交通费、食宿费、营养食品费等。一般情况下,直接非医疗成本因条件差异大,难以准确计算。因此如果所占比例较小,在研究中可将其忽略。

(2) 间接成本(indirect cost)是指由于疾病、伤残或死亡造成的患者和其家庭的劳动时间及生产率损失(productivity loss),包括休学、休工、早亡等造成的患者及家人的工资损失等。间接成本的计算方法有两种,如下。

第一,人力资本法(human capital approach,HCA),通过计算从伤病或死亡到退休这段时间内的生产力损失来获得。生产力损失通常根据一个国家或地区的人均GDP或市场平均工资水平、生产力损失的时间即摩擦期(接替者需要熟悉工作的时间)来估算,同时要考虑社会失业率、单位内部的劳动力保有程度和该工作的专业程度等与可替代性有关的因素,并用这些因素进行折扣。

第二,通过HCA和失能调整生命年(disability adjusted life years,

DALYs)相结合的方法进行间接计算。通过效用来计算残疾权重时存在较强的主观性，确定的生产力权重与实际情况也有一定的差异，该方法具有一定局限性。间接计算的公式为：间接成本＝人均GDP×DALYs×生产力权重。其中，生产力权重通常定为15～44岁0.75、45～59岁0.80、60岁以上0.1，DALYs按以下公式计算

$$DALYs = -\{DCe^{(-\beta a)}/(\beta+r)^2 [e^{-(\beta+r)L}$$
$$[1+(\beta+r)(L+a)][1+(\beta+r)a]]\}$$

其中，D为残疾权重，0为最好的状态，1为最差的状态，$D=1-$效用值。C为年龄权重，值为0.165 8。L为残疾持续时间，即病程。r为贴现率。a为残疾发生年龄，即发病年龄。β为年龄函数参数，值为0.04。用该方法计算得到的只是调查当年的间接成本，不同年份和不同的疾病状态会有不同的结果。

（3）机会成本（opportunity cost）是将同一卫生资源用于另一最佳替代方案的效益。由于卫生资源是有限的，当决定选择某一方案时必然要放弃其他方案，被放弃的方案中最好的一个方案的效益被看作为选择某一方案时所付出的代价。只有被选择方案的效益不低于机会成本的方案，才是可取的方案。机会成本并非实际支出，只是在卫生经济分析与评价时作为一个现实的因素给予认真考虑。

（4）增量成本（incremental cost）是指在各种方案的成本比较决策时，当选定某一方案为基本方案，然后将其他方案与之相比较时所增加的成本。即两个方案之间的成本差额，是差别成本的一种表现形式。增量成本有时也与边际成本相混淆，两者的主要区别在于，边际成本主要是按单位产品的增加来计算的，而增量成本则主要是按总产量的增加来计算的。

当某项干预措施是跨年度的或干预的结果是跨年度体现出来的，在计算成本时就要考虑资金的时间价值，即把不同年份的成本折算到一个时点。未来时点的资金额称为未来值，现在时点的资金额称为现值，把未来值换算成现值就叫贴现。同一笔资金的未来值与现值的数额不等但价值相同。进行贴现的计算公式为：$P=F(1+i)^{-n}$。其中，P为现值，F为未来值，i为贴现率，n为年限。贴现率是反映社会对资金的时间偏好的重要参数，受风险、机会成本和通货膨胀率等因素的影响。当研究时限为1

年以上时,研究应该对发生在未来的成本和健康产出进行贴现,将其折算成同一时点的价值。贴现时建议对成本与健康产出采用相同的贴现率。贴现率可采用研究当年的 1 年期国债收益率或者使用每年 5% 的贴现率进行基础研究,同时至少在 0~8% 之间对贴现率进行敏感性分析。若采用其他贴现率,应给出合理解释。

(二) 效果(effectiveness)

效果是指在现实条件下特定干预措施所达到的临床结果,广义的效果指卫生服务产出的一切结果,这里主要指狭义的效果,即有用的效果,是满足人们各种需要的属性。主要用中间指标和终点指标这两类指标来反映。中间指标主要是指仪器检查结果、实验室检查结果和影像学检查结果,如视力、血压、血糖、CT 和 MRI 的结果等,不同的疾病有不同的中间指标,好的中间指标应该对干预措施有较好的反应性。终点指标常用治愈率、伤残率、病死率(疾病或全因)和生存年数(life years)等普适性指标。与中间指标相比,终点指标的改善才是疾病干预的最终目的,更能体现某种干预措施带来的最终效果。

(三) 效用(utility)

卫生服务领域中,效用指人们对不同健康水平和生活质量的满意程度。成本-效用分析中效用常用来表示生命质量的指标,包括失能调整生命年和质量调整生命年等。

(1) DALYs 指从发病到死亡所损失的全部健康寿命年,包括因早逝所致的寿命损失年(years of life lost,YLLs)和疾病所致失能引起的健康寿命损失年(years lived with disability,YLDs)两部分。是对疾病引起的非致死性健康结果与早逝的复合评价指标,用来衡量人们健康的改善和疾病的经济负担。

DALYs 的计算分为直接法和间接法两种,前者指直接利用当地的发病、死亡资料和其他参数直接计算 YLLs 和 YLDs;后者指先计算 YLLs,再根据某地区的 YLLs/YLDs 比值估算 YLDs。基本公式为

$$DALYs = YLLs + YLDs$$

$$YLLs = N \times L$$

N 为死亡人数,L 为期望寿命与死亡年龄之差。

$$YLDs = I \times DW \times L$$

I 为发病人数，DW 为伤残权重，L 为伤残的平均持续时间（单位为年）。对损失时间需要进行贴现，对不同年龄组的生产力需要进行年龄权重的赋值。

$$YLLs/YLDs = \int_{x=a}^{x=a|L} Dcxe^{-\beta x}e^{-r(x-a)}dx$$

$$= -\left\{ \frac{Dce^{(-\beta a)}}{(\beta+\gamma)^2} \left[e^{(-(\beta+\gamma)L)}(1+(\beta+\gamma)(L+a)) \right. \right.$$
$$\left. \left. - (1+(\beta+\gamma)a) \right] \right\}$$

D 为残疾权重（在 0~1 之间取值，死亡时取 1），a 为发病年龄或死亡年龄，L 在 YLLs 计算中为期望寿命与死亡年龄之差，在 YLDs 计算中为从发病到痊愈或死亡的时间，γ 为贴现率，取值 0.03；β 为年龄权重系数，取值 0.04；C 为连续调整系数，取值 0.1658。在残疾权重、年龄和时间的赋值上仍有一定的争议。

（2）质量调整生命年（quality adjusted life years，QALYs）是一种衡量健康状况的指标。患者从医疗服务的应用中获得的效用来自于其自身健康状况的改善。为使医疗保健的选择正式化和方便，QALY 的概念在 20 世纪 70 年代被提出（Klarman 等于 1968 年引入了 QALY 的概念，Weinstein 和 Stason 于 1977 确定了 QALY 术语）。

QALYs 指标综合考虑了生存时间与生命质量（quality of life），等于患者在某种健康状态（health state）下的生存时间乘以这段时间内的健康效用值（生命质量权重）。其中，生存时间较易获得，因此计算 QALYs 的关键在于健康效用值的测量。健康效用值通常为 0~1 之间的数值，其中 0 表示死亡，1 表示完全健康。也存在差于死亡状态的健康效用值，理论上该效用值没有最小值，但为了避免在计算健康效用均值时负值的影响过大，一般会将其值域范围转换为与好于死亡状态对称的 -1~0。

QALYs 的主要优点是它提供了一个统一的"度量标准"，可以对不同干预措施带来的健康产出结果进行比较，有助于在不同疾病、不同干预之间做出决策。例如，通过计算各自的 QALYs，可以直接将心肌梗死导致的健康损耗与肺炎导致的健康损耗进行比较。

QALYs 是经过效用折算的生命年限,同时考虑了生命的数量(年限)和质量(效用),计算公式为

$$QALYs = utility \times years$$

当 QALYs 作为效用指标,且在报告 QALYs 时,应先分别报告生存时间和健康效用值(health utility)。健康效用值的测量方法包括直接法和间接法,优先推荐使用间接法。间接法中常用的健康效用值量表包括五维健康量表(EQ - 5D)和六维健康调查简表(short-form six-dimensions,SF - 6D)等;直接法通常包括标准博弈法(standard gamble,SG)、时间权衡法(time trade-off,TTO)和离散选择实验法(discrete choice experiment,DCE)等。

(四) 效益(benefit)

效益是有用效果的货币表现,即用货币单位来量化健康产出。效益一般可分为直接效益、间接效益和无形效益。

(1) 直接效益(direct benefit)指实行某项卫生计划方案之后所节省的卫生资源。如发病率的降低,减少了诊断、治疗、住院、手术或药品费用的支出,减少了人力、物力资源的消耗,这种比原来节省的支出或减少的消耗就是该卫生计划方案的直接效益。

(2) 间接效益(indirect benefit)和无形效益(intangible benefit)。前者指实行某项卫生计划方案后所减少的其他方面的经济损失。如由于发病率的降低或住院人数和天数的减少,避免患者及陪同家属的工资、奖金的损失等。后者指实行某项卫生计划方案后减轻或避免了患者肉体和精神上的痛苦,以及康复后带来的舒适和愉快等。多通过人力资本法或意愿支付法(willingness to pay,WTP)等方法测量间接效益或无形效益。

(五) 临床结果

临床研究通常不包含计算 QALYs 所需的效用结果,即便有也不足以做成本-效用分析(cost utility analysis,CUA)。如能拟合临床研究中测量到的结果与效用的关系,就能架起效果证据和 QALYs 之间的桥梁。当临床评价用于临床试验的结果时就叫作临床结果评价(clinical outcome assessment,COA),它对评估理解治疗对患者的功能和幸福的影响非常重要。

COA 分为 4 类，分别是患者报告的结果（patient-reported outcome，PRO）、医生报告的结果（clinician reported outcome，ClinRO）、观察者报告的结果（observer-reported outcome，ObsRO）和表现结果（performance outcome）。COA 用来测量患者的健康状况和定义治疗效益（功效）的终点，包括患者的感觉、功能和是否存活。COA 会受人的选择、判断和情感的影响。

PRO 是指对患者的生存、功能或感觉很重要且能被患者识别或证实的结果，或者在患者自己不能报告时被供方或护理者判定为患者最大利益所在的结果。PRO 可以通过量表来测量医疗服务或产品对患者感觉或功能的影响，量表可以是现有的、修改现有的或新开发的，量表的内容必须经过有效性验证，ISPOR 有评估和编制现有量表的优良研究规范可供参考。

ClinRO 是指由经过专业训练的专家来评估患者的健康状况并报告的结果。具体操作可以参考 ISPOR 的优良测量实践规范（good measurement practices），有效和准确的结果有助于新的干预措施进入临床使用并获得报销。

ObsRO 是指当患者年幼、年老、衰弱、认知障碍或身体损伤时直接报告结果有困难，由了解患者状况的观察者收集基于对患者观察的运动、感觉和认知状况等信息。这些报告结果必须基于客观的观察而不是主观的代理。ObsRO 与报告者的可靠性、专业性和是否有合适的量表等因素相关。

第三节　药物经济学评价方法与模型

一、药物经济学评价方法

（一）成本-效用分析

CUA 是药物经济学评价中最常用的方法，是一种用来比较不同干预措施的成本差别和效用差别的方法，它在关注效果的同时更关注患者生活质量的变化，因而是成本效果分析法的发展，药物经济学评价指南推荐优先使用该方法。其结果以获得单位效用的成本（成本/效用，C/U）和增加单位效用所需增加的成本(增加的成本/增加的效用,$\triangle C/\triangle U$)表示,后者又称增量成本效用比(incremental cost utility ratio,ICUR)。

CUA 的健康产出指标通常是 QALYs,该指标是一个标准化的通用健康产出指标,既考虑了治疗方案对患者生存时间的影响,也考虑了对患者生命质量的影响,因此对健康产出的测量相对于其他产出指标更加完整。不管临床产出指标是否相同,CUA 均可对于不同治疗方案进行比较分析。使用该方法需要注意的问题是,不同的生命质量测量方法、测量工具以及效用积分体系均会对效用值产生影响,因此需要具体阐述效用值的测量方法。

2002 年,WHO 在考察了各国的经济状况后,建议使用人均 GDP 法来确定 ICUR 阈值。WHO 推荐的评价标准为:获得每 QALY 的成本小于 1 倍人均 GDP 的干预措施是完全可以被接受的,获得每 QALY 的成本在 1~3 倍人均 GDP 的干预措施需要看具体情况而定,获得每 QALY 的成本大于 3 倍人均 GDP 的干预措施是不可以被接受的。目前我国还没有相关标准,通常参考 WHO 的推荐标准。采用该标准时,效用指标的主观性较强,难以标准化,忽略了经济以外其他影响健康投入的因素,如社会伦理等,因而对其合理性尚存争议。

(二)成本-效果分析

成本-效果分析(cost effectiveness analysis,CEA),是一种用来比较不同干预措施的成本差别和健康效果差别的方法,其结果以获得单位健康效果的成本(成本/效果,C/E)和增加单位健康效果所需增加的成本(增加的成本/增加的效果,$\triangle C/\triangle E$)表示,后者又称增量成本效果比(incremental cost effectiveness ratio,ICER)。健康效果的测量单位一般为物理或自然单位,如理化指标(血糖、血压等)和发病率(心肌梗死、脑卒中等)、治愈率、死亡率、抢救的患者数、生命年(life years,LYs)、无症状天数(symptom-free days)等。使用 CEA 方法应尽量选择或用模型转换成临床相关终点指标。

CEA 分析的结果较为直观,通常以比值小的方案作为优选,容易被理解和接受。而 CEA 的主要缺点是:当两个比较方案选用不同健康产出指标时,难以进行组间比较;当干预方案有多个重要健康产出时,往往难以进行全面反映。此外,如果 CEA 得到的结果是干预组比对照组的效果更好，费用更高时，没有公认的阈值（threshold value）对其是否经济进行判断，结果不利于决策者进行判断和决策。

（三）成本-效益分析

成本-效益分析（cost benefit analysis，CBA）是比较几种干预所耗费的成本和产生的效益的一种方法，是成本-效果分析法的一种延伸，它与成本效果分析法的不同在于要把效果进一步转化成货币形式，即把降低的发病率、降低的死亡率、改善的生活质量和挽救的生命等效果转化成相应的货币价值。简单来看，B 代表所有收益，C 代表所有这些成本，如果 B－C>0，则认为一个项目是值得的。我们还可以根据收益与成本（B/C）比率对项目进行排名；因此，较高的 B/C 比率通常表明项目将以给定的成本带来更大的效益。

进行 CBA 分析时要注意区分成本和效益，避免将某些项目同时计入成本和效益中。由于货币单位具有普适性，所以该方法可以用于不同干预措施或不同疾病之间的结果比较。从理论上来说，CBA 直接建立在福利经济学（welfare economics）理论基础之上，其研究结果可直接支持决策者的相关卫生决策，且适用范围更广。但是，CBA 中健康产出的货币化测量的方法主要是 HCA 或 WTP，该方法在健康领域的应用仍然处于发展之中，方法学上并未达成广泛一致。CBA 的结果建议以净效益（net benefit）方式报告。在分析和报告中需要解释健康产出转换成货币值采用的所有步骤和方法，并使用敏感性分析验证主要假设。

（四）最小成本分析

最小成本分析（cost minimization analysis，CMA）是 CEA 的一种特例，当有证据显示药物治疗的干预组与对照组的重要临床产出（如疗效和安全性）相同或无临床意义差异时，可选择该评价方法。在证明两种治疗方案临床产出的无差异性时，统计学无差异性和临床无差异性均可接受。CMA 实际也是一种成本评价或效率评价的方法，成本测算则根据分析角度不同而包括不同的测算内容。该方法使用条件比较苛刻，应用范围较局限。

四种药物经济学评价方法见表 7-1。总体来看，药物经济学评价中，CUA 和 CEA 的基本决策原则是按照增量分析（incremental analysis）结果进行决策。增量分析是在干预方案与对照方案之间进行的成本和产出两个维度的比较。如果干预方案相比对照方案成本更低而产出更高,则干预方案为绝对优势(dominance)方案;相反,如果干预方案相比对照方案成本更高而产出更低,则干预方案为绝对劣势方案;如果干预方案相比对照方案成本更高而产出也更高,需要计算两方案之间的增量成本效果比(ICER),即两组成本之差和效果之差的比值。如果 ICER 小于等于阈值,则干预方案相对于对照方案更加经济;如果 ICER 大于阈值,则对照方案相对于干预方案更加经济。

表 7-1　药物经济学评价方法

方法	成本	收益	特点
最小成本分析	货币	产出相当	产出相同对比成本
成本-效益分析	货币	货币	货币化计量收益
成本-效果分析	货币	自然单位(生命年治愈率、有效率、血压血糖等)	临床诊治的效果计量收益
成本-效用分析	货币	质量调整生命年、失能调整生命年	病人的心理满足程度计量收益

在一项药物经济学评价报告中,仅报告 CUA、CEA、CMA 或 CBA 结果可能会忽略治疗方案给患者带来的其他影响。因此,在报告主要结果后还应描述其他各相关方面的影响,更为全面和透明地反映重要信息。例如,非小细胞肺癌治疗方案评价中,除了汇报 QAIYs 或 LYs 等重要健康产出指标之外,研究者还应当报告其他相关临床信息,如药物给药途径和用药频率的差异给患者带来的方便性和依从性等信息。

二、药物经济学评价模型

药物经济学评价中使用的模型有多种类别,且仍然在不断发展过程中,如包括决策树模型、马尔科夫模型、离散事件模拟模型(discrete events simulation model,DESM)、分区生存模型(partitioned survival model)、流行病学模型(epidemiologic model)、系统动力学模型(system dynamics model)和多主体模型(agent based models,ABM)等。其中,比较常用的模型是决策树模型、马尔科夫模型、DESM、分区生存模型和动态传染模型(dynamic transmission models)等。

（一）决策树模型

决策树模型是一种用来模拟干预方案对疾病影响的静态模型，通常有一个可视的树形结构（图 7-1）。模型的构成要素通常包括模型假设、模型结构和模型参数。其中，模型结构主要通过健康状态和各种节点进行定义，常用的节点包括决策节点（decision nodes）、机会节点（chance nodes）和最终节点（terminal nodes）。模型参数主要包括概率（probabilities）、成本（costs）和效果（effectiveness）等。决策树模型适用于研究时限很短的短暂疾病的药物经济学评价，如急性感染等。

1. 模型假设　决策树模型是对真实治疗过程的模拟，为了能够最大限度地反映真实世界的主要问题，首先要对决策树模型选行假设。决策树模型的假设包括：变量之间因果关系的结构假设、定量参数假设（如患者存活率、治疗的有效性、疾病的患病率等）、模型运用范围的假设等。

2. 模型结构　决策树模型的结构能够反映被研究疾病的相关信息，如疾病治疗干预方案的影响、疾病发展的路径、相关事件的因果关系和概率分布等。药物经济学评价指南中明确了决策树模型树状图中应包括 6 个要素：疾病状态、决策节点、机会节点、分支概率、最终节点和路径。

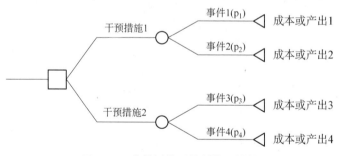

图 7-1　决策树模型的树状图结构

（1）决策节点（decision nodes）——用方框表示，位置在决策树的开端，表明模型中做出选择的决定；

（2）机会节点（chance nodes）——或称方案节点，用圆圈表示，位置在决策节点之后，表示患者选择了一种干预方案之后发生的事件的各种可能；

（3）分支概率——在某个机会节点上发生的事件所对应的可能性大

小,同一层级干预措施发生的各种事件的概率值和等于1;

（4）最终节点(outcome nodes)——或称为结果节点,用三角表示,位置在决策树的树枝末端,表明决策树模型的终点,通常用于表示实施干预措施之后患者的成本和收益;

（5）路径——将决策树不同分支和不同节点组合在一起的树枝,每种干预方案被实施后发生的事件以及最后对应的最终节点都是一条路径,根据干预方案的多少和发生事件的多少,整个树形图有多条路径可走;

（6）路径概率——患者沿着某一路径完成一个治疗过程的可能性大小,等于该路径上所有实践对应的分支概率的乘积。

3. 模型参数　决策树模型中主要参数包括了实施某个干预措施后某些事件发生的概率大小,每条路径得出的干预成本和健康收益大小等。由于模型是对真实干预过程的模拟,所以这些相应的概率参数必须是临床中观察到的真实数据资料,或者是基于临床数据的计算和估算数据,成本则是相关研究文献、数据库、病例、试验等可使用的数据。健康的收益可以根据临床数据运用适当的方法构造指标计算数值,比如 QALYs。需要注意的是,决策树模型中的参数设定是非常重要的,因为一旦概率、成本、收益等参数值发生了变化,通过运算得出的结论可能完全不同。为了能够对干预方案的经济性进行客观有效准确的判定,必须要求模型参数的设定最大限度地贴近真实的世界。

当模型参数有多个不同来源时,应当综合考虑参数的质量等级、数据来源的人群特征、数据收集的国家或地区、数据收集的医疗环境、数据收集时间等因素进行综合权衡,数据来源特征尽量与模型模拟环境一致。必要时,建议咨询临床专家并进行敏感性分析或差异性分析。在模型中各干预措施之间,临床参数来源尽可能保持可比。首选各干预措施之间直接比较(head-to-head)的临床试验结果作为参数来源;当没有直接比较的临床试验时,优先选择各干预措施有相同对照的间接荟萃分析或网状荟萃分析作为参数来源;当各干预措施没有相同对照的临床试验存在时,需要对各数据来源研究中患者基线人口经济学特征、疾病特征、治疗环境、治疗周期、研究设计类型等特征进行详细比较,只有这些特征都比较接近时才适合使用。

(二) 马尔科夫模型

马尔科夫模型（Markov 模型）是一种特殊的循环决策树模型，是一种将临床事件和相关干预实施的时间因素系统纳入模型模拟的动态模型。马尔科夫模型是对现实环境中患者健康状态连续变化的一种粗略的模拟，是一种离散时点状态转移模型。在该类模型中，研究时限被划分为等长的循环周期（cycles length）。模型中的患者被定义划分为有限个健康状态（health states/Markov states），模拟中的每一个患者在每一个循环周期中必须且只能处于其中一个状态。用初始概率（initial probabilities）定义模拟开始时一组患者在各种健康状态中的人数分布，并通过转移概率（transition probabilities）矩阵定义每一个周期内患者从一种状态转移到另一种状态的可能性。通过定义每一个状态下一个周期内的成本和产出，累积计算整个研究时限内的总成本和总产出。

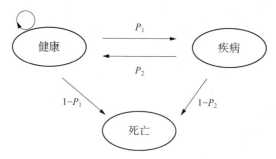

图 7-2　简化 Markov 状态转换模型

如图 7-2 所示，健康状态可以维持形成自循环，健康状态与疾病状态可以相互转换，健康状态和疾病状态都可以转换为死亡状态，而死亡状态则不可能逆转为健康状态或疾病状态。实际应用中的 Markov 模型要复杂得多，一种疾病往往有多种状态，不同状态之间的转换形成网络状。在某种干预措施下的状态转换是一种随机事件，转换的可能性用转换概率来表示。在一个周期中，从一种状态转换为其他状态（含原来状态）的转换概率之和必须等于 1。在图中，健康状态只能转换为疾病状态或死亡状态，如果从健康状态转换为疾病状态的概率为 P_1，从健康状态转换为死亡状态的概率则为 $1-P_1$。同理，疾病状态只能转换为健康状态或死亡状态，如果从疾病状态转换为健康状态的概率为 P_2，从疾病状态转换为死亡状态的概率则为 $1-P_2$。在不同的周期中,相同的两种状态之间的转换概率可以相同,也可以不同。这些概率通常来源于文献、临床或专家。各个状态之间的一轮转换形成一个周期,即 Markov 循环。完成一次循环后,非吸收状态就进入下一次循环,如上图中的疾病状态进入第二次循环又可以转换为健康状态或死亡状态。经过多次循环,全部进入吸收状态,循环结束。一次循环的时长设定与研究目的、疾病特征和干预措施等因素有关,常用的是 1 年。

Markov 模型能较好地模拟疾病的转归,可以广泛地应用于卫生领域的各个方面,在药物经济学研究中常用于慢性疾病。首先把假设的研究队列分配到各个初始状态,根据状态转换概率计算每次循环中每种状态下研究对象的数量分布。每次循环的每种状态都有一个相应的资源消耗和健康结果,把每次循环每种状态的资源消耗和健康结果进行综合计算就可以得到整个疾病过程的资源消耗和健康结果。在实际应用中,为了减少偏差还需要对 Markov 模型中的一些参数进行调整,如用生命质量权重调整效用值、用年龄依赖死亡率替代非年龄依赖死亡率、用半周期调整来减少对期望寿命的高估、用贴现来调整成本和效用等。

(三) 分区生存模型

分区生存模型是一种常用的 CEA 模型。分区生存模型在概念上类似于状态转换模型,它们的特征是利用生存曲线定义一系列不同健康状态进行成本和产出的估计。例如,在恶性肿瘤的经济学评价领域,通常利用恶性肿瘤临床试验中普遍报告的无进展生存(progression free survival,PFS)和总生存(overal survival,OS)两条曲线,将患者健康状态分为未进展(preprogression)、进展(postprogression)和死亡(death)三个区域。模型根据 PFS 和 OS 两条生存曲线计算患者在某确定时间点上的各状态人数比例,并根据这些比例来计算模拟时间范围内产生的健康产出和成本。分区生存模型比较适用于可以划分有限个健康状态且需要长期模拟的疾病的经济学评价。

三、预算影响分析

(一) 基本概念与分类

预算影响分析(budget impact analysis,BIA)用于分析当一种新技术

（或新药）列入医疗保险报销目录后对医疗保险基金支出的影响，评估所增加的开支是否在预算能够承受的范围之内，为决策者提供循证依据，是 PE 的重要组成部分。BIA 在有些指南与文献中也被称资源影响评估（assessing resource impact）。预算影响分析也可以在价格谈判、带量采购、风险共担协议（risk sharing agreement）等应用场景中扮演重要的角色。一个新产品要上市或列入报销目录往往需要同时提交 CEA 和 BIA 的报告。

BIA 有静态分析和动态分析两种，前者往往计算一年，后者往往计算三年或更长的时间。做动态分析时通常要考虑目标人群发病率、患病率、就诊率、诊断率和治疗率的变化，同类产品的市场份额变化，包括老产品的消退和新产品的上市，价格的变化，新产品的使用对其他费用的影响，以及可能的副作用和成本等。

（二）药物经济学评价与预算影响分析的区别与联系

两者可以作为对一项干预措施进行完整药物经济学评价的不同组成部分。药物经济学评价通过测量干预措施的成本和产出来判断具有经济效率的干预措施，而预算影响分析通过测量决策主体费用预算对干预措施的可负担性来判断干预措施是否可以给予准入资格，或对准入方式进行调整。此外，药物经济学评价和预算影响分析在研究角度、目标人群、研究类型、研究时限、成本测量等方面的研究设计也有着不同的要求。

（三）预算影响分析的应用及原则

通常情况下，如果一项干预措施的药物经济学评价结果为不具经济性，则无须再进行预算影响分析，相应干预措施不能获得准入；如果药物经济学评价发现新干预措施具有经济性，同时预算影响分析认为预算资金对新干预措施可负担，则决策者应考虑新干预措施获得准入；如果药物经济学评价发现新干预措施具有经济性，但预算影响分析认为其不可负担，则决策者需要对准入的方式进行讨论。例如采用价格谈判或"量价挂钩"的方式要求供应商降价，或是通过风险共担协议来保证资金预算安全等方式。

由于 BIA 的分析方法和报告形式还没有标准化，ISPOR 在预算影响分析优良规范原则（principles of good practice for budget impact analysis)中提出了一些建议，包括：应考虑特定的卫生系统的特点、新技术的可及性和使用预期；需要从特定的卫生决策者的角度出发，针对决策者所关注的目标人群的大小和特征；通过采用简单的设计得到可靠和透明的结果。如果这样的方法不能真实反映目标人群的变化、疾病严重程度的构成或治疗方式的选择，可以建立队列或者基于患者水平的特定模型，并且采用与 CEA 一致的临床和经济假设。模型的验证至少要包括模型的有效性和计算的正确性；数据源首选公开的临床试验和比较新老技术或药品有效性和安全性的对照研究，其他参数尽可能采用决策者所关注的目标人群的数据，也可以采用公认的当地或国家的统计信息，特定情况下可以听取专家意见；分析时限通常为 3～5 年，且不需要做成本折现，因为决策者的关注点是每个时点对预算的影响而不是净现值；BIA需要从决策者的角度做一系列的情景分析，包括新治疗方案加入前后的不同治疗组合(current technology mix and new technology mix)及各自的功效和安全性、治疗消耗的资源和成本、市场的扩张、更新产品的上市、对疾病认识的深入、适应证的变化和管理方式的变化等方面的敏感性分析；BIA 的报告应该按照决策者希望的格式呈现，尽量标准化和透明。

BIA 报告中应该提供输入参数值的详细信息和计算过程，以便他人可复制分析，如果是计算机程序，应该提供分析中所用的不同选项。实际操作中，做 BIA 时首先要根据某疾病的发病率或患病率，在医疗保险覆盖的人群中测算可能的患病人数，再根据就诊率、诊断率和治疗率测算实际的治疗人数，然后假设有一定比例的患者转用新技术或新药，按照新技术或新药的价格测算不同转用比例下该疾病的总治疗费用及其变化，分析增量成本(incremental cost)对医疗保险预算的影响并判断医疗保险基金能否承受该影响，为新技术或新药是否进入报销目录或确定报销比例提供决策依据(图 7 - 3)。

四、敏感性分析

(一) 基本概念与分类

敏感性分析(sensitivity analysis)或称灵敏度分析，是不确定性分析中最常用的方法之一，对于有一定变动范围的自变量指标需要进行敏感

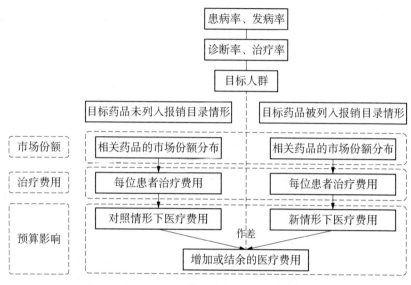

图 7-3　预算影响分析流程示意

性分析，以确定这种变动对结果的影响程度，避免单一结果造成的决策风险。最常见的是分析药品价格变化对评价结果的影响。另外，发病率、患病率、转归率、副作用发生率、治愈率、死亡率、覆盖率、疾病的构成、药品价格、药品市场占有率、干预措施的组合等指标和其他经验数据也都有一定的不确定性，也常常需要进行敏感性分析。

　　按照因素的取值是否确定，可分为确定型敏感性分析和概率敏感性分析。确定型敏感性分析又包括单因素敏感性分析（one-way sensitivity analysis）、多因素敏感性分析（multi-way sensitivity analysis）、阈度分析（threshold analysis）、极值分析（analysis of extremes）、情境分析等。敏感性分析可以是单指标（单维度），也可以是多指标（多维度），目的是要找出可能的结果范围，包括最优化（乐观）和最劣化（悲观）的情况。如果将这些指标变化造成的结果变化范围综合起来排序并作图，就可以形成一个漏斗型的旋风图（tornado diagram）。单因素敏感性分析的旋风图示例如图，横轴代表净效益，条形图分别代表对结果有影响的指标，条形图的长短表示某一指标变化时净效益值的变化范围，变化范围越大即影响越大，各指标依据对结果的影响大小由上至下依次排列，形似旋风（图 7-4）。

(二)分析步骤

第一步,确定敏感性分析的指标。通常情况下,敏感性分析的指标就是药物经济学评价具体方法中的评价指标。如果药物经济学评价采用了 CBA,那么成本-效益比指标作为敏感性指标;评价的方法采用了 CEA,则成本-效果比应该作为敏感性分析的指标。具体请根据评价方法而定。

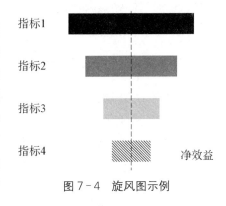

图 7-4　旋风图示例

第二步,明确需要分析的不确定性因素并设定该因素的变化范围。根据药物经济学评价的具体方法中用到的评价指标,找到影响该指标的不确定性因素。比如,药物经济学评价中采用 CEA,则成本-效果比指标是敏感性分析的指标,那么能够影响成本-效果比的因素都可以作为敏感性分析的不确定性因素,如描述效果指标的有效率、显效率、患病率、血压降低值等,或成本指标中的药品费用、住院费用、误工费等。在明确找到了不确定性因素后,对不确定性因素的变化范围进行设定,比如治疗有效性提高(和下降)5%、10%、15%等,根据不确定性因素的具体指标确定一个变化的合理范围。

第三步,计算不确定性因素的变化对药物经济学评价指标的影响。根据不确定性因素变动的幅度,比如分别提高 5%、10%、15% 和下降 5%、10%、15% 等,依次计算与之相对应的药物经济学评价指标的数值,计算出受到该因素影响后经济性评价指标变动的幅度,并在表格中明确列出不确定性因素变化的范围和相对应的经济指标的数值和变动的幅度,便于对比分析。

第四步,识别敏感性因素。通过不确定性因素变动带来的经济指标变动的幅度和方向,找到带来经济指标不利变动的影响因素,即为敏感性因素。

第五步,综合评价敏感性因素的影响。识别出敏感性因素后,结合确定性因素的分析结果评价敏感性因素影响的大小,即敏感性因素的敏感程度。对于受到敏感性因素影响的干预方案,给出控制影响程度的措施和策略，通常优先采用受敏感性因素影响较小的干预方案，从而提高干预措施和干预方案药物经济学评价结果的稳定性和有效性。

五、决策者的情景分析

多标准决策分析（multiple criteria decision analysis，MCDA）是指采用多种标准对相互冲突的方案进行评价、排序和优选的方法，是决策理论的重要内容之一。MCDA 在其他领域已经被广泛应用，在卫生领域近年才得以应用。健康决策是复杂的，经常面临多目标或互相冲突的方案，这时就要采用结构化的、明确的、多标准的技术方法来帮助权衡，以提高决策的透明度和一致性。目前，MCDA 主要用在效益风险分析（benefit-risk analysis）、卫生技术评估、组合决策分析（portfolio decision analysis）、资源配置、患者医生分享决策、优化患者对服务的可及性等方面。2014 年 ISPOR 就着手建立 MCDA 的实践规范，提出了一些建议并制定了实践指南，见表 7-2。

表 7-2　ISPOR 的 MCDA 优良实践指南清单

步骤	建议
定义决策问题	• 清晰描述需要决策的问题 • 验证和报告需要决策的问题
选择和构建标准	• 报告和证明确定标准的方法 • 报告和证明标准的定义 • 验证和报告标准和价值树
测量绩效	• 报告和证明用来测量绩效的理由 • 验证和报告绩效矩阵
方案评分	• 报告和证明评分的方法 • 验证和报告评分
给标准赋权重	• 报告和证明用来赋权重的方法 • 验证和报告权重
计算汇总分值	• 报告和证明所用的汇总函数 • 验证和报告汇总结果
处理不确定性	• 报告不确定性的原因 • 验证和报告不确定性
结果的报告和检验	• 报告多标准决策分析的方法和结果 • 检验多标准决策分析的结果

上述每个步骤都需要验证,具体包括。

(1) 向决策者呈现决策问题以求证。

(2) 向决策者、利益相关方和专家呈现最后的标准清单和定义以求证。不管是一套标准还是单个标准都应该考虑这些标准是否具有需要的特性。

(3) 向决策者和专家呈现绩效矩阵以求证。

(4) 通过以下方法测试评分和权重的一致性:

1) 分析形成利益相关方偏好的原因,测试利益相关方的理解是否与他们的反应一致。

2) 一致性检查。再次向利益相关方报告他们对偏好的解释并求证,识别有同样价值的标准的变化或者多次提出偏好来测试反应的一致性。

MCDA 的正式模型包括价值测量模型(value measurement model)、超级模型(outranking model)和参考水平模型(reference-level model)。前者是卫生领域最常用的模型,后两者不常用。价值测量模型对每个标准进行评分并设置权重,通过比较每个方案的加权总分值来确定优选的方案(表7-3)。超级模型操作比较简单,对不同方案的每个标准进行配对比较,然后比较每个方案的总分来判断方案的优劣,可以用于价值测量模型中一些子选项的分析。参考水平模型通过搜索最接近的方案来预定每个标准最低水平的绩效。各个方案每个标准的绩效可以用表来记录,即绩效矩阵(performance matrix)或结果表(consequences table),决策者可以把这个矩阵或表作为研究的备忘录,以达成共识或选择最优方案。模型的选择取决于分析目的和决策者的偏好,很难说哪种模型最适合于哪种决策问题。评分和赋权重有多种不同的方法可选,具体参见 ISPOR 的 MCDA 实践指南。

表 7-3 价值测量 MCDA 绩效矩阵示意

方案	标准1		标准2		标准3		总评分
	评分1	权重1	评分2	权重2	评分3	权重3	
A							
B							
C							

第四节　药物经济学评价步骤

国内外专家总结出适用于本国药物经济学评价的指南，该指南就药物经济学及其评价方法步骤给出了一般规范，提供了相关人员开展药物经济学评价工作或研究的一般遵循。根据中国药物经济学评价指南的要求，通常药物经济学评价的过程应该包括但不限于以下几方面的内容。

第一，确定评价目的和研究角度。评价者首先须明确研究目的及研究问题。研究目的不同，采用的评价方法也不同，根据相应的情况可选择作部分评价或全面评价，而对研究问题的确定应取决于政策所涉及的问题。

研究角度的不同则会针对不同的研究对象测算出差异化的成本和结果。经济学评价可从不同的角度进行分析，如全社会角度、卫生体系角度、支付方角度等，确定研究角度对理解一项研究的结果至关重要。

第二，确定备选方案。围绕研究问题找出所有与药物治疗相关的干预方案构成备选方案。在多项备选方案选择时需遵循如下规则：要包括所有可供选择的措施或方案；必须是可行方案（指方案要合情合理、技术可行等）；方案要完备且具有可比性，对若干相似方案进行归类，选择有代表性的方案；具有严重约束条件，不可能进行操作的方案应予以排除。

第三，确定评价指标和评价方法。不同的评价方法和指标类型具有不同特点和适用条件，选用的评价方法和指标应与所要解决的特定问题相适宜。如本章第三节所述，药物经济学常用评价方法中成本-效益分析法、成本-效果分析法、成本-效用分析法分别适用于收益以货币、临床效果指标和效用计量的不同方案，最小成本分析则仅适用于收益相同或相当的干预方案间的比较。

第四，识别并计量成本和收益。成本和收益数据是进行药物经济学评价的基础，正确识别并科学计量成本和收益至关重要。成本和收益的识别应基于所确定的研究角度，即使同一干预方案，因研究角度不同其成本和收益的识别结果也可能不同。

第五，比较成本和收益。运用所选择的评价指标和方法计算经济评价指标值，并依据具体情况对备选方案的所得结果加以必要的论述和分析。其中,若干预方案寿命期超过一年需考虑资金的时间价值,对各个时间点上发生的成本和收益进行折算或贴现。对效果和效用指标的数值是否进行贴现或者是否适合于贴现还存在争议,如果方案的寿命期足够长,也可能对非货币计量的指标值进行适当的贴现处理。

第六,进行敏感性分析。药物经济学的学科特点之一是预测性强,即在药物经济学评价过程中所用的数据不是备选方案真正实施后的现实数据,而是备选方案实施于样本所得的数据。无论是成本和收益,由于影响其数据大小的因素是多方面的,且这些因素未来的变化均具有程度不同的不确定性,加之研究条件的差异及患者个体差异等因素的作用等均可能导致样本数据与总体实际发生的数据之间存在偏差,从而可能导致评价结论发生偏倚或错误。敏感性分析帮助研究者了解各个影响因素可能的变化,用决策原则去检验主要因素发生变化时对备选方案经济性的影响程度,帮助提高决策的科学性,尽可能地降低决策失误的风险和损失。

最终,根据对不同方案的比较、分析和评价,结合可行性分析和政策分析等做出科学合理的决策。

第五节 药物经济学的应用

药物经济学应用范围较为广泛,可以为政府、制药企业、医院、保险机构和学术组织等所用,其主要用于指导卫生资源的宏观决策、新药研发的立项决策、指导临床医疗决策、国家控制药品费用、制定药物目录、确定新药价格、药品报销与补偿和促进合理用药等,在促进药物资源有效利用方面发挥着越来越重要作用。

一、在医保药品目录制定与价格谈判中的作用

我国医疗卫生管理部门为控制医疗费用不合理增长,降低药品成本,提高药品可及性,建立了基本药物目录制度和医疗保险目录制度,通过严格的遴选程序,选择具备安全性、有效性和经济性的药品。

第一,国家基本药物目录遴选。基本药物是适应基本医疗卫生需求,剂型适宜,价格合理,能够保障供应,公众可公平获得的药品。在基本药物遴选过程中引入药物经济学评价方法,是保证药物质优价康,引导临床

合理用药，科学、公平分配药品资源的关键措施和途径，是基本药物制度实施的根本保障。2021年11月15日，国家卫生健康委药政司组织研究修订《国家基本药物目录管理办法（修订草案）》，草案提出国家基本药物遴选应当按照防治必需、安全有效、价格合理、使用方便、中西药并重、基本保障、临床首选和基层能够配备的原则，结合我国用药特点，参照国际经验，合理确定品种（剂型）和数量。其中，国家卫生健康委员会负责组织建立国家基本药物专家库，报国家基本药物工作委员会审核。专家库主要由医学、药学、药物经济学、药品监管、药品生产供应管理、医疗保险管理、卫生管理和价格管理等方面专家组成，负责国家基本药物的咨询和评审工作。该管理办法还提出，通过建立健全循证医学、药物经济学评价标准和工作机制，科学合理地制定国家基本药物目录。在保持药品数量相对稳定的基础上，实行动态管理，原则上3年调整一次。

第二，国家医保目录遴选与价格谈判。我国基本医疗保险用药范围通过制定《基本医疗保险药品目录》（简称《药品目录》）进行管理，体现用药保障水平与基本医疗保险基金和参保人承受能力相适应；坚持专家评审，适应临床技术进步，实现科学、规范、精细、动态管理等原则。纳入国家《药品目录》的药品应当是经国家药品监管部门批准，取得药品注册证书的化学药、生物制品、中成药（民族药）及按国家标准炮制的中药饮片，并符合临床必需、安全有效、价格合理等基本条件。

2020年，国家医疗保障局发布《基本医疗保险用药管理暂行办法》，国务院医疗保障行政部门根据医保药品保障需求、基本医疗保险基金的收支情况、承受能力、目录管理重点等因素，确定当年《药品目录》调整的范围和具体条件。建立完善动态调整机制，原则上每年调整一次。《药品目录》内的药品，符合以下情况之一的，经专家评审等规定程序后可调出目录：①在同治疗领域中，价格或费用明显偏高且没有合理理由的药品；②临床价值不确切，可以被更好替代的药品；③其他不符合安全性、有效性、经济性等的药品。

同时，建立《药品目录》准入与医保药品支付标准衔接机制。例如独家药品通过准入谈判的方式确定支付标准。非独家药品中，国家组织药品集中采购（简称集中采购）中选药品，按照集中采购有关规定确定支付标准。国家医疗保障经办机构按规定组织药物经济学、医保管理等方面专家开展谈判或准入竞价。谈判或者准入竞价成功的,纳入《药品目录》或调整限定支付范围;谈判或者准入竞价不成功的,不纳入或调出《药品目录》,或者不予调整限定支付范围。通过国家医保管理部门与企业平等谈判可寻求一个使更多患者获益、医保基金安全、企业发展可持续的有效方案,在此过程中,如何衡量药品的价格与价值,需要有科学的判断方法及决策依据,药物经济学扮演重要角色。

二、在新药研发中的作用

药物经济学能够提供研发项目的选择。通过应用药物经济学,帮助形成新药研发项目选择的明确目标。除考虑研发项目的安全性、有效性,还应考虑研发资源的优化,提高研发过程中的技术效率和分配效率。医药企业要考虑利润最大化,因此在研发前期就应明确所研发的项目是否具有经济性。在研发新药的过程中,临床试验的投资巨大,如果研发的项目不能够迎合市场的需要,就会造成巨大的经济损失。以药物经济学为指导,准确把握市场动态,不仅能明晰新药研发的方向,一定程度上还减少了资金浪费。

药物经济学能够及时终止不合理的新药研发。除了在新药研发项目选择阶段要进行药物经济学评价外,在新药研发过程中也应进行药物经济学评价。现在企业的研发战略已不仅是要提高研发的成功率,而是要随时对项目进行评估,及时终止不合理的新药研发项目,降低研发消耗的成本。从已有实践来看,新药不能获准上市的主要原因是安全性或有效性不能满足有关要求。但即使新药在安全性和有效性方面符合有关要求而获得批准上市,也不等于该药物拥有较好的市场前景。因此,在早期阶段,有必要对药物研发全过程中的每个阶段都进行药物经济学研究与评价。由此在完成药物研发的各阶段性工作后,在考虑安全性、有效性的同时,根据药物经济学研究与评价的结论,做出是否继续下一个阶段研究的选择。

三、在临床医疗决策中的作用

药物经济学研究可为临床医疗决策提供指导。在药物经济学指导下,医院合理用药的标准由安全、高效向安全、高效、经济方向转变,用药的安全性、有效性和经济性将处于同等重要的位置。在临床医疗实践中树立和推广经济学观点，掌握经济学评价方法，可实现有限医疗资源的最优使用。

药物经济学研究旨在寻求最佳药物治疗方案，以期充分提高药物治疗价值。2021年，为进一步贯彻落实国家关于健全药品供应保障制度的决策部署，促进药品回归临床价值，国家卫生健康委办公厅发布《药品临床综合评价管理指南（2021年版试行）》（简称《管理指南》），主要用于遴选疾病防治基本用药、拟定重大疾病防治基本用药政策、加强药品供应管理等决策目的，组织开展药品临床综合评价活动。药品临床综合评价是评价主体应用多种评价方法和工具开展的多维度、多层次证据的综合评判。评价主要聚焦药品临床使用实践中的重大技术问题和政策问题，从安全性、有效性、经济性、创新性、适宜性、可及性6个维度开展科学规范的数据分析与综合研判，提出基本用药供应保障与使用的政策建议。其中，经济性评价综合运用流行病与卫生统计学、决策学、经济学等多学科理论及方法，分析测算药品的成本、效果、效用和效益等。同时，强化增量分析及不确定性分析，必要时进行卫生相关预算影响分析，全面判断药品临床应用的经济价值及影响。根据药品决策的具体需求，可选择开展成本-效果分析、成本-效用分析、成本-效益分析、最小成本分析等，在条件允许的情况下优先推荐开展成本-效用分析。充分利用基于二手证据的系统评价结果及真实世界中的治疗模式构建分析模型，重视基于我国人群循证结果的经济性研究，选择最佳可获得数据作为模型参数。

（刘稳、陈文）

参考文献

［1］陈文，刘国祥，江启成. 卫生经济学［M］. 4版. 北京：人民卫生出版社，2017.

［2］孙利华. 药物经济学［M］. 4版. 北京：中国医药科技出版社，2019.

［3］张方，郭莹，李九翔. 药物经济学应用与案例［M］. 北京：化学工业出版社，2018.

［4］T/CPHARMA 003 - 2020. 中国药物经济学评价指南2020［S］. 北京：中国药学会，2020.

［5］DRUMMOND M F, SCULPHER M J, CLAXTON K, et al. Methods for the economic evaluation of healthcare programes [M]. 4th ed. New York: Oxford University Press, 2015.

[6] FELDER S, MAYRHOFER T. Medical decision making: a health economic primer [M]. Berlin: Springer Press, 2017.

[7] ISPOR. Outcomes Research Guidelines Index [DB/OL]. [2021 - 11 - 30]. https://www.ispor.org/heor-resources/moreheor-resources/outcomes-research-guidelines-index, /2018 - 6 - 31.

[8] ISPOR. Pharmacoeconomic guidelines around the world [DB/OL]. [2021 - 11 - 30]. https://tools.ispor.org/peguidelines/.

[9] MCPAKE B, NORMAND C, SMITHH S, et al. Health economics — an international perspective [M]. 4th ed. New York: Routledge, 2020.

[10] NEUMANN P J, SANDERS G D, RUSSELL L B, et al. Cost-Effectiveness in health and medicine [M]. 2nd ed. Oxford: Oxford University Press, 2017.

[11] POWERS J H 3rd. PATRICK D L, WALTON M K, et al. Clinician-reported outcome assessments of treatment benefit: report of the ISPOR clinical outcome assessment emerging good practices task force [J]. Value Health, 2017,20: 2 - 14.

第八章

医院经营的经济分析

第一节 概 述

一、基本概念

（一）经营的概念

经营（management），泛指经营经济事业或经济实体。经营管理的概念来源于企业管理，企业在市场经济条件下，进行以"效益为中心"的全面统筹和管理运转，把计划、生产或服务、业务管理、经济管理、质量管理、市场营销等各种组织功能有机地结合起来，以追求最佳的社会效益和经济效益。

不仅是以营利为目的的企业单位需要经营，非营利性的事业单位作为经济实体也需要经营。我国的公立医院是政府差额补贴的公益性的事业单位，公立医院以社会效益为最高准则，但也必须通过高水平的管理措施提高经济效益和效率，搞好经营管理，才能够保证医院的正常运行。我国医院过去在计划经济的条件下运行，缺乏经营管理的机制，即使在市场经济条件下也凭借供方主导地位而忽视经营管理。在医疗保险的环境下，在城市医疗卫生服务供应过剩的条件下，医院必须注重经营管理，以适应市场经济的要求，适应医疗保险的新环境。

（二）医院经营型与非经营型管理模式的区别

医院经营型与非经营型两种管理模式的区别如下。

1. 管理体制的区别　经营型管理体制需要授予医院经营自主权，医院内部也需要实行院科两级核算制度；而非经营型管理则是从上到下集权的计划管理体制。

2. 资源配置的区别　经营管理模式的医院资源配置的特点,是资源渠道多元化,并以市场配置为主,配置的标准是医疗产出的质和量;非经营型管理模式主要由国家财政预算向医院进行计划分配。

3. 管理手段的区别　经营型管理模式综合采用多种方式进行管理;而非经营型管理则是单一的行政管理手段。

(三) 医院经营管理与经济管理、财务管理的关系

医院经营管理与经济管理、财务管理有不可分割的联系,但也有职能上的区别,其关系如下。

医院财务管理是利用货币形式对财务收支进行综合管理,即"现金簿记"。经济管理则是以财务管理为基础,制定经济活动目标,对单位全部经济活动进行协调、控制和决策管理,它是在经济领域比财务管理高一个层次的管理职能。

经营管理职能比经济管理更广泛,被称为"现代经营管理之父"的亨利·法约尔(Henri Fayol)提出了经营的 6 种职能: 技术活动、面向市场、财务活动、安全活动、会计活动和管理活动。

二、医院经营准则

无论企业单位还是事业单位都需要经营,但经营的方向和目的各不相同。企业经营目的是盈利,其中,国有企业的盈利目的是以为国家积累财富为宗旨;私营企业的盈利目的是追求私人利润的极大化。医院经营则以在有效的资源条件下,最大限度地、合理地满足人民群众多层次医疗保健需求,保护社会劳动力,提高社会人群健康水平和生命质量为目的。无论是营利性医院,还是非营利性医院,在从事经营活动过程中要切实遵循以下经营准则。

(一) 质量第一的准则

医院服务的对象是人,其目的是治疗疾病,维护和提高患者的健康水平。因此,医院在经营中必须把确保医疗服务质量放在首位,在此基础上有效利用卫生资源,提高医院的经济效益。

(二) 以"生产力标准"为评估经营成果的准则

对医院一切经营活动而言,其经营成果的评估都必须以生产力标准为准则,即医院经营成果要以保护社会生产力的效果和增强医疗生产力的绩效作为评估标准。

（三）以追求两个效益统一的综合效益为经营准则

医院在经营过程中，既不可片面追求经济效益，又不能忽视卫生资源的利用效率，应当注意社会效益和经济效益的统一。社会效益是医院经营的主要目标，经济效益是社会效益的保障。

（四）全员经营准则

医院的经营是一个系统工程，在诸项生产要素中，人力资源是最积极的因素。因此必须增强全员经营意识，使物质利益和增强全员凝聚力紧密结合起来，充分调动全员的积极性。

（五）内涵发展的准则

医院经营应避免过分追求高投入、高消耗的粗放型发展模式，应当更多地从医院内部的技术、管理改革入手，提高经营效率，注重内涵发展，走优质、低耗、高效的经营发展道路。

三、医院经营结构

医院是以医疗业务为中心的经济实体，医疗业务是主营业务，其由5个方面的经营活动构成。

（一）医疗资源经营活动

主要是指医疗资源的筹集、积累和投入。医疗资源包括资金、建筑、设备、药品、器械、物资及卫生人力资源、科技资源、信息资源等。医疗资源经营活动目标就是谋求医院的发展和增强经济活力与科技实力。

（二）医疗生产经营活动

主要包括开拓医疗服务市场、完善医疗服务功能、发展医疗服务项目、开展医疗公关活动、改善服务流程和服务态度、提高医疗服务质量、提高社会信誉等。

（三）医疗产出经营管理

在医院的经营结构中，是否重视和完善医疗产出管理，是衡量其经营结构的完善性和经营管理水平的主要尺度。医疗产出管理是指包括医疗产出病例组合、产出档次、产出数量和质量及其产出的货币价值与非货币价值的综合性管理。

(四) 医疗消费及消耗经营管理

医疗消费是指医疗活动的全部消费水平,医疗消耗单指医院的资源消耗,两者有联系又有区别。

医疗成本负担具有双重性,一方面成为服务对象和国家的经济负担,另一方面也可能是医院自身的经济负担。在医疗价格与价值背离的情况下,医疗成本负担首先表现为医院的经营压力,但医院和医务人员可能利用其医疗消费的垄断地位,通过诱导消费,把经济负担转嫁给国家、社会和患者,这就必然导致医疗资源的浪费。因此,掌握医疗消费和消耗水平是搞好医疗经营活动的关键。

(五) 医院收益分配管理

医院收益分配是医院经营管理的经济杠杆,又是关系到医院合理经营及调动职工经营积极性的敏感问题。医院收益包括市场收益、计划补偿收益及其他收益。其分配方向有三个方面:一是活劳动消耗的补偿性分配;二是维持简单再生产的物化劳动消耗补偿性分配,三是扩大再生产的资源积累性分配。

四、医院经营机制

医院经营机制,是在经营活动中,医院与外界各经营单位之间以及医院内部各子部门和经营环节之间的相互联系构成的经营关系和因果关系,以及全部因果关系所产生的客观效应的总和。

(一) 经济补偿机制

经济补偿机制是任何一种经营活动中最基本的经营机制。医院不断地消耗人、财、物等各种资源,提供医疗服务,需要同步地得到补偿,同时需要积累事业发展的基金。不同的补偿模式和补偿水平,就形成不同的补偿机制。

我国医院目前的经济补偿基本上是预算型和经营型的复合模式,前者指政府财政补贴,属计划补偿,后者是通过医院的经营活动,从医疗市场上得到经济补偿。

完善的经济补偿机制,一方面涉及经济管理体制、宏观卫生政策、医疗价格政策、医疗保险政策等外在决定因素;另一方面,也涉及医院本身的经营意识、经营策略及各个经营环节的相互关系。在医药体制改革的基础上，医疗价格政策的改革势在必行，完善经济补偿机制是医院经营管理必需的、首要的外部环境。

（二）经营竞争机制

医疗市场是一个特殊的市场，不同于一般的商品市场。医院间，在医疗服务质量、医疗技术发展、医疗价格和收费、医疗市场开拓等方面，必然有一定程度的具有约束条件的经营竞争。

医院的竞争机制有良性、恶性之分，形成良性竞争机制必须满足三个约束条件：一是公平竞争；二是竞争手段必须有法律、法规和道德的约束；三是以质量竞争、科技竞争和效率竞争为目标。经营需要良性竞争，竞争促进经营。

（三）分配激励和经营动力机制

医院经营需要有强劲而持久的经营活力，其关键是人才的积极性，而积极性的取得，又和利益分配机制紧密地联系在一起。利益分配包含工资、奖金、福利、职称晋升和其他精神激励等。分配激励机制和动力机制，必须通过完善的责、权、利统一的机制，实现效率优先，兼顾公平，切实打破"平均主义"。

（四）自我约束机制

医院的经营活动必须置于国家法律、社会规范和经营者的自我约束条件下，否则就步入无序经营的状态。自我约束机制，包括职业道德的自我约束、遵纪守法的自我约束、信守合同等经营交往规范的自我约束等。

（五）质量保证机制

在医院的经营机制中，必须包括质量保证机制。社会、政府对医院的有关政策、法规、监督和管理构成了质量保证的外部因素，医院自身的质量管理体系则是质量保证的内在因素。

五、医院经营模式

所谓医院经营模式，是从全局和长远的战略高度来看，如何进行医院经营管理，主要指经营目的、方向，经营规范和经营方式。

根据经营目的，分营利性和非营利性医院。所谓营利性经营模式，是指其经营以追求利润极大化为目的，其经营战略及经营决策完全从盈利出发，客观上也满足了部分人群的医疗需求。而非营利性医院经营模式，其经营目的是追求以社会效益为最高准则的综合效益,经营目的和宗旨是满足人民群众的医疗需求。

医院营利性与非营利性经营模式的区别,关键并不在于医院的实际经营结果有无一定的结余或亏损,主要区别有以下两个方面:一是非营利性经营的医院其结余资金只限于用在医疗资源积累和扩大再生产,而不是为私人的资本增值,也不成为投资者(包括股份制的股份持有者)的红利。而营利性医院的利润,则更多地为私人所有,或成为股东的红利。二是非营利性医院虽然也重视经济效益,但以社会效益为最高准则,因此能获得国家减免税收等政策优惠。而营利性医院,没有盈利率的限制和约束,国家则通过征收税收等政策来实现对其的经济制约。

六、医疗服务市场的特征

谈到医疗服务市场,或许会有许多的争论。但无论如何,医疗服务市场的存在是客观事实。在医疗服务的供求关系中,医疗服务所需商品和药品、医用品等以及医疗技术劳务的有偿供求交换关系,形成了服务供应和有支付能力需求的货币交换关系。医院的大部分收入是通过医疗服务所获得的,在其中充满了市场经济的经营活动。

但毫无疑问,医疗市场是一个特殊的市场,与其他市场有一些区别,表现如下。

一是医疗市场的供需关系具有特殊的双重属性。医疗服务的供需双方,不仅具有供需市场关系,同时也是人道主义的救死扶伤的服务关系。因此,在承认医疗服务具有商品交换属性的同时,也必须妥善处理其与医学伦理的关系。

二是医疗市场是特殊的卖方市场。医院和医务人员与患者的关系,不同于一般的供求关系,由于信息的不对称,供方提供服务具有一定的垄断性。即使患者可以选择供方,但供需关系一旦建立,必然形成供需之间的决定与服从关系。

三是医疗市场的供需关系具有特殊的综合性。在一般的市场供需关系中,有物质产品关系、服务产品关系等,而医患关系,是将物质商品通过技术劳务,并与情感交流相结合融为一体的综合性供需关系,并不应该成为简单而无情的金钱关系。

四是医疗市场具有多层次、多方面的特殊制约性。即使在自由市场为主的美国，医疗服务都在一定范围内具有一定程度的社会福利性质。在任何一个国家，政府、社会都不同程度地对医疗资源配置、市场价格和医疗消费水平采取种种调控措施，从而构成对医疗市场运行的多层次、多方面的制约环境。医疗服务的市场导向和计划调控，是相互结合的，而不应该相互排斥。

由此可见，医疗市场是一种特殊的市场，是一种不完全竞争的市场。这有助于避免认识的一些"误区"，如仅仅强调医院的福利性，单纯推行市场化，这两种倾向都不利于医院的健康发展。

第二节　医院计划与市场营销

一、基本概念

计划和市场营销是医院组织对环境的基本应对，是医院经营管理的重要组成部分。市场营销的概念源于企业管理，指的是产品服务的促销和广告等，市场营销和计划却是紧密联系的组织功能。广义的市场营销，包括服务人群、产品、价格、地理位置、信誉和宣传以及公共关系。在医院管理的场景下，产品是指医院提供的医疗服务、服务种类和服务方式等；价格是消费者支付的医疗费用；地理位置是指医疗服务覆盖的范围，以及使产品更具吸引力的位置和舒适感；信誉和宣传则是指广告、公共关系和各种形式的沟通等。

二、基本步骤

医院的计划和市场营销是一系列的过程，其主要步骤如下。

（一）市场分析

市场分析是首要的步骤，包括外部环境评估（environmental assessment）和内部评估（internal assessment）。不论是外部评价还是内部评价，都应该是全面和有用的评估。不应该遗漏任何一个因素，同时要在限定的时间和限定预算等条件下，尽可能地收集必要的数据，并将得到的相关数据转化成决策者可理解的、有用的信息。

外部环境的评价有助于进行策略计划,明确认识组织的潜在威胁和机遇。评价外部环境包括如下。

(1)宏观环境:包括组织运转所处的特殊外部环境,比如:全球经济、产业趋势、国家和地方的经济发展指标、医院趋势等。

(2)法规环境:包括最近和期望的对医院组织有影响的法律、法规和重大政策等。

(3)经济环境:包括市场服务买方(国家、企业和个人)的经济状况和变化特点等。

(4)社会环境:包括人群的公共卫生状况,贫穷、营养不良、吸烟等行为因素对健康的影响,人群人口学特征及变化趋势,消费者和购买者的态度等。

(5)竞争环境:包括调查和评估向同一地区或某一目标人群提供相同或相近服务的医院的优势和不足,充分了解市场的变化,以及需求预测等。

(6)技术环境:包括药品、基因和高科技设备的最新进展评估,临床服务的趋势,也包括组织人员的知识、技能和才干。

外部环境的评估是为了组织今天和将来更好地在市场中生存和发展,所以需要用一些特定的方法学去做预测。但是,即使是最完善的外部环境信息,也不可能实现完美的预测。事物本身发展的偶然性和不确定性,人类认识客观事物的有限性,决定了预测只是向决策者提供最好的信息。

内部评价则可以帮助医院的领导摸清组织的优势和不足,同时结合外部评价的威胁和机遇信息,产生组织的市场新策略。在内部评价中,必须考虑以下各方面。

(1)管理:包括管理层次、管理分工、管理人员的能力等。

(2)人力资源:包括人员配备、人员资格认证、技术水平等。

(3)财务系统:包括固定资产预算、日常运转费用开支预算、项目可行性论证、经济评价等。

(4)市场:包括服务对象的特征分析,如付费来源、人口学特征、疾病的急缓等,转诊程序,目前服务利用的现状和水平,服务提供的渠道和方式,改进技术,成功的可能性等。

（5）临床系统：包括服务产出的结构、数量和质量评价，水平和垂直一体化，现有技术水平，医生的技能和知识等。

（6）组织结构：在组织层次中综合分析人力资源、技术、市场和管理等。

（7）组织文化：组织文化可以通过激励员工学习等有益行为，从而提高组织绩效的作用已逐渐在各项研究中被证实，组织文化的评价有助于建立一种价值体系和行为期望准则，以利于组织目标的实现。

（8）信息系统：包括评价信息系统综合评估财务、临床和市场信息的能力，在国内信息系统为管理决策提供信息的能力有待加强。

（9）后勤支持系统：包括后勤支持服务的供应能力、成本、质量及后勤外包服务的竞争状态等。

（10）领导能力：包括评价组织高层和管理执行层领导的领导才干。

所有以上的内容需要收集定量和定性数据，同时面对信息，决策者也必须具备一定的判断和决策的能力。综合外部和内部评价，将形成对组织的 SWOT（strength，weakness，opportunity，threat）分析，即优势、不足、机遇和威胁。

（二）确立医院的宗旨和目标

医院组织的宗旨是为人民群众提供优质高效的医疗保健服务，在具体的不同医疗机构中，则有具体的目标，如服务的主体人群、服务的项目和层次等。组织的宗旨和目标，一般比较恒定；但环境的变动，如人口、技术、竞争等因素的变化，要求组织的宗旨和目标作适时的修订。

（三）长期计划

有人把"长期计划"形象地比喻成 3 个组成部分：一个过程、一本书和一个图书馆。所谓"过程"是指收集、散布、测试和评价将来可能性的所有活动。"书"则是指长期计划，是将使命和目标具体化，如医院的决策等。"图书馆"则是支持决策的具体文件和信息等。

（四）捕捉机遇

面对不断变化的环境，医院的管理者必须有捕捉瞬息即逝机遇的能力，以获得医院发展的良机。对于机遇，有策略性反应和项目性反应两种。

策略性反应（strategic responses），一般是对医院外部特殊事件的反应,时间性很强,影响广,往往需要调整医院的使命和目标,改变管理体制、医院结构、医生和医院的行为等。如主要服务的增减、扩容或替代、机构合并等。

项目性反应(programmatic responses),一般是对医院内部部门事件的反应,因此量多,影响范围有限。

(五) 项目计划

项目计划是医院管理者制定的短期行动计划,它必须明确为什么做,做什么,谁做,什么时候做,在什么范围做,做给谁,怎么做等基本信息。

医院可开展的项目计划很多,但不妨注意以下几点。

(1) 围绕病人、改革和竞争为中心进行组织的功能重组、重建、新建。

(2) 调整服务内容、服务模式和服务结构,以适应环境的变化。

(3) 业务收入结构向健康方向调整,尽量和社会的要求合拍。

(4) 注重资源配置的经济效益。

(5) 强调发挥人的主观能动性,用物质和精神相结合的目标管理方式改善工作效率。

(六) 评价择优

项目计划应该有两个以上的方案,这样可以通过评价,选择更佳的方案。在评价方案时,可以从项目计划与使命、长期计划的相关性、项目效益、市场和需求、成本和资源、财务、时机、执行和评价等方面进行综合评价。

(七) 信誉宣传和沟通

面对竞争的市场环境,医院也必须注重市场的占有率,不仅要巩固已获得的医疗市场,更需要开拓新的医疗市场。市场营销的手段包括形象宣传、服务展示、公益活动、优惠价格、社会各界的沟通和协调等。医院应注重与病人和社会团体建立必要的沟通渠道,保证信息双向流动畅通,医院及时对各种信息进行收集,尽快做出反馈。医院可以发挥社会舆论的作用,从社会立场监督医院、医务人员的经营、医疗活动,同时医院又可借助其影响反映医院发展的阻力和不利因素,主动争取社会的理解、认同和支持。

三、政策环境变化对医院经营的影响

国家发改委在 2006 年《关于进一步整顿药品和医疗服务市场价格秩

序的意见》规定：县及县以上医疗机构销售药品，以实际购进价为基础，顺加不超过 15％ 的加价率作价，在加价率基础上的加成收入为药品加成。2012 年 4 月，国务院办公厅印发《深化医药卫生体制改革 2012 年主要工作安排》的通知，通知声明公立医院改革将取消药品加成。取消药品加成政策实施后，医院收入由原先的三个收入来源渠道变成医疗服务收入及财政补助两个渠道。按照 2017 年政府工作报告承诺，我国全面推开公立医院综合改革，于 9 月底前全部取消药品加成，除中药饮片外的药品实行零差率销售。取消药品加成减少的合理收入，主要由调整医疗服务价格进行补偿，并做好与财政投入政策的衔接，推动破除"以药补医"，建立符合医疗行业特点的新型补偿机制。

　　以上海市的药品加成比例降低调整为案例进行分析。上海市自 2015年 12 月起启动第一轮降低药品加成和调整医疗服务项目价格改革，相继实施了降低药品加成率 5％、调整 42 项和 48 项医疗服务项目价格，此后又经历了两次降低药品加成率及医疗价格调整，实现了药品零加成对医院经济运行的过渡和调整期。为了解药品加成取消及价格调整对医院经营的经济性影响，上海申康医院发展中心分析了两次政策调整对 24 家市级医院收入的影响。2016 年 3 月起，三项政策开始同步影响市级医院收支运行。

（一）总体收入变化

　　上海申康医院发展中心下属的市级医院包括上海市第一人民医院、第六人民医院等 9 家医院；中医类医院包括市中医医院、龙华医院、曙光医院及岳阳医院；专科医院包括公共卫生临床中心、胸科医院、肺科医院等 11 家医院。2016 年 3 月因价格调整增加收入与降低药品加价率减少收入的比例为 85.5％，其中第二批 48 项项目价格调整的增加收入与减少收入的比例比第一批高出近 20 个百分点，主要因第二批调价以诊查费、床位费等服务量较大的项目为主。因综合类医院药占比相对较高，其因降药减少收入最多，达 3 772.66 亿元。中医类医院，收支补偿比例最高达96.6％，主要是因为保留中药饮片加价政策。专科类医院因降低药品加价率减少收入 1 269.98 万元，因调价增加收入 1 107.55 万元，与减少收入的比例为 87.2％，其中：第一批调价为 41.6％，第二批调价为 45.6％，略高于综合性医院，主要原因是药占比相对低，受政策影响较小（表 8－1）。

表 8-1　2016 年 3 月因调价及降低药品加成对上海市 24 家市级医院收支影响情况

医院类型	因调价增加的收入（亿元）	增加收入中因第二批调价增加的部分（亿元）	因降药加价减少的收入（亿元）	增加收入与减低收入的比例（%）
综合类医院	3 095.72	1 901.42	3 772.66	82.1
中医类医院	942.59	715.21	975.73	96.6
专科类医院	1 107.55	579.11	1 269.98	87.2
市级医院	5 145.86	3 196.62	6 018.37	85.5

（二）影响及成效

分析了第一轮三项政策的实施存在时间延迟，且医院之间医疗结构和专科特色有差异，部分医院医疗服务项目价格补偿暂时无法一步到位，对此，上海申康医院发展中心作为行使出资人的职权，配合市财政局实施改革过渡期补助政策，根据"部分预拨、年中评价、隔年清算"原则，对因改革减支明显，且药占比符合改革导向的医院，实施了财政补助预拨，以确保医改政策对医院经济运行影响最小化的基础上，稳步推行。从取消药品加成政策实施至 2018 年末，经历三轮医疗服务价格调整，24 家市级医院因取消药品加成累计减少收入 49.71 亿元，其中 2018 年全年减少20.93 亿元。前三轮调整医疗服务价格政策实施起至 2018 年末，市级医院因调价累计增加收入 51.10 亿元，其中 2018 年度增加收入 23.21 亿元，前三轮调价增加收入对取消药品加成减少收入累计补偿率为 102.8%，其中：2018 年 1—12 月调价补偿率为 110.9%，综合类、中医类、专科类医院调价补偿率分别为 109.6%、86.6%、131.0%，除公共卫生临床中心由于学科特点原因药占比相对较高，调价补偿率依旧偏低（仅为 51.3%）以外，其余大多数医院通过自身经营管理已基本消化取消药品加成带来的影响。

第三节　医院经营的经济分析

医院经营的经济分析是指医院经营活动所取得有益结果与消耗资源总量的比例，即"成果与消耗之比""产出与投入之比""所得与所费之比"。

其目的是分析医疗资源投入的效益，提高医疗资源利用效果；分析经营效益水平及其影响因素，为经营决策提供客观依据；分析经营效益结构，改善医疗服务效果；对医院建设项目、仪器设备购置和技术开发项目进行成本-效益分析，为经营决策提供科学依据。医院经营的经济分析常使用如下几种方法。

一、资金流量的静态分析法

静态分析法是指不考虑资金的时间价值的技术经济分析方法。在运用静态分析法时，不计算成本的利息，也不对效益进行贴现，直接使用支出与收入的转流额计算。常用的有下列几种方法。

（一）投资回收期法

投资回收期法是假设用规划的全部收益去偿还初始投资，计算出需要偿还的年限。因此，投资回收期越短，说明偿还投资的时间越短，经济收益愈好。投资回收期的计算公式如下

$$T = I/N$$

其中，T 为投资回收期（年）；I 为初始投资，包括固定资产投资、专利费用、培训费用等，但不包括流动资金；N 为年收益，即每年的净收益。

在应用这种方法时，由于对投资和收益可能有不同的理解，会产生对于同一规划或项目，因采用的投资与收益的基准不同，计算得到的投资回收期也不同。所以，在用投资回收期法评价不同备选方案的经济效果时，必须采用统一的标准来计算投资额和收益额。在计算收益时，一般是指每年的净收益，如果项目投产后各年份收益额相同时，可用投产后的年收益计算；如果各年份的收益额不同，可把各年份的收益额顺序相加，当相加的和等于初始投资额时，这个累计年限数就是投资回收期；也可先求出规划经济寿命期内的平均年收益，再计算投资回收期。

投资回收期法概念明确，计算简便，对于从加速资金周转的角度来研究问题不失为一种有用的方法。但由于这种方法没有考虑资金的时间价值问题，因此存在着一些缺点：

（1）没有考虑投资回收期以后的收益；

（2）没有考虑投资规划的使用年限；

（3）没有考虑投资规划使用年限结束后的残存价值；

（4）没有考虑将来的更新或追加投资的效果。

由于投资回收期法存在这些缺点，所以在用这种方法进行方案的选择时，不是可靠的依据，只能作为一种辅助的方法。

（二）简单投资收益率法

简单投资收益率法是一种简单的技术经济学评价方法，简称投资收益率法。投资收益率为净收益除以初始投资额的百分率。可用投资收益率的大小来判断不同备选方案经济效果的大小。其计算公式如下

$$P = N/I \times 100\%$$

其中，P 为投资收益率；N 为净收益；I 为初始投资。

可见投资收益率越大，或投资回收期越短，经济收益就越好。但到底投资收益率应该多大，投资回收期应该多长才算是可行方案呢？应该确定一个参考值。参考值应根据国民经济各部门的特点及技术发展水平来制订。据国外经验，工业部门的投资收益率一般不应小于 $0.15 \sim 0.30$，这相当于回收期不超过 $3 \sim 7$ 年。对于有些部门，如交通运输等部门，可以规定得宽一些，一般投资收益率不小于 0.1，投资回收期不超过 10 年。如果是公共福利部门或公益部门，如卫生事业，其标准可以进一步放宽。

由于投资回收期法也没有考虑资金的时间价值，所以在对方案进行技术经济评价时，投资方案必须具备以下条件：一是投资所获年收益额在整个经济寿命期内是一定的；二是限于短期的投资方案，而且投资后连续发生收益；三是两个以上的方案进行比较时，除要满足上述两个条件外，各备选方案的使用年限要基本相同。可见，要同时满足这些条件是很困难的，因此，用投资收益率法进行方案的经济评价时存在以下缺点。

（1）由于没有考虑资金的时间价值，故不能反映出早期取得收益的优点；

（2）没有考虑投资方案在整个使用年限内的全部收益额；

（3）没有核算将来的更新或追加投资的效果。

（三）多方案的比较法

在进行两个以上的方案比较时，可认为在方案的整个使用年限内费用总额最小的方案为最好的方案。计算公式如下

$$Kn + To \times Cn = 最小$$

或 $$Cn + En \times Kn = 最小$$

其中，Kn 为每个方案的投资费用；Cn 为相应方案的年度经营费用；En 为定额投资收益率；To 为定额投资回收期。

假设有 3 个投资方案，它们的投资费用和年经营费用的数据如表 8-2，设定额投资回收期为 10 年，定额投资收益率为 0.1，试问哪一个投资方案的经济收益最好？

表 8-2　各方案的投资与年经营费用比较

方案	投资费用（万元）	年经营费用（万元）
1	1 000	1 200
2	1 100	1 150
3	1 400	1 050

方案 1：　　1 000+10×1 200=13 000（万元）
　　或　　1 200+0.1×1 000=1 300（万元）
方案 2：　　1 100+10×1 150=12 600（万元）
　　或　　1 150+0.1×1 100=1 260（万元）
方案 3：　　1 400+10×1 050=11 900（万元）
　　或　　1 050+0.1×1 400=1 190（万元）

经计算后可见，方案 3 的费用总额最小，经济效果最好，因而是最优方案。

静态分析法中的投资回收期法和投资收益率法的计算简便，容易理解和掌握。但是，由于它们没有考虑资金的时间因素，特别是没有考虑使用期这一时间因素，所以仅用它们作为比较各方案优劣的唯一依据，往往会导致错误的结论，故这两种方法只能作为选择方案的参考依据之一。

(四) 本-量-利分析

又称保本量分析。它分析研究成本、服务数量、收入与利润之间的关系，它有利于把握服务量和单位盈利之间的关系，超过保本点后的服务量所提供的边际贡献就是利润。

$$保本服务量 = \frac{固定成本}{单位业务收入 - 单位变动成本}$$

对医疗服务项目、新仪器设备等,均可利用该损益平衡模型,进行决策分析。如,某一服务项目的月固定成本为 12 000 元,每次服务的变动成本为 10 元,收费价格为 15 元,保本服务量为 2 400。若月实际服务量超过 2 400 次,则可以盈利,低于保本点,则亏损。

二、现金流量的动态分析法

动态分析法是指考虑资金的时间因素的一种技术经济分析方法。因此,在进行分析时需要把在不同时间里发生的效益和成本都计算成某一相同时间的现在值或将来值。

(一) 现值对比法

现值对比法是最常用的现金流量对比方法,它是将各种备选方案未来的现金流量转化为现在某一时间点的货币值后,再进行对比的一种评价方法。现值对比法有三个基本成分:现金数量、时间和利率(或贴现率)。

净现值是指现金流入现值总额减去现金流出现值总额,所剩下的余额,叫作净现值,用 NPV 表示。

假设有两台仪器设备,均可在 3 年内完成某种相同的医疗任务。初始投资和以后每年的收益见表 8-3。折现率为 8%。

表 8-3　两台仪器设备的现金流量

年份	设备 1 的现金流量（元）	设备 2 的现金流量（元）
0	-9 000	-14 500
1	4 500	6 000
2	4 500	6 000
3	4 500	8 000

设备 1 的净现值为

$$NPV = -9\,000 + 4\,500(P/A, 0.08, 3)$$
$$= -9\,000 + 4\,500 \times 2.577\,0$$
$$= 2\,597(元)$$

设备 2 的净现值为

$$NPV = -14\,500 + 6\,000(P/A, 0.08, 2) + 800(P/F, 0.08, 3)$$
$$= -14\,500 + 6\,000 \times 1.783\,2 + 8\,000 \times 0.793\,8\,3$$
$$= 2\,550(元)$$

经计算可知，这两个方案均能满足 8% 的收益率，且净现值几乎相等，所以两个方案没有差异。

要注意，在运用基本现值对比法进行方案的比较时，各备选方案的寿命周期必须相同。

(二) 内部收益率对比法

内部收益率(internal rate of return IRR)对比法是建立在现值对比法的基础上，是通过比较使备选方案现金流量的现值(或净现值)等于零的那个收益率的大小来进行方案选择的方法。由于这个收益率只是以方案的现金流量为根据，而不考虑其他外部影响因素，所以称为 IRR。

就一个方案来说，在资金一定的情况下，总希望 IRR 越大越好，至少不应低于最低的期望收益率。对于多个备选方案的选择，在资金一定的情况下，以 IRR 大者为优。

因为假设使净现值为零的折现率是 IRR，计算方案的 IRR 可使用试差法和内推法。下面用两个例子来说明具体的计算过程。

假设某医院在今后 3 年内需要某种制剂，有购买和自己生产两种方案供选择。购买的方案：每年需花费 24\,850 元来购进某种制剂。医院自己生产的方案：需要投资 21\,000 元，而且第 1 年需支付生产费用 18\,500 元，以后 2 年支付的生产费用均为 12\,250 元，该投资使用 3 年后不再有残值。试问该医院应该选择哪种方案？

把医院自己生产制剂的方案所节省的购买费，看成是其收益。

现值总支出＝现值总收入

$$21\,000 = (24\,850 - 18\,500)(P/F, i, N) + (24\,850 - 12\,250)(P/F, i, N)$$
$$+ (24\,850 - 12\,250)(P/F, i, N)$$

首先使用试差法求 i 值

当 $i = 0$ 时，$NPV = 10\,550(元)$

当 $i = 20\%$ 时，$NPV_1 = 333.34(元)$

当 $i = 25\%$ 时，$NPV_2 = -1\,404.80(元)$

通过以上的计算,可知 *IRR* 在 20%～25% 之间,*IRR* 的确切值要用内推法来求。计算公式如下

$$IRR = I_1 + (I_2 - I_1)\left(\frac{NPV_1 - NPV}{NPV_1 - NPV_2}\right)$$

将有关数据代入公式得

$$20\% + 1\% = 21\%$$

$$IRR = 20\% + (25\% - 20\%) \times \left[\frac{333.34 - 0}{333.34 - (-1\,404.80)}\right]$$

通过内推法求得该方案的 *IRR* 为 21%。当医院对投资的期望收益率小于 21% 时,该方案是可取的;但当医院的期望收益率大于 21% 时,自己投资生产制剂的方案就不可取了。

三、医院财务收支分析

分析医院的财务收支对于医院的经营管理具有重要的意义。

(一)医院收入结构分析

根据《中国卫生健康统计年鉴(2020 年)》,2019 年全国共 11 465 家公立医院,其中一级医院 2171 家,二级医院 5 838 家,三级医院 2 372 家。全国平均每所公立医院的总收入 27 552.1 万元,同比增加 12.2%(2018 年 24 182.9 万元);支出合计是 26 271.7 万元,同比增加 10.4%(2018 年 23 546.7 万元)。一级医院平均每所医院总收入为 1 486.6 万元,其中:财政拨款为 356.2 万元,占总收入的 24.0%;医疗收入为 1 063.8 万元,占 71.6%;药品收入 315.2 万元,占医疗收入的 29.6%;科教及上级补助收入 1.4 万元,占 0.1%;其他收入为 36.1 万元,占 2.4%。二级医院平均每所医院总收入为 14 073.2 万元,其中:财政拨款为 1 853.5 万元,占总收入的 13.2%;医疗收入为 11 907.4 万元,占 84.6%;药品收入 3 919.8 万元,占医疗收入的 32.9%;科教及上级补助收入 8.9 万元,占 0.1%;其他收入为 198.3 万元,占 1.4%。三级医院平均每所医院总收入为 96 092.7 万元,其中:财政拨款为 7 753.4 万元,占总收入的 8.1%;医疗收入为 85 714.1 万元,占 89.2%;药品收入 27 363.7 万元,占医疗收入的 31.9%;科教及上级补助收入 538.0 万元,占 0.6%;其他收入为 1 334.6 万元,占

1.4%,见表 8 - 4。

表 8 - 4　2019 年全国不同级别公立医院的平均收入构成分析

（单位：万元）

项目	医院级别			公立医院
	一级医院	二级医院	三级医院	
机构数(个)	2 171.0	5 838.0	2 372.0	11 465.0
平均每所医院 财政拨款收入	356.2 (24.0%)	1 853.5 (13.2%)	7 753.4 (8.1%)	2 670.0 (9.7%)
平均每所医院 医疗收入	1 063.8 (71.6%)	11 907.4 (84.6%)	85 714.1 (89.2%)	24 159.9 (87.7%)
平均每所医院 其中药品收入	315.2 (29.6%)	3 919.8 (32.9%)	27 363.7 (31.9%)	
平均每所医院 科教收入	1.4 (0.1%)	8.9 (0.1%)	538.0 (0.6%)	116.4 (0.4%)
平均每所医院 上级补助收入	17.6 (1.2%)	31.8 (0.2%)	59.7 (0.1%)	33.3 (0.1%)
平均每所医院 其他收入	36.1 (2.4%)	198.3 (1.4%)	1 334.6 (1.4%)	388.6 (1.4%)
合计	1 486.6 (100.0%)	14 073.2 (100.0%)	96 092.7 (100.0%)	27 552.1 (100.0%)

注：资料来源于《中国卫生健康统计年鉴(2020)》。表中"公立医院"包含未定等级的医院。

可见,各级医院的总收入中,以医疗收入的比重为最高,医疗收入中药品收入占 30%;各级医院相比,医疗收入占比最高的是三级医院,占89.2%,其次是二级医院,占 84.6%,最低是一级医院,占 71.6%。各级医院财政拨款的比重均较低,从高到低依次是一级医院 24%、二级医院13.2%、三级医院 8.1%。

因 2015 年国家发布指导意见,到 2017 年底城市公立医院的药占比必须下降到 30%以下。随着医疗行为变化,使得各级公立医院的药品使用进一步规范,相比较而言二级医院药品收入占医疗收入比重高的原因,是由于病人检查、治疗做得少,要求开药的多,基本药物在二级医院开展较好。

(二) 医院门诊收入分析

2019 年全国不同级别公立医院门诊收入,挂号总收入为 190.6 万元,占医院门诊收入 0.6%;药品收入为 13 893.3 万元,占 42.0%;手术收入为 858.7 万元,占 2.6%;检查收入为 6 405.8 万元,占 19.4%;治疗收入为 3 732.2 万元,占 11.3%;其他收入为 6 784.6 万元,占 20.5%。药品收入所占比重最大,其次是检查收入和治疗收入(除其他收入外),见表 8-5。

表 8-5　2019 年全国不同级别公立医院门诊收入分析　(单位:万元)

项目	医院级别			合计
	一级	二级	三级	
挂号	3.2 (0.6%)	20.5 (0.5%)	166.9 (0.6%)	190.6 (0.6%)
药品	287.2 (50.9%)	1 814.7 (42.1%)	11 791.4 (41.8%)	13 893.3 (42.0%)
手术	10.7 (1.9%)	88.1 (2.0%)	759.9 (2.7%)	858.7 (2.6%)
卫生材料	13.5 (2.4%)	141 (3.3%)	1 025.7 (3.6%)	1 180.2 (3.6%)
检查	69 (12.2%)	884.3 (20.5%)	5 452.5 (19.4%)	6 405.8 (19.4%)
治疗	84.7 (15.0%)	516.4 (12.0%)	3 131.1 (11.1%)	3 732.2 (11.3%)
其他收入	95.8 (17.0%)	840.4 (19.5%)	5 848.4 (20.8%)	6 784.6 (20.5%)
合计	564.1	4 305.4	28 175.9	33 045.4

注:上表括号内数字是同级医院门诊各类收入的构成比

在不同级别医院中,门诊收入的构成是相似,药品收入占比最大,二、三级医院的检查收入占门诊医疗收入的比例也较高,一级医院主要是药品收入所占比例较高。由此可知,检查项目的现行收费标准对医疗行为有着一定的作用,一级医院门诊中患者配药成为主要就诊目的。

(三) 医院住院收入分析

2019 年全国平均每家公立医院床位总收入为 2 262.5 万元,占住院收入 3.4%;药品收入为 17 821.4 万元,占 27.2%;手术收入为 4 967.1 万元,占 7.6%;检查收入为 6 367.5 万元,占 9.7%;治疗收入为 9 067.5 万元,占 13.8%;卫生材料收入为 13 457.5 万元,占 20.5%;其他收入为

977.4 万元，占 14.9%，见表 8-6。

表 8-6　2019 年全国不同级别公立医院的住院收入情况（单位：万元）

项目	医院级别			合计
	一级	二级	三级	
床位	35.8 (7.2%)	345.9 (4.6%)	1 880.8 (3.3%)	2 262.5 (3.4%)
药品	144 (28.8%)	2 105.1 (27.7%)	15 572.3 (27.1%)	17 821.4 (27.2%)
护理	30.5 (6.1%)	317.4 (4.2%)	1 563.1 (2.7%)	1 911.0 (2.9%)
手术	26 (5.2%)	475.7 (6.3%)	4 465.4 (7.8%)	4 967.1 (7.6%)
检查	43.4 (8.7%)	760.8 (10.0%)	5 563.3 (9.7%)	6 367.5 (9.7%)
治疗	104.6 (21.0%)	1 261.5 (16.6%)	7 701.4 (13.4%)	9 067.5 (13.8%)
卫生材料	28 (5.6%)	956.8 (12.6%)	12 472.7 (21.7%)	13 457.5 (20.5%)
其他收入	86.9 (17.4%)	1 374.1 (18.1%)	8 316.4 (14.5%)	9 777.4 (14.9%)
合计	499.2	7 597.3	57 535.4	65 631.9

注：上表括号内数字是同级医院住院各类收入的构成比

在住院医疗收入中，总体上除了药品收入外，所占比例最高的是卫生材料收入，其次是其他收入、治疗收入、检查收入、手术收入和床位收入等。

在一级医院中，住院医疗收入所占比例最高的是药品收入和治疗收入，手术收入所占比例较低，反映了一级医院收治病人主要以老年病人、慢性病人、需长期用药及简单治疗的病人为主。

在住院医疗收入结构上显示二、三级医院手术病人较多，其中三级医院主要收治危重病人，其手术收入高于二级医院，手术项目收费标准的高低和手术项目之间的比价制订将会对于三级医院收入产生重大的影响。卫生材料费在三级医院占比最高，说明当前三级医院收治的患者负担较多为药品及材料消耗性费用，体现劳务性的治疗手术及检查占比还是不多，仅占 30.8%。

（四）医院的支出分析

2019 年全国平均每家公立医院平均每所医院的支出为 26 271.7 万元，其中：医疗支出为 23 072.0 万元，占 87.8%；药品支出为 7 712.5 万元，占医疗支出的 29.4%，见表 8－7。

表 8－7　2019 年全国不同级别公立医院的支出构成 （单位：万元）

项目	医院级别			平均
	一级医院	二级医院	三级医院	
医疗支出	1 124.0 (77.3%)	11 421.0 (85.3%)	81 597.1 (89.1%)	23 072.0 (87.8%)
其中药品支出	412.7 (28.4%)	4 024.9 (30.1%)	26 731.0 (29.2%)	7 712.5 (29.4%)
其中人员支出	588.7 (40.5%)	4 932.4 (36.9%)	32 240.2 (35.2%)	9 448.8 (36.0%)
财政支出	118.4 (8.1%)	739.0 (5.5%)	3 970.0 (4.3%)	1 242.4 (4.7%)
合计	1 453.7 (100.0%)	13 381.9 (100.0%)	91 582.6 (100.0%)	26 271.7 (100.0%)

由上表得知：药品支出占总支出的比例最高的是二级医院，其次是三级医院、一级医院。一级医院的主要支出是人员支出，占总支出的40.5%。三级医院和二级医院药品支出比例的不同，三级医院专注于疑难危重患者的救治和手术操作。

（五）医院的财务收支平衡分析

2019 年全国公立医院中，一、二、三级医院的总收入与总支出相抵都略有结余，其中三级医院结余最多，其次是二级医院和一级医院，见表 8－8。

表 8－8　2019 年不同级别公立医院的财务收支分析 （单位：万元）

项目	医院级别			平均
	一级医院	二级医院	三级医院	
总收入	1 486.6	14 073.2	96 092.7	27 552.1
总支出	1 453.7	13 381.9	91 582.6	26 271.7
收支结余	32.9	691.3	4 510.1	1 280.4

但如果仅仅从医疗收入与医疗支出进行比较，那么，二、三级医院收支相抵，一级医院医疗经营是亏损的，见表8-9。

表8-9　2019年不同级别公立医院医疗收支分析　（单位：万元）

项目	医院级别			平均
	一级医院	二级医院	三级医院	
总医疗收入	1 063.8	11 907.4	85 714.1	24 159.9
总医疗支出	1 124	11 421	81 597.1	23 072
收支结余	−60.2	486.4	4 117	1 087.9

从全国公立医院来看，医院的总收入高于总支出，收支相抵，略有盈余，其中三级医院盈余最大，主要是医院的医疗收入高于一、二级医院。一级医院和二级医院的盈余相差不大。但如果仅从医疗收支的角度来分析，一级医院医疗收支相抵都是亏损的。由此可见，在取消药品加成的前提，二、三级医院专注医疗服务模式的转变，增质提效，加强医院经济运行，基本上是做大略有结余，其中人力支出逐步成为医院总支出的大头，充分体现了以人力资源价值为导出的公立医院薪酬及财务管理理念。

（六）小结

医疗服务价格调整前医院经营成本补偿的主要渠道有3种形式：财政收入、医疗服务收入和药品进销差价。据报道，全国药费占医院业务收入的50.8%。对全国公立医院的财务收支分析表明，所有医院均能维持收支平衡，并略有节余。自取消药品加成政策后。平均每所医院的总收入中，药品收入占比从50%以上下降到30%左右，财政补助占比约9.7%。一级医院的医疗服务收费补偿的有限性，财政补助在三个级别医院中占医院收入比例最高，这就决定了一级医院只能开展基本公共卫生服务弥补医疗的亏损。二、三级医院的财政补助相对较低，主要靠医疗收入。因此，在财政补偿不到位的前提下，医院不得不利用医疗服务收入补偿。在医疗服务的补偿过程中，医院往往倾向于利用"含金量"较高的项目，增加高利润率项目服务量，使得医院检占比相对较高。改革前医疗服务项目定价普遍低于医疗服务本身的价值，经过几次物价调整,目前正逐步理顺医疗服务价格调整机制,理顺医院的补偿机制,合理调整医院的收入结构,维持医院的再生产过程。随着经济的发展,政府必须增加对卫生行业的投入,保证政府投入的增长幅度高于同期财政支出的增长幅度,确保医院发展资金的需要。同时,要调整医疗服务的收费结构,提高技术劳务的收费标准,进一步体现医疗服务的技术劳务价值,并使其具有一定的技术竞争弹性,增加医院收入的"含金量"。

同时,在体制上要有所改革和创新,可从三方面入手。

(1)转换医疗机构的补偿机制,实现"以医补医",逐步推进医药分业制度。"以药补医"机制的形成是在医疗服务定价过低的情况下,无奈形成的补偿机制。改变这种状态的唯一办法是合理调高医疗服务的定价和医疗服务项目的比价。在 2017 年,通过全面取消药品加成,实现了药品零加成,调整了医疗机构的补偿机制,但"以医补医"的机制仍有待进一步加强,这是后续研究与实践的重点。

(2)引进医保购买机制。医疗服务属于准公共产品和私人产品,在许多发达国家,其价格都是由社会保险机构这个医疗服务的"购买者"与医疗机构这个"提供者"按供求关系来决定的。在医疗服务市场化、社会保险逐渐成熟过程中,医疗服务逐步过渡到由市场来定价,使医疗服务价格足以补偿医疗服务成本。

(3)改革投融资制度,促使卫生资源的合理配置。财政在加大对卫生行业投入的同时,要改革现有的投资模式和方法,通过零基预算、政府采购等一系列举措,与卫生系统的投融资改革相衔接,真正发挥财政资金的补偿作用。

第四节　医院经营的财务运行分析

结合预算执行率指标,分析医院预算执行进度、收支预算执行结果与预算的一致程度,将预算执行情况、执行结果、成本控制实现情况和业务工作效率等与预算目标进行对比,确定差异,查找原因,提出补救或改进措施,并将预算执行与绩效考评挂钩,及时兑现奖惩,提高预算约束力和严肃性,保证整体目标顺利完成。结合固定资产、无形资产占资产总额比重、总资产周转率、流动资产周转率、存货周转率、固定资产周转率、应收医疗款周转率，反映医院本期期末资产规模、结构、收益及质量情况，以便医院管理层判断医院资产配置结构是否合理有效，评估医院面临经营风险和发展能力，提高资产利用率和盈利能力。结合资产负债率、流动比率、速动比率及现金比率增减变动情况，反映医院资产中的借债筹资比重、短期偿债保障能力，对医院经济运行和业务开展中各种风险进行识别、度量和分析评价，为医院管理者及时提供经营管理中的财务风险警示信息，以便从盈利、运营、偿债和发展能力等方面采取有针对性的管理措施，降低医院财务风险，减少风险损失，保障医院持续健康发展。

一、收支预算情况

上海申康医院发展中心下属的市级医院、中医类医院、专科医院等11家医院，上海市28家市级医院2019年全年医疗收入、医疗成本、工资总额预算执行率分别为100.5%、100.2%和99.5%，偏离率均较小（表8-10）。医疗收入预算中，郊区新院超过核定预算4%，其他类型医院均较好地执行预算，偏离核定目标1%以内。医疗成本预算中综合医院预算执行最好，完成率100.0%，中医类医院及郊区新院超出核定预算1%以上；市级医院工资总额严格落实工资总额预算管理要求，全年所有医院工资总额均未超过核定预算，其中专科类医院及郊区新院低于核定预算1%。

表8-10　2019年28家市级医院医疗主要预算指标执行情况

（单位：万元）

医院类型	医疗收入			医疗成本			工资总额		
	预算数	执行率(%)	偏离率(%)	预算数	执行率(%)	偏离率(%)	预算数	执行率(%)	偏离率(%)
综合类医院	3 784 993	100.1	0.1	4 031 982	100.0	0	1 111 118	99.7	−0.3
中医类医院	823 452	100.6	0.6	878 988	101.2	1.2	232 278	100.0	0
专科类医院	1 297 008	100.4	0.4	1 386 417	99.3	−0.7	425 335	98.9	−1.1
郊区新院	357 121	104.6	4.6	418 115	102.3	2.3	111 686	98.7	−1.3
28家市级医院	6 262 574	100.5	0.5	6 715 502	100.2	0.2	1 880 418	99.5	−0.5

二、财务结构情况

资产负债率,即负债总额/资产总额×100％,反映医院负债水平的高低。从资产安全性角度看,该指标值越小,表明医院财务压力越小。是反映医疗机构长期负债能力的一个重要指标,可以反映医疗机构资产对负债的保障程度。加上合作共建医院包括复旦附属中山、华山等6家家公立医院,共34家市级公立医院,市级综合类医院期末资产及负债均高于各类医院,专科类的资产及负债较年初增加最多,增幅分别为16.7％、44.0％,除郊区新院及合作共建医院以外24家市级医院的平均资产负债率为25.4％,较年初上升3.5％,其中专科类医院最低,为18.8％(表8-11)。

表8-11　2019年末市级医院资产负债情况　（单位：万元）

医院类型	资产		负债		净资产		资产负债率	
	期末	较年初（％）	期末	较年初（％）	期末	较年初（％）	期末（％）	较年初（％）
综合类医院	3 560 481	14.3	1 017 998	31.0	2 542 483	8.7	28.6	3.6
中医类医院	549 566	11.8	118 989	24.4	430 576	8.7	21.7	2.2
专科类医院	1 447 637	16.7	272 632	44.0	1 175 006	11.8	18.8	3.6
郊区新院	304 304	4.2	132 508	22.9	171 796	−6.8	43.5	6.6
合作共建医院	1 969 686	8.2	469 628	22.1	1 500 059	4.4	23.8	2.7

三、资产运营及风险情况

流动比率,即流动资产/流动负债×100％,反映医院短期负债到期以前,可以变为现金用于偿还负债的能力,从资产安全性角度看,该指标值越大,表明医院资产流动性越强,短期财务压力越小。流动比率及速动比率常被用来分析医疗机构的短期偿债能力。应收账款周转天数,即分析期间天数×（平均存货－平均低值易耗品－平均其他材料）/（药品费＋材料费）,反映在核算期间内,医院从取得药品、卫生材料、加工物品等存货至消耗为止所经历的天数。该指标值越小,表明医院存货变现速度越快,资金被存货占用的时间越短，存货管理效率越高。专科类医院流动比率最大，综合类医院、专科类医院及合作共建类医院流动比率较年初有所下降，短期资金周转能力减弱，中医类医院流动比率较年初增加 0.1%，略有增加，资金周转能力略有提升；中医类医院资金周转率最高，达 1.7，同比提高 5.2%，相比其他医院总资金周转明显较快，专科类医院周转相对较低，郊区新院周转同比提升最高，达 15.6%，应收账款中中医类及合作共建医院周转较好，低于 15 天，中医类医院同比下降最多（表 8-12）。

表 8-12　2019 年 34 家市级医院流动比率、总资产周转率及应收账款运营情况

医院类型	流动比率		总资产周转率		应收账款周转天数	
	指标值	较年初（%）	次	同比（%）	天	同比（%）
综合类医院	1.7	−0.2	1.2	0.4	21.9	−2.9
中医类医院	1.8	0.1	1.7	5.2	14.6	−8.4
专科类医院	2.6	−0.6	1	−0.5	23.8	−1.4
郊区新院	0.5	0	1.3	15.6	19.1	−0.1
合作共建医院	1.6	−0.2	1.2	−0.5	8.0	0.1

百元固定资产业务收入，即 100×业务收入/平均固定资产净值，反映医院固定资产的营运效率，该指标值越大，表明医院固定资产营运效率越高。固定资产净值率，即（固定资产原值−累计折旧）/固定资产原值×100%，反映医院固定资产新旧程度，该指标值越大，表明固定资产更新程度越好，医院医疗业务未来发展能力越好。合作共建医院存货周转天数 6.44 天，是 34 家医院中最短，周转速度最快，综合类医院为 7.03，略高于综合类医院，同比缩短−0.07 天；百元固定资产业务收入中医类医院收入最高 297.94 元，郊区新院同比增幅最高，固定资产净值率郊区新院最高 61.5，较年初下降 4.1%，下降幅度最大（表 8-13）。

表 8-13　2019 年 34 家市级医院存款周转、百元固定资产业务收入及净值率情况

医院类型	存货周转天数		百元固定资产业务收入		固定资产净值率	
	（天）	同比（%）	万元	同比（%）	（%）	较年初
综合类医院	7.03	-0.07	286.94	6.4	49.4	-2.6
中医类医院	11.82	-0.65	297.94	4.0	56.9	-3.3
专科类医院	10.25	-0.51	237.54	4.6	55.2	-1.5
郊区新院	11.31	-1.55	172.53	19.6	61.5	-4.1
合作共建医院	6.44	0.59	276.99	2.0	54	-2.2

注：存货周转天数口径包括药品、卫生材料和加工物品等存货，不含低值易耗品、其他材料等。

总之，医院经济运营分析可以将定量分析与定性分析相结合、财务信息与非财务信息相结合，将专业化会计报表数据转换为医院管理层通俗易懂、决策有用的信息。高质量经济运营分析既是对医院财务状况、经营成果进行分析、评价和预测的业务手段，又是医院管理层为达到预期发展战略采用的管理方法。引入财务及运营思维、方法和工具，是提升公立医院内部管理水平，增强价值创造力，促进公立医院由单纯规模扩张向调整学科结构、降低成本、加强内涵建设转型升级的重要手段。

公立医院要合理配置和利用卫生资源，提高大型医疗设备的利用效益，加强医院经营分析管理，财务人员可结合增加收入、控制成本，提出改善医院和科室绩效的建议，如强化成本节约意识、硬化预算约束、加强内部控制、加快病床周转、提高病床和医疗设备利用率、优化人员结构、工作流程、提升工作量，缩短病人就诊等待时间和住院床日，降低病人负担水平，探索项目、病种成本核算以及科室成本定额和费用开支标准，作为下一年度预算和成本管理依据，开展临床路径管理，提升服务效率和医疗质量，减少卫生材料、药品不合理使用，加大科研投入，加快技术革新，应用新技术、拓展新业务，提高收治危重症患者的能力，增加每床日收入，提升医院经营管理效能。

（曹建文、徐桔密、罗莉）

参考文献

［1］许瑜. 如何撰写公立医院财务分析［J］. 中国卫生经济，2015，34(03)：83-85.

［2］郑大喜. 基于管理会计视角的公立医院经济运营分析［J］. 中国卫生经济，2016，35(12)：110-113.

［3］中华人民共和国中央人民政府. 截至 9 月底所有公立医院取消药品加成［EB/OL］.［2022-01-30］http://www. gov. cn/xinwen/2017-12/11/content_5245727. htm

第九章

医院产权制度的经济分析

健康中国战略目标对深化医疗卫生体制改革提出更高的要求。医院作为医疗服务体系中的主要力量,对实现目标发挥重要作用。医院产权制度改革是市场经济条件下,医疗体制改革中不可回避的问题,也是社会主义市场经济条件下对医院发展的客观要求。本章依据现代经济理论,对医院产权及其制度安排进行经济学分析,目的是探讨医院产权安排中的各种经济关系和经济规律,及其有效的监督管理机制和激励约束机制,促进医院健康和持续发展。

第一节　产权理论概述

一、产权保护的形成

旧石器时期,人们主要从事狩猎与采集,资源配置按照"丛林法则"进行。新石器革命以后,出现了农业与畜牧业,人们认识到"好篱笆才能维持好邻居",个人或家庭的财产权得到了比较好的保护。人们预期到付出努力、承担风险终将有所回报,技术创新与制度创新便时有发生。对私有财产的保护导致了国家的产生,而欧洲的长子继承权在很大程度上促进了城市化进程,结果是劳动分工的深化和市场交易范围的扩大,工商业开始繁荣。"法律先于立法",市场交易实践积累了大量有关商品贸易的规则,这些规则被总结成为规范产权的"商品生产者社会的第一个世界性法律",即"罗马法"(公元前753—公元7世纪)。在经历了黑暗时代(公元5~8世纪)以后,从公元11世纪开始,地中海和欧洲大陆的贸易开始复兴,伴随着罗马法复兴运动(公元12世纪,世界文化史上的三大思想运动之一)，出现了专门的"律商"，对跨国商业贸易活动进行监督和仲裁。而国家之间的竞争，促使各国政府在法律、法庭、税制、自由贸易政策等方面不断加以改善，以吸引投资，私产保护意识得到扩散，各国民法典相继诞生，资本主义开始兴起。17世纪末资本主义作为一种组织和文化形态，最终在英国落地生根。

工业革命的历史则显示了知识产权保护对经济增长的重要意义。根据罗伯特·索洛(Robert Solow)的新古典增长模型，在平衡增长路径上，资本收益率保持不变，人均产出增长率等于技术进步率，技术进步是经济持续增长最终的和唯一的源泉。1760年左右的工业革命以前，人口增长率和经济增长率几乎是零。工业革命引发的大规模发明创造活动，有力地推进了技术进步和经济增长。此后，西方主要工业国家的经济增长率基本维持在1.8%～2%。工业革命以前，人类也有很多发明，而中国的科学技术在当时实际上是最发达的，公元960—1276年，宋代已经具备发动工业革命所需的科学知识和机械能力。为什么工业革命没有发生在中国？这就是所谓的"李约瑟之谜"。新经济增长理论对技术进步原因的研究揭示出，由于创意的经济学特性是非竞争性的，固定成本高边际成本低，法律体系如果不赋予其垄断权，则没有人愿意从事高风险的创新活动，而英国当时已经具有系统而完备的专利和版权制度(英国1624年就有了专利法，Statute of Monopolies)，这种激励机制与市场结构鼓动了技术革新和发明创造的热情，点燃了工业革命的火种。结论是：知识产权经过几个世纪的积累和发展是现代经济增长的原因，当知识产权保护的法律充分健全，从而使企业家可以从创新所带来的几乎无穷大的社会收益中获得巨额回报时，工业革命作为经济持续增长的发端才真正开始。

二、产权与法制

对于以发展市场经济为改革取向的后发展国家来说，体制转轨的任务是：努力构建"好的"、符合市场经济运行规律的法律体系和产权制度，包括企业产权制度，并研究如何才能避免这样的制度不会遭到权力的腐蚀和侵害。

对此，黑格尔在《法哲学原理》一书中加以论述，即黑格尔改革战略三论：第一，渐进改革论，改革只能在传统的边际上进行；第二，经济自由优先论,改革包括经济、社会和政治三个层面,应由易及难,从经济自由开始;第三,法制先行论,人们有了追求财富的自由,就必须要有规范产权的法制秩序,这样才能对追求财富的个人激励进行引导,以免人的私心危害他人和社会。换言之,要有一部"好"的民法典。

具体过程是：由抽象法即产权系统开始,从认识到实践(产权先于交易),经由个人道德(抽象的道德律内化于人的心灵)进入社会大众的普遍伦理(成为一种自觉的生活方式)的历史过程,最终实现法治的市场经济(必须依法限制政府的机会主义,防止公权力随意侵犯个人财产)。

黑格尔认为,如果社会大众普遍地具有关于"产权"的"道德共识",并成为广泛的"客观伦理",那么"自然状态"的传统社会就会发展成为市场经济的"市民社会"。在此基础上,"君权神授"的传统政治及其影响就会失去存在的基础和依据,而发展成为现代民主制度的"政治国家"。黑格尔还建议,后起之国应借鉴《罗马法》来构建自己的民法体系("民法乃众法之基")。罗马曾三次征服世界(第一次以武力、第二次以宗教、第三次以法),但只有《罗马法》,经过十二世纪《罗马法》复兴运动,并由欧洲的扩张而真正遍布世界。《法国民法典》(拿破仑自认为其唯一可以永垂不朽的事业就是组织研究并颁布了《拿破仑法典》)、《德国民法典》和《日本民法典》都是直接根据《罗马法》加以修改而成的,并且经年不变(今天的《法国民法典》仍印有"1803 年制订"的字样)。

黑格尔的逻辑漏洞是：谁来保证依国家权力强制推行的一定是"抽象法",即"人们心中的道德律"呢？由此引申出的观点是：法治不仅要求"法律至上",还要求"法律正当"。那么,什么才是正当的,或者说,对自由施以何种限制才能合乎法治原则呢？概而言之,"法律正当"首先必须要正确(right as truth),即真理知识意义上的正确;其次,确当(right as justice),即基于正确的知识从而把握了正当的行为准则;然后,权利(right as claimant),即基于"正确"和"确当",从而有自由去做想要做的事,并且,他人由于你的行为正当性而不干涉你做事的自由。

明晰产权、建立法治的市场经济体系,并不是简单的法律制订问题,而是涉及到人们对支撑产权系统的"法的绝对命令"的道德共识,并最终成为一种自觉的生活方式这样一个历史过程。从休谟开始,西方哲学家和经济学者从来就没有停止对这一问题的讨论。例如,在洛克、斯密等古典作家看来，产权只不过是生命与自由的延伸，是层层递进的人权三要素（生命权利、财产权利、社会与政治权利）的一部分。洛克曾说："没有产权就没有正义（Where there is no property there is no justice）"。仅仅有法而无法律正当，就无所谓法治国家，儒家所谓的"道之以政，齐之以刑，民免而无耻。道之以德，齐之以礼，有耻且格"，亦有此意。我国于2021年1月1日起正式实施《中华人民共和国民法典》，这是中华人民共和国的第一个民法典。其意义在于：是国家的基本法；保障私有财产，促进人的发展；有利于治国安邦和人民安居乐业；凡是与民法关于确认和保护的公民基本权利的规定相矛盾的规章制度都是无效的，这是制定各类行政规章的依据；完善交易规则；培养人们的权利意识和平等意识。所以，产权明晰远非一蹴而就之事，任何毕其功于一役的想法都是天真的。

三、交易与交易费用

（一）交易

斯密在《国富论》的开篇就提到，生产力的极大提高，以及运用劳动时所表现出的更大技巧、熟练程度和判断力，都是分工的结果。劳动分工是国民财富增长的源泉，但分工范围的大小受到交换能力（市场范围）的限制。在古代，人口数量及分布、运输条件、国与国之间的关系是影响交换能力的重要因素，而货币的使用，则大大提高了交易的效率。

广义地看，人类社会的一切活动都是交易，而不限于市场交易。例如，探亲访友，点头问好，不小心碰到别人就说声"对不起"等，都是交易。虽然究竟在交易什么，代价有多大，并不明显。离开了交易，现代人便无法生活。进一步，任何交易都是合约（contract）选择与合约安排。买一把水果刀，合约安排似乎很简单，只需谈妥一个价格（一个数字）就可以成交，而合约的其他内容（例如这把刀不能用来行凶）属约定俗成，或作为通用条款写在民法之中。复杂一点的，如冰箱、彩电、电脑、汽车、房屋、医疗服务的交易合约，所附交易条款显而易见：退货、维修保养、保险、理赔等等。而劳动要素交易、公司、法律制度、国家政治制度，是更加复杂的合约。

（二）交易费用

阻碍交易的"摩擦力"，现代经济学称之为交易费用。交易费用的产生,首先是源于人的私心,撒谎、偷懒、毁约,大多只为一己之私。但我们也不要忘记,斯密也曾论证过,在大多数场合,市场机制可以将人的私心引上正途,自利可以转化为公益。而降低交易费用的动力,也仍然是来自于人的私心;其次,源于对物品或劳务"特质"(property)进行度量作价的困难。现实的物品或劳务交易,不可能如完全竞争模型所假设的那样,可以免费地分类,直到完全"同质",并具有交易各方一致认同的"度量"。例如,买苹果,真正需要的是糖分、维生素等"特质",若要直接度量,可能永远无法成交。因此,用来度量作价的往往是"斤"或"只",再按产地和外观简单分类。这就是"替代度量"[委托(proxy)之量]与"替代定价"[委托(proxy)之价]。再例如,医院真正需要的,是医护人员的劳动成果(疗效、病人满意度、技术创新、医疗收入等等),而医护人员需要的是金钱或非金钱收入。但在多人合作的复杂劳动中,只能以上班时间、手术例数、文章发表、专利申请、病人填写的调查表等进行替代度量,并以工资、奖金、分成等替代定价。这些度量未必能真正反映医院所有者与医护人员所需求的"特质",也往往难以得到交易各方的一致认同。结果可能是员工拿了报酬,却不尽心尽力,或者,员工努力工作,却得不到他认为应该得到的报酬。现实中绝大多数物品或劳务交易,定价之量不可能绝对精确,某种程度的替代度量和替代定价永远存在。度量本身有费用,不能精确度量作价的特质,如果是买方之所需,就必须监管,监管也有费用。例如,"疗效"如何度量?度量费用太高,就转而按服务项目收费(fee-for-service),作为替代度量,这时,供给诱导需求(supplier-induced demand)就需要监管;按人头收费(相当于计件工资),医院拒绝疑难病患就必须监管。这些都是交易费用(监管费用);最后,源于未来信息的不足。例如,风险投资合约,谈判6个月能成交已属幸运。而"创意"或"点子"的买卖,供给和需求的到底是什么?如何度量?如何定价?更加困难。

　　一个人的世界没有交易,没有合约,没有公司,也不需要政府。因此,交易费用也可以定义为:一人世界不可能有的费用(张五常)。警察、律师、法庭、政府官员、经纪人、银行家等等,这些行业的收入都可以视为交易费用。一些经济学家估计,市场经济中的交易费用大约占国民生产总值的50%~60%以上。罗纳德·科斯(Ronald Coase)1937年在《企业的性质》一文中重新"发现"了交易费用,他认为企业的产生,就是为了节约市场交易费用。

四、科斯定理与产权制度

　　资源稀缺，竞争无处不在。交易与合约安排是"道貌岸然"的竞争。斯密的论述是不言自明的：能做交易的物品或劳务一定物有所主。无主的资产，任何人可以没有任何约束地竞争使用，该资产本来可以带来的利益就会在无限争用过程中消耗殆尽，称为租值消散（dissipation of rent）。例如，两人为争一物，鱼死网破，是交易费用接近无穷大的交易。路边无主的苹果树一般不会长出成熟的红苹果，交易费用也不小。只要人类打算抛弃弱肉强食的丛林法则，希望降低交易费用，减少租值消散，那么，凡是有价值的资产，一定需要某种明确的权利界定和责任划分，不论以何种方式。

　　产权（property rights）是通过社会强制而实现的对某种经济物品的多种用途进行选择的权力（《新帕尔格雷夫经济学大辞典》）。具体的选择和安排可以归纳为所有权、使用权、收益权和转让权这4个方面，称为产权安排或产权制度。显然，产权制度本质上是人与人之间的社会关系，它规定了每个人的权利界限和责任范围，目的是减少交易费用。科斯定理（第一种版本）也称为不变性定理（Invariance Theorem）认为：如果交易费用为零，无论产权如何界定，资源利用方式不变。换言之，如果没有交易费用，一切制度都是相互等价的，也是多余的。

　　一人世界除外，交易费用一定介于零和无穷大之间。不变性定理从反面强调了产权制度的重要性：一是产权不做任何界定，交易费用趋向无穷大，人类不可能走到今天；二是交易费用不可能为零，采取什么样的产权制度非常重要。因为不同的产权制度，对交易准则和交易方式的选择范围、交易费用下降的程度、竞争行为和资源利用效率的影响是不一样的。例如，以市价作为交易合约的主要条款，会鼓励人们赚钱。赚钱就要努力生产，发明新产品，或创造新的经营管理模式。总之，发挥自己的聪明才智，多为别人创造价值，取胜的机会就比较大。以学历为准则，就必须训练考试技巧，有的甚至作弊、造假文凭；论资排辈，年轻人容易失去斗志，闲白少年头，或谎报年龄；论相貌身材，就锻炼肌肉，减肥瘦身。几十年前，美国的阿拉斯加发现了金矿，由此出现了淘金热，竞争者定下的规矩是：每天先抵达某个矿地者，就有权在那里采掘一天。于是，人们就将拉雪橇的狗养得又强又壮。阿门·阿尔钦（Armen Alchian）认为：若论这些准则是否公平，则见仁见智；若论哪个更有效，则唯一没有浪费的准则就是市价准则。

可以归纳出三种纯粹的产权制度：公有制、国有制和私有制。公有制的资源属于每一个人，资源的使用发生冲突时，就开会讨论，集体解决。马克思相信人类社会最终都会走向公有制，即共产主义。国有制的资源由国家拥有，国家不仅拥有土地和资本设备，也拥有单个家庭的劳动，工作岗位的安排和劳动力的流动由政府统一指挥。国家是抽象的，具体代理行使资产使用权、收益权和转让权的是政府行政机构和各级官员。私有产权的定义是资产的所有权、使用权、收益权和转让权归私人所有。任何国家都不会采取单一纯粹的某种产权制度，混合制是常态，三种产权安排的比例或大或小。例如，美国有国家公路、国家公园、军事基地、公立医院、公立大学、政府大楼，这些资产归国家所有。

所谓明晰产权，经济学家认为，就是将资产的使用权、收益权、转让权落实到个人。公有或国有，文字上是清楚的，但资产的上述"三权"究竟归谁掌控，并不清楚。无论是每个国民，还是实际掌控着资产使用权和收入权的官员，都不拥有转让权。因此，转让权应该如何落实？应该落实到谁的手上？这是迄今为止国企改革所遇到的最大挑战。

科斯定理（第二种版本）指出了明晰产权与市价准则之间的关系：产权清晰是市场交易的前提。产权制度制约交易合约的选择，是合约安排的局限条件。私产制度下，当然可以有非市场交易，但科斯定理表明，没有私产，就不可能有市场交易。例如，人们常常将道路的过度使用或野生动物保护的失败，归咎于市场失灵。根据科斯定理，这不是市场失灵，而是因为它们并非私产，从而不存在市场。要解决问题，最好是将它们界定为私产。肯尼亚、坦桑尼亚、乌干达立法禁止捕猎野生大象和贩卖象牙，但大象数量继续锐减，而博茨瓦纳、纳米比亚、津巴布韦、马拉维允许自由捕杀，但仅限于自己私人领地上的野生大象。这样地主反而有积极性维护甚至想办法增加其领地上的野生大象，几年下来，大象的数量不是减少而是增加了。反过来看：可以在市场交易的物品或劳务必定为私产；如果市价准则不被采用，要么是私产界定出了问题，要么是市场交易费用太高。

私产制度下，市场交易是主流。国有产权制度下，交易模式主要是中央做计划（五年计划或规划），再按照行政等级（各部委、"条条""块块"）配置资源。诸如各种票证、许可证、排队轮购、找关系、走后门等，在私产制度下则比较少见。需要注意的是：①产权的界定与保护带有强制性，体现在法律（"宪法"即"基本界限"）、规章制度、纪律和各种习俗之中。立法的基础和法律制度低成本运行的前提，是人们必须对产权制度达成共识。②私产制度下，使用权或多或少也有所约束，否则无法保障他人的权利。苹果可以吃，可以买卖，但不可以砸到别人脸上。枪支的使用权约束更加严格。③产权界定和保护有成本（也是交易费用），因而可能不完整。很多人认为每个人都有权享受基本医疗服务，但是哪些属于基本医疗，如果医院拒绝受治怎么办，都是问题。④仅有所有权不能增加生产或收入。历史上，所有权主要是用于鉴别，保护可动产。例如，在牛身上作记号。但是，可能贬值的资产，如果没有所有权，会遇到特殊的困难。承包制在农村改革和工业改革中的结果大不相同，就是因为土地一般不会贬值，而许多工业资产则不然。⑤使用权的最后保障是转让权。如果资源可以转让和出租，有收益权，并且可以转租，一般不会影响决策和经济行为。例如，公司的股东对属于自己的那份资产，不再拥有直接的使用权，但只要股份可以出售，大股东或总经理滥用职权的行为就可以得到制约，资产的使用权仍旧属于股东。因此，股份制不是公产制。

科斯定理（第三种版本）认为：只要产权清晰，资产使用会导致最高的资产价值。张五常将其扩展为选择定律（the law of contractual choice）：①产权制度一旦确定，往往有多种合约安排可供选择，最终被采用的必定是交易费用最小的合约安排；②可供选择的合约安排形式越多，交易费用越低。选择定律成立的理由如下。

第一，定律的第一部分是定义性的，等价于自利假设：不论在什么样的产权制度下，自利心会调动人的聪明才智，使合约选择朝着交易费用最小的方向迈进，逼近该产权制度下最优的极限。因此，如果将交易费用因素加进来，一切资源配置都是Pareto最优的。

第二，数学规划的约束优化理论表明，放松约束有利于改进目标（极大值不会变小而极小值不会变大）。例如，合约期限允许可长可短的灵活性(当然要双方同意),对监管费用的高低有决定性的影响:需要试用的业务或监管费用非常高的业务,往往采取短期合约;需要技能培训的职业,一般需要长期合约;强调团队合作精神的业务,需要较长的约期。反之,如果量度费用过高,又没有其他特质可供量度作价,或有其他特质可供度量作价但被人为限制,监管费用可能上升。

第三,可供选择的合约形式越多,不同合约之间相互参照与印证的效应越大,可以协助度量作价和监管,降低交易费用。例如,同一种工作,若计时工资与计件工资并存,件价与时价就可以相互参照,度量费用与监管费用都可以降低。

第四,多种合约之间相互示范、取长补短,发明新合约的可能性就比较大;事后比较不同合约的效果,在重新签约或续约时,选择的目的性就比较强,纠错的机会也比较大。

概而言之,产权的可交易性是理解各种合约的存在、效率和创新的基础,也是产权最重要的经济功能。产权的可交易性和合约的可选择性不仅是合约效率的最终保证,也是市场经济资源配置的微观基础:资源在不同合约之间流动导致供求关系和市场价格发生变化。价格机制配置资源,实质就是产权主体对不同合约的选择与产权转让("一切交易都是产权交易")。反过来看,如果某些合约选择被禁止使用,则交易费用上升,经济效率下降。例如,价格被管制在均衡市价之下,就会导致排队或其他各种非生产性行为。

第二节　医院产权制度经济分析

根据上述理论,医院是一系列交易的集合,是一组成文或不成文合约的联结点。本节对医院的经济实质、效率和医院产权安排进行理论探讨。

一、医院的合约本质

考察从个体医生到现代大型医院组织的发展过程,我们不难发现,医院是不同经济个体之间具有劳动分工特点的合作组织。例如,组织管理者贡献管理与协调各种医务活动的才能,医务人员贡献医疗技术、护理技术和设备使用技术等,后勤人员贡献其保障服务的才华,并将这种人力资源的部分使用权进行让渡，接受并服从组织者的权威，然后按照事先拟定的合约条款分享合作成果（经济利益或精神享受），这样就共同组成了一个可以称之为医院的合作组织，或者说我们共同缔结了一个可以称之为医院的合约。签订合约的可能还有出钱购买仪器设备和提供医院发展资金的人、提供医疗服务活动所需的其他人员等，我们将这些人称为医院的成员，其中，国家也可以作为出资人依靠财政收入向医院注入资金。当然，个体也可以不选择任何形式的合约而自己单干选择当个体开业医师。

因此，医院本质上是各种要素所有者（投资人、管理者、医务人员）为了更好地利用各自所拥有的资源（"1＋1＞2"），基于自愿交易（"自由人的自由联合"）而缔结的一个或一组合约。在立约之前，参与人的地位是平等的，医院内部的权威、命令等一切看起来是"反自由市场交易"的东西，是由自愿交易所形成的。从这个意义上说，医院或公司与简单物品的现货交易之间并没有实质性区别，只不过前者是比较复杂的长期合约，并且是不完备的合约，也就是说，不可能准确描述所有未来状态，以及各种状态下，各方的权利和责任。

基于上述分析，医院合约一般具有三个特征：①合约中有"雇主"与"雇员"之分，雇主拥有使用雇员劳动的剩余控制权，雇员必须做他被要求去做的事。换言之，在雇员有辞职自由的前提下，雇主拥有雇员劳动的最终使用权；②合约只规定雇员的所得是多少，雇主则索取剩余收益，即医院的总收益减去雇员所得及其他各种开支以后的余额；③雇主将雇员的劳动转换为能在市场上出售的医疗服务，要素交易与服务交易是分离的。

二、产权明晰与合约的效率

医院作为一个缔结合约的组织，其存在的前提是参与组成医院的各个成员必须拥有对各自财产的所有权，即所谓的产权明晰。产权在经济学中是指由人的自然权利引申出来的财产所有权，法权意义上的产权包括对资产的占有权、使用权、收益权和转让权。必须强调的是，这里的资产是指生产性资源，它包括物质资源、财务资源、人力资源等。产权必须得到法律的认可和保护，确切地说，人们对认可和保护产权必须达成共识，这是立法的基础和法律制度可以低成本运行的前提。只有拥有产权的个体才可以参与市场交易并与同样拥有产权的其他个体缔约，这是构建市场经济体系的前提条件，从这个意义上说，产权先于交易。

如何确保经济组织的效率性呢？答案就在于合约的可选择性，即各产权主体可以根据自己的判断自由地进行合约选择，一旦出错则可以重新选择。换句话说，市场合约的可选择性就是产权主体有权出错并有权在出错以后进行纠错，这正是市场经济保证资源有效配置的最微观、最基础的机制，也是产权最重要的经济功能。产权主体在不同合约之间的流动是解释各种市场合约存在和创新的基础，因为只有自由选择合约的权利（这已隐含于产权的可转让性之中）才能保证存活下来的合约具有竞争性，并最终经受阿尔钦意义上的"生存检验"。资源在不同市场合约之间的流动最终将导致市场供求关系发生变化，所以我们通常所说的资源配置机制，其实质就是产权主体对不同市场合约的选择过程。

从以上关于产权与市场过程的描述中可以归纳出两点：第一，资源有效配置的一个必要条件是产权明晰，产权概念中必须包含自由选择合约的权利；第二，资源有效配置的另一个必要条件是产权的分立（several property），因为在一个产权完整、清晰但完全归一个"所有者"所有的社会中是不会出现合约的可选择性和市场竞争的。因此，产权明晰并不是经济效率的充分条件。值得注意的是，国有或集体产权在法权意义上是明晰的，因为它明确规定财产归国家或集体所有，任何个人不得以任何形式私自占有，但问题就在于，产权明晰还不足以构成资源有效配置的充分条件。

有必要澄清"产权先于交易"和"交易先于产权"的确切含义，前者就是上面我们已论述过的事实，后者是指经济意义上"产权安排"的具体形式是市场交易的结果，例如，医生在何种程度上服从院长的指挥及二人如何分享其合作成果（经济利益和精神享受），将取决于双方基于市场的谈判地位，并且在信息不对称条件下，总会有模糊之处，因此"明晰产权"只能是法权意义上的。

三、医院所有权安排

作为赢利组织（不论是营利性医院还是非营利性医院都必须赢利）的医院面临着三个基本问题：第一，由于不确定性，医院的收益是一个随机变量，经营风险不可避免，那么，如何分配风险才是最有效的？第二，什么样的激励机制可以有效解决医院这一团队中不可避免的机会主义行为，例如，偷懒、损公肥私等，也就是说，医院组织内委托代理链中的激励约束问题如何解决？第三，经营决策是医院最重要的活动，但不同的人在经营决策过程中收集和处理信息的能力不同。经营决策能力主要取决于一个人的判断力、创造力，因此，医院组织要生存发展、全面提升经营绩效，就必须有一种机制确保真正具有经营才能的人成为医院的经营者，即医院经营者选择机制问题。

在现代企业制度中，这三个问题是通过企业的所有权安排来解决的。类似地，我们将医院的所有权定义为对医院的剩余索取权（residual claim）和剩余控制权（residual rights of control），即对医院剩余收益（总收益减去总的支付成本）的要求权以及选择和监督其他医院成员的权力。因此，医院的所有权安排也就是谁应该拥有和拥有多少剩余收益权与剩余控制权。广义地看，医院的所有权安排也就是医院的治理结构。综观各国的医疗机构，可以发现三种比较典型的所有权安排方式：私人诊所、联合开业诊所（又称为"注册医师合伙人所有制"或"合伙制医院"）、股份制医院。

私人诊所的出资人与经营者是合一的，剩余索取权与剩余控制权集中在开业医师一个人身上，权利与责任完全对称，自己监督自己，极少量的助手或护士是拿固定工资雇员，这种个体医生组织在整个医疗行业中只占少数。

联合开业诊所的合伙人与律师事务所、会计事务所、咨询公司及学术研究机构等类似，既是出资人又是经营决策者，剩余索取权与剩余控制权也归他们所有。取得合伙人资格的人，一般都是资深望重的专家，决策地位同等重要，又同样难于监管（都在"树荫下干活"，所以采取"以专家经验对抗专家经验"，相互监督）。不过，在相互监督机制中，监督者并不能获得监督活动的全部收益，"搭便车"效应会降低相互监督的积极性，所以合伙人数量一般不会太多，诊所规模不能太大。事实证明，只要合伙人制度规模适中，每个合伙人就会非常关心开业诊所的声誉，合伙人之间的相互监督机制就可以很好地发挥作用。在成熟的市场经济国家，联合开业诊所相当普遍，一个医师可以受雇于医院，但这并不妨碍他同时拥有自己的合伙制诊所。

股份制医院是适应大规模医疗需求、追求内部分工而产生的。股份制的一个重要特征是所有权与经营权(控制权)分离,这是有钱而没有经营能力的人与有经营能力但没有钱的人之间分工合作的结果。在股份制中,剩余收益权和剩余控制权主要集中于股东,他们是医院的所有者,拥有选择、监管医院经营者的权威。不过,为了节约监管费用,股东也可能分配给经营者适当比例的剩余收益权(例如,经营者的收入与业绩挂钩,或股票期权等)与剩余控制权(例如部分医院经营决策权),但在必要的时候,股东完全可以收回这些权利,或终止合约。另一方面,为了解决股东在选择和监管医院经营者过程中的"搭便车"问题,医院所有权必须适当集中,这就是董事会制度。

医院所有权安排是合约选择的结果,不可能有一个固定的模式。合约选择与合约安排旨在降低交易费用,以获得专业化分工合作的好处。伴随着合约安排的不断创新和交易技术的不断进步,医院的所有权安排也会发生变化。例如,特许经营、连锁经营、各种横向或纵向一体化组织等等。在竞争性市场中,理论无法预计一种所有权安排的适用性和有效性。个体开业医师、联合开业诊所、股份制,这些方式各有优劣。但是,理论能肯定的是,自由签约和合约选择过程迟早会发现适用于具体环境的医院所有权安排,任何将这种逻辑颠倒过来的改革举措,无异于缘木求鱼。

关于所有权安排问题有4个基本结论:第一,让非人力资本所有者拥有剩余索取权和剩余控制权,尤其是拥有对医院经营者的选择权是最优所有权安排的必要条件(俗称资本雇佣劳动)。一个自然的逻辑推论就是,只有让真正能够承担风险的资本所有者拥有剩余索取权和剩余控制权才能确保具有管理才能和经营才能的人占据医院的领导岗位;第二,医院的剩余控制权与剩余索取权应尽可能地匹配(matching),即权利与责任应尽可能地对应,因为拥有剩余控制权的人如果无须对使用权力的后果负责,那么他就不可能真正有效地行使权力;第三,剩余索取权应尽可能分配给最重要的成员,因为他们的积极性是医院经营好坏的关键;第四,剩余索取权应尽可能分配给最具信息优势,因而最难以监督的成员,因为这时最有效的办法就是让他们自己监督自己。

这里有必要说明,医院的剩余收益是不确定的,视经营状况而定,所以剩余索取者也就是风险承担者,因此,医院所有权是一种状态依存所有权，也就是说，在医院能支付债务的状态下，股东是所有者，但若医院的资产不足以支付债务本金和利息，债权人就将成为事实上的所有者（索取剩余、控制医院并决定是否对其进行清算或重组），如果医院连职工的工资都发不出，则职工就成了医院的所有者，有权控制医院。显然，医院所有权与医院成员的财产所有权是两个不同的概念，认识到医院所有权是一种状态依存所有权，对于医院产权制度的改革实践、理论研究以及意识形态和观念变革都具有重要意义。

四、最优所有权安排与市场竞争的关系

信息不对称是经营者选择机制与激励约束机制中的关键。由于自然禀赋的差异以及专业化导致的知识分工，信息在参与缔约的个体之间的分布上是不对称的，人力资本密集的医疗服务业中信息不对称尤为严重。市场竞争提供的充分信息有助于减少信息不对称，例如，医疗服务市场的竞争可以显示经营者的能力，有助于出资人对医院经营者进行约束和控制。因此，作为内部治理的医院所有权安排与作为外部治理的市场竞争之间必须相互匹配，不存在独立于市场竞争之外的唯一的最优所有权安排。事实上，公司治理结构中最基本的成分就是通过竞争的市场来实现对公司的间接控制，虽然不能否认董事会、监事会等内部治理结构的必要性和重要性，但与充分竞争的市场机制相比，内部治理结构毕竟只是派生的制度安排，并且是市场竞争的结果并随之变化。

合约的具体形式是各产权主体经过博弈而形成的一个纳什均衡，不能交易的产权将无法基于市场不断地进行优化配置。因此，如果没有足够的私营机构进入市场形成竞争态势，没有优胜劣汰、适者生存的过程，就不可能充分挖掘哈耶克所谓的"一切人沿一切方向创新"的潜力，也不可能发现能有效利用具体知识（例如个体的风险类型、本地区的人文环境等）的内部治理结构。所以，产权改革的意义不在于强调合约的精确形式，而在于为自由立约权提供法律保障并逐步完善旨在提高界定立约权效率的一整套制度，广而言之，只有自由选择（自由择业、自由选择经济组织形式）才能产生有效的制度安排，这一判断的认识论基础直接渊源于从休谟到波普的演进理性知识论，哈耶克在解释市场经济的本质时，将其演绎和总结成为了"人类合作的扩展秩序"这一影响深远的核心概念。从这

个意义上说,医院产权制度改革与医疗服务市场化二者不可或缺,是同一枚硬币的两面。

五、信誉机制与产权

医院所有者与经营者之间的委托代理关系只是整个医疗服务中的一个环节。更为根本的问题是,患者不具备专家经验和质量鉴别能力,他们凭什么相信医院的经营者? 又凭什么相信医院的所有者? 很大程度上,这一问题最终还是要靠信誉和品牌来解决。

例如,目前中国的医疗付费方式仍然是按项目收费为主,这种付费制度不仅难以解决"小病大治"问题,还会导致"重治疗轻预防"的现象。虽然按人头预付型的医疗补偿模式有利于同时解决这两个问题,改变通过提高成本获得超常经济利润的现象。但是,预付制可能又会导致"大病小治"、影响治疗质量。美国的经验表明,在竞争性市场中,"声誉机制"非常有助于解决这类问题。实际上,美国公司的雇员半数以上是自愿选择"管理型医疗保健"计划的。

要知道梨子的滋味,就得亲自尝一口。对梨子这类简单商品,根据其外表和颜色大致还是可以判断其品质的。医疗服务显然没有这么简单,作为一种典型的"经验品"(experience goods)和"信任品"(credence goods),患者在购买和消费之前,甚至在消费之后,都很难确定其质量,而医生或医院(经营者)对服务质量和性能(性价比)的了解一般要比患者所掌握的情况多,两者的差距越大,信息就越不对称。现代社会的分工越来越复杂,"每个人知道越来越多的关于越来越少的事情"(G. Becker: Every one know more and more about less and less),消费者不是医学专家,其时间和专业判断能力非常有限,他们最容易记住并口耳相传的只是一所医院的口碑或声誉,而不是医院拥有多少专利权或著作权,更不可能了解一些医疗过程中的专有技术或技术秘密。越容易骗人、信息越不对称的产品或服务,信誉或品牌就越重要,因为它可以替消费者节约搜寻费用和质量鉴别费用(交易费用)。于是,医生或医院的声誉就成了一种有效的隔离和筛选机制:满意的老顾客没有理由轻易放弃自己所熟悉和放心的医院或医生,而去选择可能收费略低的其他医院或医生。认准声誉或品牌,就是购买安全感和有效性。随着生活水平的逐步提高,人们越来越关注自身的健康，愿意为声誉和品牌付高价（声誉溢价），声誉或医疗品牌的价值将越来越大。

　　作为无形资产，声誉和品牌一旦形成，患者的信赖和忠诚，以及医院在吸引新顾客方面的优势，能给医院带来更多的未来收益流。可口可乐公司总裁伍德拉夫曾断言："即使公司在一夜之间化为灰烬，但凭着可口可乐这个品牌，便可以迅速筹集资金，东山再起。"因此，信誉是一种隐性的激励机制，如果一个人很在乎自己未来的职业生涯，那么，即使是拿固定工资，也可能愿意努力工作。

　　我们来构造一个简单的动态博弈模型，以说明声誉机制的制度基础与政策含义。如果患者（P）不信任医生（A），他可以选择其他医生或自我治疗，这时，患者的效用是 a，医生的效用为 0；如果患者信任该医生，他将选择他并接受治疗，博弈进入第二阶段。医生可以为患者提供高品质的服务，例如，合理用药、合理手术、人性化服务（同情、安慰、解释、鼓励也是医疗质量的一部分）等等，不妨称之为"努力工作"。这时，患者获得效用 d，医生的效用为 c；医生也可以滥用患者的信任，提供低品质的服务，例如，治疗方案不合理、大处方、敷衍了事、态度生硬甚至索要红包等，不妨称之为"敷衍了事"。这时，患者获得效用 e 而医生的效用为 b。博弈的展开式表述如图 9-1。

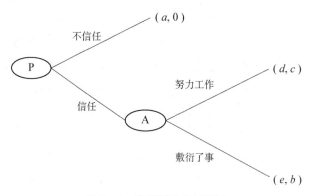

图 9-1　声誉博弈的展开式

　　为了使问题有意义，假设 $b > c$ 且 $d > e$（医生"敷衍了事"比"努力工作"所得要多，而患者的效用则要降低），以及 $c + d > b + e$（医生"努力工作"时,双方实现的效用总和比医生"敷衍了事"时要大)。另外,还必须假设 $d > a$,也就是说,该医生与别的医生相比确有优势,能够给患者带来更高的效用,如果他"努力工作"的话。这是培养患者忠诚、建立信誉的前提条件。如果一个医生的技术水平以及他的努力和热情总是无法胜过其他人的话,信誉或品牌的建立与维系是不可能的,这不是我们讨论的重点。当一个医生在技术或服务方面确有优势时,在什么条件下,信誉可以激励他不欺骗、努力工作?

(1) $a < e$,也就是说,即使患者知道医生将"敷衍了事",他选择该医生并接受治疗获得效用 e,比不接受治疗而获得效用 a 要好,这种情况可以理解为缺乏竞争,患者别无选择。这时,无论博弈是一次性的还是重复的,唯一的纳什均衡是患者只能选择该医生;医生对患者"敷衍了事"。

(2) $e \leqslant a < d$,也就是说,如果医生"敷衍了事",患者可以不选择他,而在其他地方获得更高的效用 a,这种情况可以理解为医生之间存在竞争。这时,有两种可能:第一,博弈只进行一次,唯一的纳什均衡结果是,患者选择"不信任"该医生,从而也就无所谓品牌;第二,博弈可以重复进行,这时,患者可以采取冷酷策略(grim strategy)。患者一直信任该医生,直到某一次博弈结束时,患者发现医生滥用了自己的信任,对自己"敷衍了事"(假设患者只能在医生欺骗他 k 次以后才能发现这一情况),患者从此以后将永远不再信任该医生。如果患者坚持冷酷策略的话,医生将会采取"总是努力工作"的策略,当且仅当

$$c + \delta c + \delta^2 c + \cdots \geqslant b(1 + \delta + \cdots + \delta^{k-1}) \text{ 即 } \delta \geqslant \sqrt[k]{1 - \frac{c}{b}}$$

其中 δ 是医生未来效用的贴现因子,δ 的大小由医生对未来的看法以及博弈重复的可能性大小决定。因此,如果医生的贴现因子 δ 足够大,他会"总是努力工作",并以此赢得患者对他的信任和忠诚。

这样,我们便得到了医生讲信誉的必要条件:第一,医生之间存在竞争($a > e$),否则患者对医生的"惩罚"变得不可信。研究表明,个人医疗服务是可竞争的,只有行政性垄断才可能持久。政府为履行社会职能,实现政策性目标,为公民提供基本的安全网,设立适当数量的公立医疗机构是必要的。但是,如果政府和相关的法律不是明确民营资本与国营资本的

同等地位，而是偏袒公立医院，与民（营）争利，或限制竞争，并将垄断的公立医院不恪守"公立"本位、盲目"逐利"所导致的种种不良现象，归咎于市场失灵和改革的失败，就没有道理了。

第二，患者与医生之间的博弈可以重复进行，未来足够重要（δ足够大）。要使博弈具有重复性，医生或医院的产权必须明确和清晰。一所医院，如果没有真正的所有者（索取剩余从而真正承担风险的自然人产权主体），或所有者地位朝不保夕，那么未来将变得非常不确定：要么博弈变成了一次性的，要么贴现因子δ很小以至于$\delta < \sqrt[k]{1 - \dfrac{c}{b}}$。在这两种情况下，医生或医院都不会讲信誉。因此，稳定的产权制度是信誉的基础。

无恒产者无恒心，无恒心者无信用。声誉机制可以帮助我们加深对人力资本"资本化"问题的理解。任何人的职业生涯都是有限的，当经营者因为种种原因不得不离开医院时，产权应该能够转让和交易，否则他就没有积极性关心医院的声誉。如，上海某医院实施以个人品牌带动医院品牌的经营战略，成立了"×××创伤外科工作室""×××肿瘤治疗工作室""×××四肢显微创伤工作室""×××中西医肾病工作室"等，门急诊量急剧增长，业务收入大幅度提升。随之而来的问题是如果这些人将来要退出，他们的"名号"如何定价、兑现和转让？ 如果这些问题不能妥善解决，市场效应能够持久吗？

另一方面，在过去的乡土中国，人们之间的信任是由"习"（重复博弈之意）出来的礼俗来维持的（费孝通）。而现代商业社会被称为"匿名社会"（anonymous society），居民流动性大，多数的交往活动，特别是商业活动，人们面对的往往都是陌生人，各人不知道各人的底细，人与人之间博弈的重复性大大降低，信誉机制可能失灵。因此，现代社会的信誉机制更多地是通过企业组织、社团组织和中介组织来维持的。Kreps等已经证明了，组织之所以有存在的价值，一个重要的原因就在于与个体相比，组织会更加重视信誉。因此，在西方国家，大多数医生在独立开业的同时，往往同时还要加盟一所或几所医院或联合诊所。医生加盟医院或诊所，相当于获得了一枚"社会印章"（Social Seal），医院或诊所节约了病人的搜寻费用。

第三，信息传递要足够快。患者可以在k期以后发觉医生的"敷衍了事"，并选择"不信任"而对其施以"惩罚"，但是 k 越大，$\sqrt[k]{1-\dfrac{c}{b}}$ 也越大，

$\delta \geqslant \sqrt[k]{1-\dfrac{c}{b}}$ 就越难以成立。这就涉及到医疗质量指标问题。信息的收集和传递与市场竞争是相伴相生的，没有有效的信息收集与传递机制便没有充分竞争的市场，而竞争反过来又会迫使医疗机构主动发信号，向患者传递信息（这就是信息经济学的信号传递理论），如果不存在相关的限制，医疗质量信息稀缺应该会刺激各种信息中介组织的产生。

第四，卫生主管部门的政策制订和对医院经营的干预必须受到法律限制。在政出多门、政策多变造成的不稳定环境中，医院或医生无法对未来形成稳定的预期，这也会大大降低贴现因子 δ 值，不利于品牌形成。另一方面，公营企业的国际惯例是：作为特殊的法人实体，从法理上，每一个公营企业必须立一部专门法，地方公营企业也必须由地方机关逐个立法。虽然现实中往往不能完全做到这一点，但公立医疗机构的设立和运营必须受到严格的法律规范，例如，不得介入其职责范围以外的业务领域，更不得与民（营）争利等。一个原因是，公立医疗机构各种业务交易的主体之一是政府，政府官员用的不是自己的钱，供货商就有了可乘之机，向政府医院销售劣质产品，干扰市场信息。

六、结语

根据前面的分析，我们认为医院产权制度改革的重点应该落实在两个方面：第一，努力塑造能真正承担风险的非人力资本所有者以解决医院经营者选择机制问题与激励约束问题；第二，理论与实践相结合，探索社会主义市场经济条件下医院的最优所有权安排。我们认为，产权改革的目的绝非改掉公有制，而是在于通过对同质产权的"分割"与"分化"以及培育多种产权主体来形成多种所有制形式的竞争格局，再通过市场竞争找出有效的所有权安排方式即内部治理结构，故产权改革的要点应该是国有与民营的分流，以及给予各类资本进入医疗服务市场的同等权力，形成有序的竞争局面，提高卫生资源的利用效率，满足不同层次的医疗服务需求。为实现这样的目标，必须进行医院产权制度改革。

第三节　国有医院产权制度改革

一、我国医院产权制度改革实践

随着市场经济体制的不断发展和完善，医疗卫生改革进一步深化。我国医疗机构的所有制形式和产权结构趋于多样化。在国有医疗机构坚持规模建设和内涵发展的同时，民办、民营、中外合资、外资医疗机构纷纷登台亮相，不少国有、集体所有制医疗机构也借鉴现代企业制度改革的一些具体做法，积极探索新形势下的医疗机构产权组织形式。

（一）医院产权制度改革的动因

1. 社会发展的需要　由于卫生服务需求的增长速度大大高于国家财政支出的增长，卫生资源不足，在国家有关政策的鼓励下，利用社会资源、多渠道筹集资金联合办医成为必然。资金来源的多渠道必然导致产权结构的多元化，主要表现为不同所有制形式的医疗机构并存，以及医疗机构内部产权多元化。

这种变化首先在以下两种地区出现：一是在部分经济发达地区，随着人们经济状况的改善，对医疗服务特别是高质量的医疗服务需求增加，当地的医疗资源满足不了人们的需求，政府及医院的投入杯水车薪，同时，由于国家对医疗机构的免税政策、医院经营的低风险，吸引了充裕的社会资金对医院的投入，进而推动了当地医疗机构的产权制度改革；二是在经济不发达地区，多数医疗机构特别是基层医疗机构，大多面临运营资金短缺、设备陈旧老化的现实，筹措资金、购置必备的设备、引进人才是当务之急，依靠政府投入几乎不可能，只能在艰难中探索新的发展思路。

2. 医院建设的需要　医院自身发展的需要，不论卫生部门所有还是行业所有的各级医院都面临着预算拨款有限、医院自身筹资能力不足等问题，进行产权制度改革，有利于拓宽筹资渠道，克服医院发展资金不足的问题。另外，医院单一的公有制格局会导致冗员过多、效率低下、服务质量和服务态度差，人民对医疗服务的期望与需求得不到满足，通过转换经营机制，建立多种所有制并存的医疗服务体系，有利于形成有序竞争，优化卫生资源配置，提高卫生资源的利用效率，满足多层次的社会需求。

借鉴企业的股份制改革,通过产权改革,打破"大锅饭",通过新的机制使个人利益与集体利益紧密相连,改变医院内部责任权利不清、所有权虚化、缺乏活力等问题,建立有效的激励机制,为医院经营注入新的活力,提高效率和工作绩效。

(二)医院产权制度改革的主要形式

1. 股份制　由国家和法人股构成全部股份。通过对医院原有资产进行评估后,募集企业法人投资入股,并占股份的主要部分,形成企业法人与国家共同投资的股份制医院。具体做法是参照《中华人民共和国公司法》实施,目前实施股份制改造的医院不多。

2. 股份合作制　城乡公有制基层医院改造建立的股份合作制医院,是采取了股份制一些做法的合作经济,是集体经济的一种新的组织形式。主要形式如下。

(1)增量型:公有资产全部参股或有偿使用,并实行职工全员新增投股。一般在经济较发达地区实行。

(2)存量型:公有资产量化折股,按工龄、责任和贡献大小分派给全体职工,职工不新增投资,一般在经济较为滞后的地区实行。

(3)混合型:公有资产部分参股或有偿使用,部分折股分派给职工,并同时实行职工全员入股。

(4)外联型:医院同院外医疗单位、个体医生或其他社会法人联合参股。一般在乡镇政府管理能力较强的地区实行。

3. 内部职工持股　医院资产评估后,作为国家股入股并占总股份的主要部分,其余小部分股份由医院职工自愿认购。

4. 其他形式　如医院集团、拍卖转让等。另外在医疗机构改革中,也存在科室股份、项目股份等现象。

(三)医院产权制度改革的积极作用和问题

1. 产权制度改革在医院的建设和发展中发挥了积极的作用　改制医院比较有效地改变了原体制下效率不高活力不足的弊端,在一定程度上改变了仅由国家或集体承担经营风险的状况,促进了按劳分配在医疗机构的具体落实,使医院利用分配机制调动职工的工作积极性。从社会层面看,医院改制可以减轻一部分财政压力,有利于调整卫生资源的配置,提高医疗卫生服务供给体系的竞争性,提高医疗服务的可及性。进一步促进卫生主管部门的职能转换。卫生行政部门实现从办医院到管医院的角色转化。

2. **产权制度改革中也暴露出一些问题**　首先，自主经营可能会因为法律规章制度上的不健全，导致医院与卫生行政主管部门间的权责不清、经营上阻力重重，由于多种形式医疗机构的并存，卫生主管部门在管理标准上的差异，不利于医疗机构间的公平性竞争。其次，医院追求盈利，卫生费用上涨；有些医院可能会减少提供经济效益差、社会效益好的服务项目，同时，卫生服务的公平性可能会下降，以及国有资产的流失等问题。

因此，首先要加强立法工作。只有建立比较完备的法律规章，才能为监督医疗机构的运营提供法律依据；其次，要加强财务监督和审计工作。通过对医院定期的监督和审查，了解医院的经营状况，促使医院及时调整经营战略，保证医院的可持续发展以及国有资产的不流失；然后，要完善医疗保险制度，建立比较科学的费用支付制度和服务价格。

另外，卫生主管部门的管理工作难度增大。由于各种性质的医疗机构并存，将给卫生主管部门的管理增加了不小的困难。在进行医疗机构产权制度改革前，要做好各项准备工作，要为改革创造比较规范的制度条件，即使在试点阶段，也要对改革的各个阶段可能遇到的问题有个初步的估计，逐步完善各项措施。产权制度改革提高了医疗机构的效率和绩效，除了在管理机构的设置上要注意保证各方利益代表的均衡，作为政府机构应该强化对医疗机构的监督和管理，努力在效率和公平间寻找新的支点，限制医院过度追求盈利而导致医疗费用的上涨，造成公平性下降，同时如何防止并杜绝国有资产的流失，保证国有资产的保值增值。

（四）医院产权制度改革的思考

1. **医院改制的同时要搞好区域卫生规划、优化资源配置**　要在政府的统一领导下，对各级各类医院的存量卫生资源进行统筹规划，合理安排，实行必要的关、停、并、转、迁，调整医疗机构的布局，增量卫生资源的配置要有利于区域卫生规划。

2. **改制要切实保障人民群众的基本医疗需求**　卫生部门是从事特殊服务的行业，医疗机构改革既要符合市场经济规律，也要遵循卫生事业发展的内在规律。从长远考虑，为充分发挥政府对卫生事业发展的宏观指导作用，公有制经济成分必须占据主导地位。对股份制医疗机构可以采取不同于其他公立医疗机构的政策,如提高医疗收费标准、改国家拨款为国家投资、取消减免税费优惠等,使其按照市场经济的规律运行。对于其他公立医疗机构,国家应继续实行减免税费政策,并加大投资力度,以体现国家对人民群众的医疗福利政策,切实保障人民群众的基本医疗需求。

3. 医院领导体制改革 现行的改制很难从机制上完全控制医院内部追求利益极大化的行为。在改制的医疗机构中,谁代表国有产权,并真正对医院负责,进而保证国有资产的保值增值问题,保证国有资产不流失;谁又代表社区群众的利益,保证群众公平地享有优质服务。产权制度改革后,作为微观经济单元的医疗机构,趋利性是其根本属性。因此,为了维护国家和社会利益,医院的决策权必须与执行权分离。医院领导体制上决策权与执行权的分离是国有产权改革的必备条件。

4. 转换经营机制 在医院改制中,由于制度尚不规范,股份合作制医院在协调内部职工利益和国有资产保值增值上难以平衡,一些医院改制初期释放的激励作用已经开始出现弱化的倾向。

5. 管理体制和人事制度改革的配套 改制以后的医院具有更大的自主权,拥有人事权可以有效地控制医院的人力成本支出,提高服务效率。但是多数医院在改制时都提出了国家的差额预算拨款不变、医院的事业单位性质不变、职工的全民所有制性质不变等政策,使医院的管理体制和人事制度仍旧维持原有制度,影响了医院服务效率的提高。同时改制后职工股东利益与风险不对称,即既想获得市场中的创收利益,又不想放弃原体制的既得利益,这也导致了改制带来的激励作用淡化。

(五) 结语

医院产权制度改革是社会主义市场经济的必然要求,政府不可能也没有必要把所有的医院都包下来,应该尊重医院的自主选择,尊重职工群众的意愿。允许一部分公立医院根据具体情况选择不同的改制形式,形成以公有制为主体、多种所有制形式并存、适应市场经济和需求多样化的卫生服务供给体系。但是,在现有条件下,并不是每一所公立医院都要进行产权制度改革,股份制、股份合作制也不应该成为公立医院产权制度改革的唯一选择。从公立医院的产权形成过程和形成方式看,应保留部分政府直接控制的国有医院,包括两种类型:一类是保证医学科学的领先地位;另一类是提供基本医疗服务、救助低收入人群。

医疗机构产权制度改革必须有计划、有步骤地进行，切忌一哄而上，为防止国有资产流失，医疗机构的产权制度改革必须请有资质的中介机构对其资产进行科学、规范的评估，必须充分考虑医疗机构无形资产的价值。其清产核资工作要按国家有关规定进行，应有卫生主管部门、出资人职工代表参加。乡镇卫生机构的产权制度改革要慎重，在新的防保体制没有正式建立以前，不论进行任何形式的改革都不能削弱其预防保健工作，不能削弱其在三级医疗预防保健网中的枢纽作用。

实践表明，进行产权制度改革的医疗机构主要限于县市、区级医院和乡镇卫生院，并集中在乡镇卫生院一级的基层卫生机构。从经济环境看，主要是在医疗服务供求矛盾比较突出的经济发达地区，以及医疗机构生存比较困难的经济欠发达地区；从所有制形式上看，主要是集体或私有性质及部分全民所有制医疗机构，很少触及等级高、规模大、运营情况良好的医疗机构。

这与国企改革率先在国有中小型企业中进行有着必然的相似，这部分医疗机构波及面不大，操作起来较为容易；生存矛盾或当地卫生服务供求矛盾突出，进行产权制度改革的要求更为迫切。这也告诉我们，尽管医疗机构产权制度改革已经在一定范围内实施，并取得了一定的经验，但是对于如何在更大范围内、在大医院中进行改革仍有相当的难度，需要更加深入地研究。

二、正确认识医院产权改革

一提到医院产权改革，我们就会想到两权分离、股份制、国有民营等等。根据前面的分析，我们认为这些都不是产权改革的要点，对这些问题的讨论、争论、试点，在理论上是对医院产权改革的误解，在实践上无异于舍本逐末、浪费资源。例如，股份制医院是产权明晰的资源主体，基于自身利益的考虑而自愿、自发地相互作用的结果，是市场合约的不同表现形式，其他还有诸如个体开业医师、家族医院、合伙制等各种已知的和未知的合约形式。同是股份制，内部治理结构也是花样百出、不一而足。股份制是否有效是一个经验事实，而不是一种理论。股份制是在市场竞争中逐步发生、发展和完善的，先有明晰的产权及市场竞争，而后才有股份制。

理论上唯一的结论是：合约有效性的微观基础在于清晰的产权，有了这种权利,自由选择合约的过程(市场过程)迟早会发现适应具体环境的最优的或最不坏的合约安排,任何将这种经济逻辑颠倒过来的所谓产权改革都将是徒劳。同时,产权改革绝不是要改掉公有制和公立医院,医疗产权改革应该"工夫在诗外":公立即公立,不与民(营)争利;公立医院之外的自由合约选择,一方面可以确定公立医疗机构的规模(市场能够做得好的就让市场去做),另一方面可以为公立医院的内部治理提供重要的依据和参考。

斯密在 200 多年前曾经指出:"劳动所有权是其他一切所有权的基础,所以这种权利神圣不可侵犯。一个穷人的所有世袭财产就是他的体力和技巧,不让他们以他认为正当的方式,在不损害他人的条件下,使用他们的体力和技巧(特别地,可以选择创办自己的医院或企业,索取剩余并承担风险),则是侵犯这最神圣的资产。不仅侵害这个劳动者的自由,而且也侵害了劳动雇用者的自由。妨碍一个人,使之不能在自己认为适当的用途上劳动,也就妨碍了另一个人,使之不能雇用自己认为适当的人。"因此,医疗产权改革是要塑造产权主体去选择市场合约,而不是预先设计合约来限制产权主体。

三、国有医院产权特征及存在问题

(一) 国有医院产权特征

不论国有资本权益如何处置,是对医院进行再投资,还是通过转移支付对其他机构进行补贴,国家对国有医院的所有权最终要通过剩余索取权和剩余控制权来体现。而国有产权的最大问题就在于剩余收益索取权的归属不明。在国有医院中,代表出资者的政府官员拥有剩余控制权但没有真正的剩余索取权(有没有剩余索取权与这种剩余如何使用是两个不同的问题,因此,同样是非营利性医院,同样是将剩余回馈社会,私人与公立的产权特征仍然是不同的),这两种权利的不对应安排导致了经营者选择和激励机制设计这一任何经济组织都需要面对的两大基本问题难以有效解决。

第一,经营者选择机制失灵。拥有剩余控制权(投票权)的官员不索取剩余,因而也就不可能真正承担风险(剩余可能是负值),这种投票权可以被那些没有经营才能但却偏好于控制(控制权会带来收益,如权力欲的满足、在职消费等)的人廉价收买。这就是所谓的廉价投票权问题。任人唯亲、权权交易、钱权交易等，复杂冗长的选拔程序最后挑选出来的人可能恰恰是最不具有经营能力和企业家精神的人（现实中可能还会出现这样的情况，因为某人道德境界高、老实、人缘好，或很听话而被选择做院长，但让他去经营一所医院实在是勉为其难）。另一方面，根据需求定律，由于没有剩余索取权的剩余控制权"价格"偏低，对控制权的需求量增大。于是，行贿、受贿、上下其手，就成为人们争相"购买"医院控制权的普遍手段。同时，官员也可能会利用剩余控制权进行各种寻租活动，将经营者选择权变为结党营私、索取贿赂的权力。

第二，激励约束机制失效。"所有者"不索取剩余，也就不关心剩余是多少，因而也就没有积极性去收集有关证据，对经营者施以有效的激励约束，最终可能是院长，或院长与高层主管、职工一起控制了医院，甚至与国有资产的代理官员合谋，通过做假账等手段欺骗政府。这就是内部人控制问题。内部人控制本身是一种激励，因为医院经营者可以利用这种权力掘取"国家租金"，但这种激励存在着根本的缺陷：国家租金大多表现为在职消费和实物福利，难以交易和投资；控制权租金以在职在位为分配原则，容易导致竞争职位和权力斗争而不是对长期行为的激励。

因此，国有医院的管理中既有放任自流，也有非理性的干预。例如，几百万、上千万，甚至上亿元的投资，院长可以随便拍板，但医院却无法拒绝或裁减并不需要的关系户或冗员。在这种情况下，即便我们能找到一套准确反映经营者能力、行为、业绩的评估指标，但由于所有者代表并不是真正的剩余索取者，因而没有足够的激励去搜寻和选择合格的经营者，也没有足够的激励去解聘一个被这套指标体系证明是失败的经营者。如果这种失败一次又一次地发生并造成严重的经济后果，所有者代表又如何承担这种财务风险呢？对于私人企业来说，这将意味着破产，股东的资产将血本无归。但对于国有资本来说，破产并不是一个可信的威胁（所谓"破产"，就是"破"所有者的"产"）。作为国家公务员，他个人并没有自有资金的投入，其工资与医院经营业绩基本无关。干部管理体制一般也不可能采取"业绩好就升一级，业绩差就降一级"奖惩制度。因此，我们不能简单地将问题归咎于院长的不听话或医护人员道德水准下降，问题的本质在于国有医院所有权安排，在于医院的剩余收益索取权与剩余控制权的不对应安排。

剩余控制权与剩余索取权的不对应,并不意味着在国有医院中完全没有激励。事实上,利用剩余控制权掘取"国家租金"可以起到一定的激励作用,但这种激励机制与市场机制相比,存在着根本的缺陷:分享国家租金不可能上不封顶;国家租金大多表现为在职消费和实物福利,难以交易和投资;控制权租金以在职在位为分配原则,容易导致竞争职位和权力斗争而不是对长期行为的激励;以依靠控制权获得的国家租金代替剩余索取,会导致控制权的滥用。

(二) 存在问题

近年来,我国一些国有和集体所有制的医疗机构,借鉴现代企业制度改革的做法,积极探索新形势下医疗机构的产权改革形式。逐步探索政府由"办"医院转变为"管"医院的模式,实现所有权和经营权的分离,取得一定实效。但是需要指出的是,所有权与经营权的分离本质上是职能的分解,即所有者进行资本经营,而医院经营者进行管理经营。在进行两权分离时,一定要加强对医院经营者的有效监督和控制。

在各种形式的医院改制(股份制、股份合作制、医院集团、拍卖转让等)实践过程中,出现的主要问题是国有资产流失和贬值,其根本原因在于国有资产的产权代表(政府部门)拥有剩余控制权但却没有剩余索取权。这种权责不对应通过两种途径导致国有资产的流失和贬值:第一,通过贿赂"廉价投票权",直接获取私利或没有医院经营才能的人取得管理权,而对医院的经营状况没有有效的评价标准,导致监督的失效和失控;第二,没有真正剩余索取权的产权代表没有动力收集信息和核实具有不确定性的剩余收益,最终是内部人(医院经营者或职工)控制医院,通过在职消费、任意提高分红比例、造假账等侵吞国有资产。

由于国有产权代表的有效监督能力和控制能力低效,因此,在保持国有医院公有制不变的前提下,由于卫生财政不足引发的卫生主管部门对医疗机构的放权即两权分离,恰恰是目前国有医院既享受国家政策保护的优惠待遇,又享受着市场好处的主要原因。"一放就乱"的后果具体表现为:卫生管理部门对医院的经营和管理失控、政府社会福利目标贯彻不力、损害消费者和企业的利益、医疗费用急剧上涨。

四、国有医院的目标定位

给定医疗服务需求的弱弹性、某些服务的准公共品性质以及我国目前医疗购买力在各收入阶层及城乡间的巨大差异，国有医疗机构存在的必要性是不容置疑的，它们必须承担社会性功能与政府的政策性功能。国有医疗机构至少在 4 个方面起着私营医疗机构无法替代作用：第一，提供带有公共品或准公共品性质的医疗服务，例如，预防、妇幼保健、健康教育、医学研究等。在这些领域，不允许有超额利润或不可能有超额利润，政府创办的医疗机构以维护经济秩序为目标，不在垄断行业获取超额利润，不因微利而退出，承担着社会需要的这部分服务的供给任务；第二，低价或免费承担社会贫困人口、无医疗保险者和低生活能力人群的基本医疗服务；第三，完善产业布局，利用政府直接投资，在资源配置的"瓶颈"处（如交通不便、人口稀少、医疗购买力低下的地区）建立公立医疗机构，打破自发投资形成的产业发展障碍，加快医疗产业布局调整。尤其是，在落后地区，利用国家财政的集中优势，在较短的时间内形成遍布城乡的医疗服务网络；第四，投资大风险高、一开始可能并不赚钱的新医疗技术项目，需要政府投资并通过公立医疗机构来引路和支撑。而一旦技术定型和成熟，就应该积极向私营的营利和非营利医疗机构转让和推广，推动医疗技术进步。

政府具有经济职能并以此介入国民经济运行是现代社会的标志之一，因此，国有医疗机构的目标主要是作为政府权力的延伸，体现政府的经济职能，实现医疗卫生资源配置中的公平。因此，对公立医院的评价，首要的并不是效率指标（对照私人医疗机构的经营业绩也可以评价国有医疗机构的效率），而是政府的社会性和政策性目标完成得怎样。牺牲效率获取公平与稳定，有时是值得的，过多谈论国有医疗机构中国有资产的保值增值是没有意义的，能做到的只能是加强对公立医院的监控（收权而不是放权），确保其社会性和政策性功能的有效发挥。在此基础上，为了尽量降低实现社会公平和经济稳定的机会成本，可以考虑大力发展私营医疗机构形成竞争格局，竞争的好处在于提供有效（技术效率与配置效率）的医疗服务，并且为国有医疗机构的管理提供充分信息以尽量将国有医疗机构的服务效率"逼"上去。

正因为公立医院的目标定位主要是公平而非单纯指效率，因此，就必须对提供个人医疗服务的公立医院数量和规模严格加以控制。我们应该详加考察,以确定这些功能确实是私营医院所不能或不愿承担的,公立医疗机构的数量和规模以满足上述4方面要求为限。另一方面,按照国际惯例,作为特殊法人,每一个公营企业必须立一部专门法,地方公营企业也必须由地方机关逐个立法。类似地,国有医疗机构的设立和运营必须受到法律规范,政府不得随意增设或减少公立医疗机构数量,不得介入其职责范围以外的业务领域,不得与民(营)争利。

五、国有医院产权改革的模式

国有医院产权改革的重点应该落实在两个方面:第一,努力塑造能真正承担风险的资本所有者,以解决医院经营者选择机制失灵问题与激励约束失效问题;第二,结合市场环境,不断探索和完善国有医院的所有权安排及其实现方式。

在转轨过程的起始点,我们已经在计划经济下布设了大量的国有医疗机构,这些机构中的大多数纯粹是在提供个人医疗服务,因此,许多机构将不得不进入市场参与竞争,产权制度和治理结构自然也要相应地加以调整。中国人民大学课题组的"分层改革方案"认为:"依据社会主义市场经济条件下国有经济的功能界定,对国有医疗卫生机构总体布局进行战略性调整,平稳有序地组织国有经济进入、退出或保留在特定医疗卫生行业;调整国有医疗机构的产权制度与内部治理结构,对营利性国有医疗机构进行现代企业制度改造;形成竞争性的医疗服务市场结构,并利用市场机制从外部推动国有医疗卫生机构的改革。"

由于监管法规和税收方面的原因,民营医院将会有相当大的部分选择非营利性质,也会有很多民营医院为贫困人群提供低价或免费个人医疗服务,这样做,既有慈善动机,也是竞争压力下的一种获得社会声誉、积累社会资本的营销策略。但这并不意味着它们可以完全代替公立医疗机构的社会性和政策性功能。通常,国有医院产权改革的模式有以下4种。

(一)公共管理模式

各种产权改革方案之所以收效甚微甚至适得其反,一个原因是高估了政府主管部门合理行使所有者权力即选择经营者、监督和控制经营者的能力,并过分强调并且在事实上造成了两权分离。国际经验表明,国有企业不可能像民营企业一样通过合同制（不论是业绩合同还是管理合同）方法来加以监督和管理，原因在于关于国有企业的任何合同都无法有效地处理因信息、激励与承诺而产生问题，因此国际惯例是对国有企业采取公务员式的管理模式。类似地，对于那些为各级政府所有以实现政府的社会性和政策性功能为目标的国有医疗机构，其监督管理也应该放弃合同管理模式而采取公共部门管理模式，由政府委派公务员承担医疗机构的管理职能（例如进入董事会），通过公务员式的管理完成对这些委派人员的有效监督与控制，例如，定期的报告与审计制度、作为国家公务员的任期制度等，业绩考核的重点是社会收益。尤其是对于那些提供公共卫生服务的非营利组织，宜作为政府部门的直接延伸机构而不应作为特殊的法人实体。

（二）债权人模式

将国有资产变为债权而不是股权，通过减少产权代表的剩余控制权以与很弱的剩余索取权对应起来。一方面，当医院正常运营时，债权人不需要收集信息来监督医院经营者，因而也就无所谓行动障碍；另一方面，医院经营者也没有必要欺骗债权人，因为还不起债就意味着债权人将对医院进行清算或重组，经营管理者的位子也就难保了。在目前情况下，医疗行业市场竞争并不激烈，医院还不起债务的可能性比较小，国有资产选择作为医院后备所有者即债权人，应该可以保证安全稳定地增值，至少是不贬值和不流失。同时，积极吸纳私人资本参股，将经营者选择问题让位于能真正承担风险且具监督动机的出资人。

（三）民营化模式

国有医疗机构的民营化实质上是国有产权的有偿转让，大致有两种方式：渐进式，即通过吸收私人资本实行产权多元化，再根据条件逐步减持国有股，实现国有资本的有序退出；激进式，即通过转制、赎买、拍卖或申请破产等方法实现国有资本的一次性退出。民营化改革的目的最终是要塑造真正拥有剩余收益索取权的人格化产权主体，让真正承担风险并具有监督动机和行为能力的民间资本行使经营者选择权和控制权。在实践中，多少以及什么级别和功能的公立医院可以通过这种途径转化为民营医院，需要结合我国目前的基本医疗保障水平、医疗服务市场的竞争状态进行具体分析和研究。

（四）投资管理中心模式

医院不同于国有企业的地方是可以也必须保持适当数量的国有医疗机构进入竞争性医疗市场，对于这部分医疗机构，为了在保证政府对医院行使所有权的同时又不至于对医院的经营管理进行非理性的干预，借鉴中外国有企业的改革经验，可以考虑在国有资产管理机构与国有医院之间设置某种以经济方式行使所有权的国有资产经营机构，以拉开两者的距离，形成国有资产管理机构与医院之间的"缓冲地带"，不妨称之为"医院投资管理中心"，它是由国家授权，对医院国有资产具体行使资产收益、重大决策、选择经营者等出资者权利，并对授权国有资产专门进行资本经营的特殊法人单位。一般地，医院投资管理中心将通过持有（或控股）国有或非国有医院的股份并以股东身份对其进行经营和控制。

正如国有企业产权改革并非"一股就灵"，医院产权改革也并非"一控就灵"，医院投资管理中心的有效运营是建立在一些必要的前提之下的：第一，对于不进入竞争领域的公共医疗服务不宜纳入投资管理中心的运营范围，而应作为政府的延伸机构（非法人实体）并实行严格的公共部门式管理；第二，被控股的国有医疗机构应尽可能限制在私营医疗机构无法替代的 4 个方面（提供带有公共品或准公共品性质的医疗服务、低价或免费承担社会贫困人口、无医疗保险者和低生活能力人群的基本医疗服务、为完善产业布局而在资源配置的"瓶颈"处建立公立医疗机构、投资大风险高、一开始可能并不赚钱的新医疗技术项目）以及少量纯粹以税收为目的的一般性营利性医疗机构。当然，如果投资管理中心能高效运营，原则上我们并不反对投资管理中心通过产权运作，对营利性医疗机构进行控股或参股；第三，必须以法律形式明确国有资产管理机构与医院投资管理中心之间的产权关系和责任权限；第四，必须有充分多的私有产权医疗机构参与市场竞争，形成多元化的产权格局；第五，要积极培育独立于医院国有资产管理体系之外的一般性社会组织，发挥对医院国有资产管理机构的监控实行再监控的职能；第六，结合市场环境，不断完善医院投资管理中心的内部治理结构。

六、国有医院的治理结构

在所有者与经营者分离、所有权与控制权分离的情况下，一般私营公司的所有者是如何约束经营者、降低代理成本的？答案当然是合理的公司治理结构，而治理结构的第一道防线是公司董事会，最后一道防线是市场竞争，特别是资本市场上的公司控制竞争。而且，内部治理结构是派生的，依赖于公司的外部治理：当外部竞争性较弱时，必须加强内部监督，表现为所有者通过董事会更加积极地干预医院的日常运营。如前所述，产品市场竞争和要素市场的竞争保证了"利润"能够作为经营者能力和绩效的充分信息指标，而资本市场（投资者"用脚走路"）不仅保证了投资者对经营者的（间接）监控，同时也协调了不同投资者之间对经营者经营管理活动看法的不同。而由于市场竞争的不完全，董事会作为内部直接监控机制再加以补充。多管齐下，不断改进公司治理。这也正是斯密的预言（疏忽与浪费势必会在管理者阶层蔓延开来，从而私人企业比股份公司更具产权制度上的优势）没有真正成为现实的主要原因。

实际上，从金融学费雪分离定理（Fisher Separation theorem）的角度看，公司之所以需要董事会制度，也恰恰是因为资本市场的不完备。弄清楚这一点，有利于我们了解，讨论公立医院的治理结构时，关键的问题在哪里。费雪分离定理是说：如果资本市场是完备的（金融市场交易没有任何摩擦力），则投资人的消费决策与经营者的投资决策互不相关。也就是说，投资人将自己的钱交给另一个人去用，而且不同投资人都对公司经营者的每一项决策可能都会有不同的偏好，但是只要资本市场是完备的，那么作为公司所有者的任何一个投资人，却可以完全不必要过问和干涉公司经营者的决策行动。因为完备的资本市场可以调和不同投资人的看法和偏好。例如，公司的年度赢利是分红还是扩大投资，不同看法的投资者可以通过资本市场的借贷来满足各自不同的消费行为，因而会一致同意经营者所选择的净现值大于零的投资决策。再例如，对公司的某项决策不满意，可以抛售公司股票（"用脚投票"）来表达自己的意见和选择。因此在完备的资本市场条件下，公司治理可以采用所有者对经营者完全放权的治理方式。但是，现实的资本市场是不完备的，因此才需要董事会来表达和调和不同投资者的意见，并对经营者的决策行为进行不同程度的干预。另一方面，投资者很多的情况下，董事会也只能代表部分投资者的意愿，没有办法的办法就是，只能将中小股东的意见交给不完备的资本市场来解决。

费雪分离定理对我们讨论国有医院的治理问题最重要的启示在于：国有医院是用纳税人的钱兴办的，国有医院应该体现多方面的利益。但是与私人公司相比，这里的问题不是资本市场是否完备的问题，而是根本不存在这样的资本市场。因此一个自然的逻辑结论就是：首先，国有医院国有资产产权代理人（所有者，相当于董事会）必然还要对国有医院的经营者实施比一般私人公司严格得多的监管和控制。其次，政府利用公共财政举办国有医院，其经营目标和经营状况自然涉及和影响到多方面的利益。而国有资产产权代理人未必能很好地代表所有纳税人的利益，因此国有医院的利益相关者（stake-holders）必须有适当的途径和方式进入到医院治理机构，必要的时候表达他们的"民意"，发出必要的呼声（voice），共同监督和控制经营者，最大限度地限制医院经营者的机会主义行为，防止偏离国有医院的经营目标，改善公立医院的治理绩效，实现利用公共财政"办"医院的初衷和目标，体现公平、公益、公正，建立健全安全网。

综上所述，目前国有医院所有者对经营者的约束不是太多了而是太少了，应该收权而不是进一步放权，国有医院适宜采取公共部门式的管理。也就是说，医院的"经营者"作为国家公务员，不享有剩余索取权，而是维持医院医疗活动的正常运作。而作为所有者的政府部门或将来的国有资委（或国资委的代理机构），对国有医院的资产和重大投资项目负责并承担经济和财务风险，行使主要的决策权和剩余控制权。事实上，国有医院之所以存在，应该是基于社会学和政治学的考虑而非经济学，其着眼点首先是公平，其次才是效率。

结论是：因为国有医院的经营目标不同于民营或外资医院，而市场竞争是任何公司或医院治理的最后一道防线。因此，必须对提供个人医疗服务的国有医院数量和规模严格加以控制，以满足其经营目标的要求为限。并且，国有医院的设立必须受到法律规范，不提倡其介入其职责范围以外的业务领域，不得与民（营）争利。必要数量和规模以外的国有医疗机构应积极推行产权改革，进入市场，接受和适应竞争，逐步实现民营化。另一方面，要改变目前国有医院处于绝对垄断地位以及放权让利改革带来的弊端，必须考虑从真正落实和放松医疗服务行业和医药行业的准入政策着手，给民间资本和外资公平竞争的机会，在国有医院之外，营造一个充分竞争的市场环境,依靠竞争性市场所提供的卫生资源稀缺性与卫生资源配置的价格信号(例如,利润或成本),作为国有医院的所有者监管国有医院的参考(reference)和基准(benchmark),不断完善国有医院的内部治理,特别是绩效评估和激励机制设计。最终,通过国有医院之外的竞争压力将其效率"逼"上去,使其运行状态不断逼近其长期成本曲线的最低点,从而更好地维护公立医院所有者的权益。

（孙庆文、田文华）

参考文献

[1] 侯建林,雷潮海,董竹敏,等. 美国的医院分类体系及发展特征[J]. 中国卫生经济,2001,20(5):34-36.

[2] 纪坡民. 产权与法[M]. 北京:生活·读书·新知三联书店,2001.

[3] 蒋殿春. 高级微观经济学[M]. 北京:北京大学出版社,2006.

[4] 柯武刚,史漫飞. 制度经济学[M]. 韩朝华,译. 北京:商务印书馆,2000.

[5] 林毅夫,蔡昉,李周. 现代企业制度的内涵与国有企业的改革方向[A]. 中国经济学 1997[C]. 上海:上海人民出版社,1999:79-94(原载《经济研究》1997 年第 3 期).

[6] 林毅夫,蔡昉,李周. 中国的奇迹:发展战略与经济改革[M]. 2 版. 上海:上海三联书店,上海人民出版社,1999.

[7] 盛洪. 现代制度经济学[C]. 北京:北京大学出版社,2003:139-156.

[8] 汪丁丁. 海的寓言[M]. 北京:中信出版社,2003:178-182.

[9] 汪丁丁. 市场经济与道德基础[M]. 上海:上海人民出版社,2007.

[10] 维克托·R. 福克斯. 谁将生存:健康、经济学和社会选择[M]. 罗汉,译. 上海:上海人民出版社,2000.

[11] 向松祚. 张五常经济学[M]. 北京:朝华出版社,2006.

[12] 杨小凯. 经济学:新兴古典与新古典框架[M]. 北京:社会科学文献出版社,2003.

[13] 张维迎. 博弈论与信息经济学[M]. 上海:上海三联书店,上海人民出版社,2004.

[14] 张维迎. 产权、激励与公司治理[M]. 北京:经济科学出版社,2005.

[15] 周其仁. 产权与制度变迁(增订本)[M]. 北京:北京大学出版社,2004.

▶ **第十章**

公立医院所有权与经营权
分离的经济分析

　　我国医疗卫生改革的实践表明,社会主义市场经济条件下,以公立医院为主导的多种所有制形式医疗机构的格局已经形成。因此,改善经营管理机制,提高资源的利用效率,增强医院的竞争力,是医院在医疗服务市场竞争中的必然选择。通过分析公立医院在建设和发展中存在的问题,从理论上论证医院所有权和经营权分离的必要性,并根据医疗服务市场的特点和公立医院的功能,探讨公立医院两权分离后的内部治理结构及其与市场竞争环境之间的关系;从实践上分析城市公立医院两权分离在实际操作中的手段和方法,对其可行性进行系统研究,为实现公立医院国有资产的保值增值和提升卫生资源利用效率等目标提高提供参考。

第一节　研究背景

一、计划经济体制下医疗机构经济运行的特征

　　计划经济体制的形成并不是随意选择的结果,而是根据建国初期我国的基本国情,遵循着严格的经济逻辑:为了确保重工业优先发展的目标,就必须扭曲生产要素和产品价格,并控制所有的经济剩余,从而必须采用高度集中的计划来配置一切资源,并取消经营者的经营自主权。换句话说,不符合资源比较优势的经济发展战略、扭曲生产要素和产品价格的宏观政策环境、高度集中的资源计划配置制度和没有经营自主权的微观经营机制,这4者是协调一致的,它们构成了传统的计划经济体制四位一体的特征。传统卫生管理体制的目标无疑是要为广大人民群众提供基

本的健康保健服务,增强人民体质。但作为隶属于上述计划经济体制,并服务于该经济体制的一个环节,不可避免地带有计划经济体制的特征,并遵循类似的经济逻辑。医疗机构在计划经济体制下,其经济活动呈现以下的特征。

首先,"生产什么和生产多少"并不属于医院经营者的决策范围。医院人力、资金、器材设备、药品投入的价格不是经由人力资源市场、资本市场、设备产品市场、药品市场的供求关系形成,而是由政府将其纳入整个计划经济体制,并根据公平原则和统计核算的需要确定,这并不反映这些投入品的稀缺程度。例如,医护人员的数量受控于国家计划的招生限额,并由大学毕业生统一分配指标来决定,医护人员的工资水平由国家统一的工资标准决定,医护人员的定级和晋级制度亦由中央政府统一制定。医疗服务产出多少和种类也是由政府根据人口统计和基本卫生需要的水平确定,医疗服务的价格亦由政府相关部门统一制定,且低于实际消耗的成本,并以此体现医疗服务的社会福利性。

其次,"如何生产"的问题也在计划之内。由于规定的医疗服务种类本来就不多,应该使用什么样的设备和技术基本上是由专家组论证实施并加以推广,稍微先进一些的医疗技术基本上也是按照国外的常规进行治疗。城市和乡村医院按照区域卫生规划分为不同级别,"小毛病"可以在乡村卫生所或城市街道医院解决,办法一般也就是常规的对症下药,或中草药,劳动投入也就是初级医护人员或者赤脚医生。县级医院可以完成一般的常规手术,疑难杂症和大手术则要到省城医院,或大城市医院。

再次,"为谁生产"也不是医院经营者需要考虑的问题。医疗服务的需求是按照居民的身份和级别进行配给,农民由合作医疗解决卫生费用,城市居民的医疗费用由其所在单位按照相应的规定报销。医院经营者完全不需要竞争消费者的货币选票,不必根据人们的收入水平搞服务创新和市场营销。

既然服务价格和产品价格均由政府制订,这两方面的价格都不反映各种要素和产品(服务)的稀缺性,在这种情况下,即使医院有所赢利,也并不代表经营者的经营水平,而可能是投入品价格人为压低的缘故。同样道理,如果医院财务账面上亏损,则有可能是服务价格偏低或投入品价格偏高所致。因此,医院财务账面上的赢利或亏损并不能反映经营者的能力和行为,不足以作为奖励或处罚经营者的依据。如果给医院经营权,由于信息不对称,就难以保证医院不会通过各种手段截留经济剩余。总而言之,在传统计划经济体制下,由于生产要素和医疗服务的价格是扭曲的,从而无法将医院经营的剩余(赢利或亏损)作为经营者的评价指标,进而无法用一个简单的、低成本的办法监控医院的经营并转移医院经营的经济剩余,合乎逻辑的结果就是靠计划配置医疗资源,并在微观经营机制上不给医院经营者经营自主权。

二、市场经济条件下公立医院发展面临的问题

随着传统的计划经济体制向社会主义市场经济体制的转变,医疗卫生事业的改革在不断深化,并取得明显的成效。主要表现在:医疗机构在人力、技术、设备、基本建设和就医环境等方面得到快速的发展,在保障居民医疗服务需求的能力和水平上得到提高。但是,社会经济的发展、市场经济体制的建立和完善、医学技术的进步、医学模式的转变和居民对医疗服务需求的提高等,对医疗卫生事业的发展提出新的要求。随着医疗服务市场逐步开放,外资、合资、股份制等多种所有制形式的医疗机构与城市公立医院相竞争的局面将会加剧。同时,市场经济的发展和完善对城市公立医院传统的管理体制和经营机制进行改革提出客观的要求。传统计划经济下形成的医院经营管理模式,在市场经济体制下已经成为束缚医院发展的桎梏,呈现诸多的弊端,不能适应社会和经济发展的需要,是制约医院发展的根本原因。主要表现在以下几个方面。

首先,医政职能不分,职能错位,导致医院运行效率低下。医院和政府的职能没有明确划分,政府作为医院的资产所有者,仍然采用计划经济的管理模式,对医院的经营和管理进行直接干预,在经营理念和经营方法上束缚医院的发展,难以适应市场经济的变化和要求。同时,不利于建立公平竞争的医疗服务市场环境。

其次,政府投入不足,效率不高,导致公立医院发展受限。公立医院是政府举办的非营利性医疗机构,其建设和发展主要依赖于政府的投入。由于政府投入不足,社会资金的投入又存在体制障碍,由此造成的代价是资源配置低效,特别是技术效率与配置效率的严重损失,使医院的发展受限制。

　　再次，医院产权不明晰，职责不清，导致国有资产流失和内部人控制。在公立医疗机构中，代表出资者的政府部门拥有剩余控制权但没有真正的剩余索取权，这两种权利的不对应导致医院经营者选择和激励约束两大基本问题无法得到有效解决，造成的后果如下。一方面通过行政手段干预医疗机构的经营管理以谋取私利；另一方面，由于政府官员不是真正的剩余索取者因而没有足够的动力去收集信息进行监督。两者结合就产生了国有医疗机构的管理悖论：放任自流与任意干预并存。

　　最后，医院经营者选择机制失灵，激励约束机制失效，导致的国有医疗机构经营管理上的长期低效率。很多人总认为医院的问题出在院长不听话、医护人员道德水准下降，或院长任期较短，导致医院经营行为的短期化，以及院长经营管理行为不规范，且缺乏有效监督等等。其实，这些都只是表象，这些并非问题的根源，其根本原因是公有产权造成的委托人行动障碍。

三、公立医院所有权和经营权分离的必要性

　　改革前的公立医院，因为医政是完全不分的，院长没有自主决策的权力，这虽然有助于防止经营者对国有资产的侵蚀，但也正是由于医院没有经营自主权和经济剩余的激励，从而没有改善经营管理的积极性，没有技术创新和产品创新的动力，导致医院的技术效率、配置效率和动态效率低下。基于国有资本是国家经济发展、政治稳定和社会进步的物质基础的认识，在保持社会主义公有制性质不变的前提下，从 20 世纪 80 年代开始，对医院的经营管理体制先后进行了多种方式的探索和改革，例如，五定一奖与放权让利、责权利相结合的各种承包责任制、一院两制、股份合作制、股份制、租赁制、医院集团等等。2000 年 2 月，《关于城镇医药卫生体制改革的指导意见》也写入了诸如要扩大医院自主权，实行院长负责制等方面的内容。这些改革举措虽然形式各异，但其主旨均在于提供经济激励，转变微观经营机制，改善医院的经营管理绩效，如同国有企业改革一样，改革的主线仍然可以归结为"放权让利"。在很大程度上有自主权的方面主要包括生产经营决策权、产品销售权、物资采购权、投资决策权、留用资金支配权、工资奖金分配权、劳动用工权和人事管理权等，仍然有所保留的包括投资决策权、留用资金支配权、劳动用工权和人事管理权，

基本上没有自主权的主要是产品定价权、资产处置权、联营兼并权、内部机构设置权和拒绝摊派权。

之所以实行这种以所有权与经营权分离为主旨的放权让利式改革，还有一个重要的原因，这就是在社会主义市场经济发展的大背景下，财政对卫生领域的投入不足。这不仅是不断放权让利的持续动因，同时也导致了政府在与医院经营者"讨价还价"过程中始终处于劣势。而"投入不足给政策"的做法，一定程度上形成了"一放就乱"的局面，具体表现为：卫生行政管理部门对医院的经营和管理失控、政府社会福利目标贯彻不力、损害消费者的利益、医疗费用急剧上涨等等。医院侵害国有资产和消费者权益的情况时有发生，政府逐渐对公立医院失去控制。推进公立医疗机构改革，加快医院管理体制和运行机制创新，建立与市场经济体制相协调，产权清晰、权责明确、医政分开、管理科学的现代医院管理制度，是公立医院改革和发展的迫切要求。因此，旨在搞活医院经营的两权分离的改革方向无疑是正确的，但同时也必须研究，在实施两权分离的同时，国有资产主体如何才能有效地监督和控制公立医院的经营者，保证其经营活动始终符合国有资产主体的意愿，如果偏离是不可避免的，则要研究如何才能将这种偏离控制在最小范围内。

第二节　医院所有权和经营权分离的理论解析

一、两权分离的经济实质

两权分离又称"伯利-米恩斯假说"（Berle-Means hypotheses），它是指在现代股份公司的微观经营机制中，由于股权的分散性，企业的控制权和经营权已转入专业的经营管理者手中，而所有者是吃红利的资金提供者。股份有限公司的所有权与经营权分离是两权分离最典型的表现形式。

股东的财产所有权与经营权之所以分离，主要基于以下3个事实：①生产的集中性与资本所有权分散性之间的矛盾；②风险能力与经营能力的不对称分布，即愿意并能够为获取预期的利润而承担风险的财产所有者（投资人）未必具有经营能力方面的比较优势；③投资者风险分散的客观要求。因此，相对于集风险承担职能与经营职能于一身的古典企业的企业家身份而言,股份制公司的两权分离实质上是企业家能力的分解,是一种分工合作关系,即所有者专门进行资本经营并承担财务风险,而经营者专门进行管理经营。更一般地,股份制公司可以看作人力资本(经营者)与非人力资本(投资人)相互交易的一个特别契约。

必须加以说明的是,经营者也并非完全不承担风险,经营业绩的好坏必然会对其职业生涯和职业声誉产生影响,从而决定其人力资本的未来收益流。所有者从事资本经营,做出投资组合分析与决策,其重要性丝毫不亚于经营者的经营管理活动。上述两方面因素通过资本市场和人力资本市场,与经营者的激励约束机制相关,对两权分离的后果产生重要影响。

二、两权分离的经济可行性

两权分离形成的投资者和经营者之间的分工和合作关系,在其所从事的经济关系和经济活动中既有收益也有成本。这种企业家职能分工的意义和价值主要体现在 3 个方面:①通过授权将经营决策权赋予职业经理,可以使所有者将有限的时间和精力集中于资本经营和最重要的战略决策;②有利于经理阶层对特定环境知识(specific knowledge)的利用,充分发挥其专业管理知识和专家经验,使他们能够在授权范围内根据市场环境迅速做出应变决策,避免因层层汇报、延误时机而造成经济损失;③体现职业经理的自身价值,获得成就感,有效调动其积极性和创造性,为公司整体利益做出贡献。因此,分工导致的专业化极大地提高了劳动生产率,是财富增长的源泉。同样地,所有者专门进行资本经营并承担财务风险,经营者专门从事市场经营(发现相关价格、决定做什么和如何做),无疑将有利于提高企业的经营管理绩效。

但是,分工导致的信息不对称也增加了在分工个体之间进行协调的困难,这是斯密在《国富论》中反复阐明了的道理。职能分工一定会导致知识分工并产生信息不对称、激励不相容,给企业的经营效率带来损失。首先,所有者与经营者的目标并不一致,所有者追求利润最大化,而由于决定利润水平的经营者并不是这些利润的获取者,故其经营者的目标未必一定是利润最大化。例如,经营者可能会通过扩大企业规模来扩大其权力基础,提高自己在同行中的地位,或通过增加不必要的非生产性开支达到个人在职消费的目的,或虚报成本的办法侵蚀企业利润等等;其次,在所有权与控制权分离的条件下,由于经营者掌握着更多的有关企业的运行和市场方面的信息,如果监督机制不完善,上述经营者侵害所有者利益的机会主义行为就可能变为现实,利用这种信息不对称来侵害股东的利益。同时,经营者对企业经营后果所负的责任(失业、声誉受损、丧失自由等)是有限的,与所有者庞大的资产相比也是不对等的,因此,经营者更有可能采取过度的风险行为,乃至掠夺性的资产转移,损害所有者利益。在委托代理文献中,称这种由于目标不一致导致的经营者行为偏离所有者愿望乃至侵害所有者利益的现象为激励不相容或道德损害。总之,在两权分离的条件下,所有者与经营者之间的信息不对称、激励不相容和责任不对等可能会给企业的运行带来效率上的损失。因此,为了激励和约束代理人,使其按委托人的意愿行事,必须付出一定的代价,这就是分工以后再进行合作的成本,称为代理成本。

从20世纪初期开始,两权分离的股份公司逐渐成为现代企业制度的主流,成为一种最具有活力的产权制度安排。斯密等的担心之所以没有成为现实,是因为人们创造出了许多比较有效的解决委托代理问题的制度安排,通过公司治理结构的选择与组织创新,使得两权分离的收益超过了成本。由此我们得到一个重要的认识:当且仅当资本经营与管理经营专门化带来的好处足以抵消实现合作的成本时,两权分离才是可行的。所以,两权分离既不是效率的充分条件也不是必要条件,要不要实行两权分离或者分离的程度如何,将完全取决于分工的收益与代理成本的权衡。这也正是除了股份制,我们还能观察到家族制、合伙制、业主制等不同形式的制度安排大量存在的原因。股份制的有效性是一个经验事实而不是一种理论,股份制是在竞争中发生、发展和逐步完善的,其两权分离的程度以及两权分离中的所有者对经营者的激励约束方式一直处于变化发展之中,其中既有各种形式的公司内部治理结构(直接控制),也包括基于市场竞争的外部治理(间接控制),而且前者对后者表现出相当大的依赖性。分工的收益与代理成本将由两个因素决定:①经营者的经营才能与企业家精神,这与经营者选择机制相关;②所有者对经营者的激励约束强度,这与激励机制好坏有关,而机制设计的前提是业绩评估,业绩评估的准确性有赖于市场的竞争性和当事人双方的禀赋特征与风险类型。

三、公立医院两权分离中代理成本的经济分析

由于信息不对称，经营者的行动（action）具有不可观测性，因此激励工资合同只能以其经营业绩（即利润）为依据。非营利医疗机构不以赢利为目的，其经营状况的评价指标 y 一般不能单纯以利润来衡量，而是应当考虑到诸如社会效益、社会公平等不易量化的指标，但无论这种评价指标是什么（不妨仍然称之为产出），它一定是经营者沿着正确的方向努力工作的结果。为简化分析，我们将产出分为"高"和"低"两个等级，经营者的努力程度 e 也只取两个值："努力"和"偷懒"，假设努力的成本为 c，偷懒的成本为 0。为提高模型的解释力，我们将"偷懒"解释为经营者违背所有者意愿，沿错误的方向努力为自己谋取私利，例如在职消费、做假账、侵吞所有者资产等（这就是道德损害），这时"偷懒"的成本并不为 0，但为了简化分析，我们假定经营者沿错误方向的努力成本恰好与不正当途径的所得相互抵消。另外，c 越大说明要得到"高产出"所需的代价也越大，这意味着经营者越缺乏企业家精神。

经营业绩 y 与努力 e 之间的关系具有不确定性：当经营者努力时，出现"低产出"的可能性是 p，出现"高产出"的可能性是 $(1-p)$；当经营者偷懒时，出现"低产出"可能性是 $(1-q)$，出现"高产出"的可能性是 q。不确定性的来源有：①各种外生的随机因素，例如，市场需求的波动干扰了"努力"与"高产出"以及"偷懒"与"低产出"之间的固有联系；②业绩评估的误差。误差可能由评估信息不充分、评估技术不完善、目标多元化等造成，也可能由人为因素故意导致。由于非营利医疗机构的服务领域大多集中在基本医疗方面，我们假定 p 值和 q 值的大小反映了第二类原因导致的业绩评估的不真实。

当所有者观察到"低产出"时，他仅支付 w_0（相当于经营者的保留工资，即经营者选择为该所有者工作的机会成本），当观察到"高产出"时，他支付给经营者高工资 $w(w>w_0)$，在前述假定之下，为诱导经营者"努力"工作，当且仅当

$$(1-p)w + pw_0 - c \geqslant (1-q)w_0 + qw$$

其中，左端是经营者"努力"的期望收益，右端是经营者"偷懒或沿错

误方向努力"的期望收益,在标准的委托代理分析中,称该条件为"激励相容约束(incentive compatibility constraints)"。当 $p+q<1$ 时(否则,经营者的最优选择将是偷懒或根本就不与该所有者合作),上式等价于

$$w \geqslant w_0 + \frac{c}{1-p-q}$$

如果信息是对称的,所有者完全可以命令经营者"努力"并支付工资 w_0+c 以补足经营者的保留工资和努力成本,但在信息不对称的情况下却必须支付 w,因此代理成本(TAC)是

$$TAC = w - (w_0 + c) \geqslant \left(\frac{1}{1-p-q} - 1\right)c$$

我们不妨取其下界,即

$$TAC = \left(\frac{1}{1-p-q} - 1\right)c$$

显然 $\frac{\partial(TAC)}{\partial c}>0$, $\frac{\partial(TAC)}{\partial p}>0$, $\frac{\partial(TAC)}{\partial q}>0$,这就是说业绩评估越不准确或越不真实(外界随机因素的干扰、评估技术的不完善或人为故意引起),则代理成本越大;经营者需要努力的成本越大,即经营者的企业家精神越差,其代理成本也越大。

四、公立医院代理成本决定因素的理论解析

上述模型揭示了代理成本大小的决定因素主要有两个:经营者是否具有企业家精神,业绩评估是否准确。由于受到公立医院的性质和产权特征的影响,在其所有权和经营权分离过程中,将可能导致经营者选择中的逆向选择和业绩评估中的道德损害,因此造成代理成本过高,直接影响到两权分离改革的成效。

(一) 经营者选择中的逆向选择(adverse selection)

公立医院的产权属于国家所有,国有产权有一个很重要的特征,那就是代表出资者的政府官员拥有剩余控制权,但却并不索取剩余,从而并不真正承担经营风险。这里有必要指出,有没有剩余索取权与这种剩余如何使用是两个不同的问题,因此,同样是非营利性医院,同样是将剩余回

馈社会,私人与公立的产权特征仍然是不同的。

在公立医疗机构中,这种权、利配置的不对应往往会导致的廉价投票权,即不具有经营才能但偏好于控制(控制权会带来非货币收益,如权力欲的满足、在职消费等)的人可以通过游说、贿赂等手段,从拥有剩余控制权(也就是投票权)的政府官员手中获得经营权,出现所谓的任人唯亲、权权交易、钱权交易等现象。这样一来,复杂冗长的选拔程序最后挑选出来的人可能恰恰是最不具有经营能力和企业家精神的人,这就是所谓的逆向选择。现实中可能还会出现这样的情况,因为某人道德境界高、老实、人缘好,或很听话而被选择做院长,但让他去经营一所医院实在是勉为其难。这同样是逆向选择的后果。

值得注意的是,剩余控制权与剩余索取权不对应并不意味着在公立医院中完全没有激励。事实上,利用剩余控制权掘取"国家租金"可以起到一定的激励作用,但这种激励机制与基于分立产权的市场机制相比,存在着根本的缺陷:分享国家租金不可能上不封顶;国家租金大多表现为在职消费和实物福利,难以交易和投资;控制权租金以在职在位为分配原则,容易导致竞争职位和权力斗争而不是对长期行为的激励;以依靠控制权获得的国家租金代替剩余索取,会导致控制权的滥用。因此,对公立医疗机构而言,我们应该注意解决模型中 c 值比较大的问题,以尽量减少代理成本。

(二)业绩评估中的道德损害(moral hazard)

国有产权的不可退出性与公立医院经营目标的多元性相结合,往往会造成事后对医院进行业绩评估时发生双向的道德损害,既有上对下的歪曲或夸张,也有下对上的讨价还价和各种影响活动。

首先,由于公立医疗机构不以赢利为目的,其经营目标一般是多元化的,有些经营结果也是非货币化的,例如,提供价格低廉的医疗服务,注重社会效益等等,因此,如何构建满意的评估体系并进行有效的管理,本来就是一个世界性难题。

其次,理论上说,不论营利性还是非营利性医院,都要赢利,只不过利润的使用上有所不同,例如,非营利性医院增加的任何收益都必须用于改善医院的设施或设备、用于引进水平更高技术更好的医生、用于维持医疗服务的低价格或为弱势人群提供免费服务等等。因此,应该可以用医院的"赢利水平"作为评价医院经营好坏的合适指标。

从成本方面看,医院的各种投入品价格原则上可以根据市场确定,并能够比较准确地反映资源的稀缺性。但对于公立医院而言,一方面,竞争性的要素市场还没有真正建立起来;另一方面,医院的成本在很大程度上存在着"虚假"成分。医院在有关成本核算方面的信息还不透明,审计与核算行业力量薄弱且不独立,使得横向评估难以进行。同时,信息传递中还存在很多人为限制,信息披露要经过重重关卡的过滤,信息传递的效率和人为扭曲往往难以避免。这样一来,使得横向(新闻界、同行、公民、社团等)的相互结合和纵向(上下级之间)的相互制约作用的发挥受到很大的局限。从产出方面看,医疗服务定价方面的问题可能要更严重一些,这个问题在相当程度上又是一个信息和质量问题。合理的服务价格应该反映消费者的支付意愿,同时也是社会资源用于满足消费者意愿的机会成本,可是,如果消费对自己所消费服务的质量并不清楚,这样形成的服务价格当然无法真实反映医院对稀缺资源的利用水平,从而医院的"收益"或"赢利"也就并不能真实反映医院的经营业绩。上述两方面因素都将对模型中的 p 值和 q 值起到放大作用,从而增大代理成本。

最后,上述情况不仅直接影响了业绩评估的准确性,这种不确定性还将引发进一步的道德损害,业绩评估程序往往会形同虚设。主要表现为一方面是上对下的道德损害。廉价投票权使得所有者代表对经营业绩进行歪曲的可能性增大,事实上的优秀业绩常常被有意地贬低,并以此为由将能干的经营者调离岗位。事实上糟糕的业绩也可能被有意地夸大以"保住"低能力经营者的位子;另一方面,还存在着下对上的道德损害。因为经营目标的多元性、社会职能负担、业绩的非货币性以及评估技术的不完善,经营者往往会将主观上的懈怠和失误归咎于外界的客观因素,有裙带关系的在位经营者的影响活动甚至可能会干扰正常的业绩评估程序。同时,国有产权的不可退出性又极大地降低了其谈判地位,容易形成软预算约束。这些双向的道德损害行为无疑都将人为放大模型中的 p 值和 q 值,从而导致代理成本增大。另外,国内外公立企业的治理经验可以佐证上述判断:已经实行的一些产权改革方案收效甚微或适得其反。例如,公立医院既享受着国家政策的保护又享受着"自由"市场的好处,内部人(医院经营者或者也可能是经营者与职工合谋)控制着医院,通过在职消费、小病大治甚至造假账等手段侵吞国有资产、社会福利目标贯彻不力、损害消费者的利益、医疗费用急剧上涨等等，一个重要的原因就在于过高估计了政府主管部门合理行使所有权即选择经营者、评估和监督经营者的能力。在这样的前提下，由于无法有效地处理因信息、激励与承诺而产生问题，可能就会出现 $p+q>1$ 的情况，从而以业绩为基础的激励工资合同根本就不存在。因此，为了充分发挥"两权分离"在提高医院微观经营绩效方面的作用，我们必须针对影响代理成本的两个主要因素，进行进一步的配套改革。

第三节　公立医院所有权和经营权分离的可行性分析

一、公立医院的经济特征和两权分离中存在的主要问题

公立医院是为社会公众利益服务而设置的，由政府举办的非营利性医疗机构。公立医院不以营利为目的，其收入不用于经济回报，而是用于弥补医疗服务成本，实际运营中的收支节余只用于自身发展（如改善医疗条件、引进技术、培养人才、进行医学研究等）。从委托代理角度看，城市公立医院的委托人是政府而非自然人产权主体，政府任命、激励、监督和约束医院经营者并为医院提供资金（主要是公共财政的拨款）。由此导致城市公立医院具有以下 3 个方面的特征：一是具有多级代理结构。公立医院的委托权必须通过各层组织授权给某个或某些政府部门官员，并由其代理国有资产的收益权和对医院的控制权。这样一来，相关政府部门对医院的控制一方面要体现政府的多元化目标，另一方面政府部门官员的行为又不可避免地受到他个人政治和经济利益的影响，从而容易导致利用权力寻租等一系列问题；二是廉价投票权与内部人控制。由于政府官员并不是真正合法的剩余索取者（尽管这种资本收益是用于医院的扩大再生产），在公立医院中，剩余索取权与剩余控制权对委托人来说始终是不对应的，委托人可能缺乏收集信息对医院的经营决策进行监督的积极性。因此，在很大程度上，剩余索取权事实上被让渡给了医院，公立医院的治理机构变成了"政府行政干预下的内部人控制"；三是国有资产的主导性。因为一旦国有资产退出医院或丧失其主导地位，医院就不再是

公立的,这种不可退出性往往会削弱国有产权主体的谈判地位。市场经济条件下,当政府投入不足时,将抑制社会资金的投入和医院的发展。

公立医院治理结构的改革要解决的核心问题与西方发达国家公司治理结构要解决的问题是一样的,即作为委托人的出资者或股东与作为代理人的经理(医院经营者)之间的关系问题,但又有很大的不同:西方发达国家出问题的公司主要是对经理人员失去了可信赖性,而不是股东作了过多的干预,我国公立医院的问题则在于这样一个两难困境:一方面,给医院经营者以充分的自主权是必要的,它可以带来医院效率的提高,但同时也可能带来内部人控制问题,导致出资者(国家)利益受损;另一方面,国家作为出资者对医院进行监督和控制是必要的,但国家及其国有资产代理人所具有的特殊地位又使得这种监督和控制难免带有行政色彩,导致对医院过多的和不理性的干预。

二、公立医院两权分离应具备的必要条件

根据上述对两权分离的理论解析,结合公立医院的性质、特征和医院产权制度改革的经验,我们认为,市场经济条件下,公立医院改革管理体制和经营机制,实施所有权和经营权的分离,是提高有限资源使用效率和医院竞争力,促进医院发展的根本途径。但是,城市公立医院两权分离的有效实施,还决定于良好的内部和外部环境,因此应当具备下列条件。

(一) 内部治理:设计良好的医院治理结构

在两权分离中,解决委托代理问题的一个重要手段是选择合适的公司治理结构(corporate governance)。根据米勒(Miller)的定义,公司治理结构就是为解决委托代理问题而产生的,该定义包含3个方面的内容:第一,经营者选择机制。由于观察的不完全性以及企业家能力显示需要时间,所有者在选择经营者时不可避免地会犯错误,所以应当有一个好的机制,尽量避免犯错误并及时纠正错误;第二,激励机制。由于经营者活动的重要性并且不容易监督,因此需要一个好的激励机制;第三,监督机制。由于信息不对称,经营者作为内部人容易滥用资本为自己谋取私利,侵害所有者利益,而当股权分散时,所有者本身还存在监督动力问题。因此,监督机制特别重要。当然,激励机制和监督机制经常是联系在一起的,都与经营者的业绩评估有关。简而言之,所谓医院治理结构,是指所有者对

经营者进行选择和激励、对医院的经营管理绩效进行监督和控制的一整套制度安排。

医院治理结构设计的基本原则如下：第一，剩余索取权与控制权应当尽量对应（matching），即拥有剩余索取权并承担风险的人应当拥有控制权，反之，拥有控制权的人应当拥有剩余索取权并承担风险。否则，控制权（投票权）将变成对结果不负责任的"廉价投票权"；第二，在两权分离情况下，由于经营者天然地拥有部分控制权，所以经营者的收入应当与经营业绩挂钩而不是固定合同工资，即经营者必须分享剩余；第三，所有者应当拥有选择和监督经营者的权威，因为所有者是最根本和最终的风险承担者；第四，医院治理结构应该是一种状态依存控制结构，即当医院运营处于不同状态时，应当由不同的利益相关者加以控制；第五，应当有大股东或大债权人，以防止由于"搭便车"导致的信息收集和监督动力不足问题。

值得注意的是，治理结构的形式是多样的，各有优劣。不论在新兴的还是在发达的市场上，并没有一个统一的、完美无缺的、具有绝对优势的治理模式。不仅如此，更重要的是必须认识到，激励与监督机制的设计及效果，取决于对经营者的能力和经营行为进行评估的准确性。在经营能力和努力变量不可观察，并且经营业绩存在各种"噪声"干扰的情况下，如何得到一个客观、简单、易于操作并且成本低廉的评估指标，在此基础上设计合理的激励和监督机制，减少经营者的机会主义行为，降低代理成本，维护所有者权益，是非常复杂和困难的。

（二）外部治理：充分信息指标与市场竞争

如上述，对经营者激励约束机制的设计有赖于能够合理、准确地代表所有者的权益，同时又能准确反映经营者能力与行为的评估指标。评估指标合理而准确地反映所有者权益也许还比较容易做到，例如，营利性公司所有者（投资者）的权益所在就是追逐利润极大化，故评估指标自然就是公司的赢利能力。不过，对非营利组织而言，如何构建系统完善的业绩评估指标目前仍然是管理学界不得不面对的一道难题。公立医院不以赢利为目的，但是并不否认可以赢利，甚至希望"利润最大化"。只不过增加的任何收益都必须用于改善医院的设施或设备、用于引进水平更高技术更好的大夫、用于维持医疗服务的低价格或为弱势人群提供免费服务等等。

　　需要强调的是，即便有了系统完善的反映所有者权益的评估指标，这样的指标是否能够准确、真实地反映经营者的能力和行为呢？换句话说，这样的指标能否，或在什么条件下才能作为经营者经营能力与经营行为的一个"充分信息指标"呢？这个条件就是，首先是必须有一个充分竞争的市场环境，其次竞争必须是公平的。如果没有充分竞争的产品市场，例如，存在产业进入壁垒或地区封锁导致的垄断，或者为了社会利益而对企业产品的价格实行管制，则利润就无法反映经营者的能力和行为，因为经营者只用简单地通过提高产品价格就可以将消费者剩余转化为公司的利润。如果没有充分竞争的要素市场，例如，要素价格受到管制，或者要素不能自由流动，那么，较低的利润或亏损就可能被归咎于经营者不能，而不是不愿意或不知道如何进行成本最小化决策，从而利润指标也就无法反映经营者能力与行为。至于公平竞争的重要性也是不言而喻的，例如，如果国有企业由于国家发展战略的需要而被迫从事不符合自身比较优势的产品生产，或者为了缓解失业压力而强制性地让某些企业保留富余人员，这些因素都会导致企业之间的竞争不是公平竞争，从而无法用利润指标对经营者的能力和行为进行评估。即使具备了上述条件，评估指标能够准确反映经营者的能力与行为，但如果没有一个充分竞争的经理人员市场，则所有者承诺解聘不合格经营者的威胁就是不可置信的，这时事后的无效率将不可避免，经营者努力工作的动力将严重不足，评估指标体系、激励约束机制都成为多余。同时，对股份制公司来说，完善的资本市场将使得对不合格经营者的惩罚变得可行、可信和便利。

　　医疗服务机构无疑是知识密集型的经济组织，信息不对称问题尤为突出，依靠竞争性市场提供充分信息指标就越发重要。只有医疗机构之间的竞争才能揭示出，在目前的医学知识水平和医疗技术条件下，并且在达到一定的治疗效果（服务质量）的前提下，治疗某一类疾病的成本最小的投入组合是怎样的，才会逐渐形成针对某一病种进行治疗的平均成本线，与此相对照就可以提取特定医疗机构经营状况的相关信息，换句话说，市场竞争为医疗机构的业绩评估提供了一种充分信息指标，它具有客观、简单、灵活（可以根据市场状况自行调整）的特点，并且，市场竞争形成的服务价格即是公立医疗机构定价（不论是接受市场价格还是主动定价以干预市场)的基础。事实上，这同时也是构建医院经营者市场的基础，因为对经营者的选择、监督和任免必须以业绩评估为前提。不过，目前我国医疗服务市场的发育还很不完善，非公立医院太少，公立医院以外的、竞争性的市场格局还没有形成，通过竞争形成的市场平均成本线还没有出现，从而很难在业绩评估中使用这种相对业绩指标方法。对于如何解决两权分离中的委托代理问题，上面的分析实际上已经导出了一条非常重要的原则：公司治理的最基本的成分是通过公平竞争的市场来实现对公司的间接控制或称为外部治理，而董事会、监事会、激励约束机制等直接控制或称为内部治理结构虽然重要，但与充分竞争的市场机制相比，却都是派生的制度安排和组织形态，是市场竞争的结果并随之变化。

（三）经营者的选择激励与经营者选择机制

假设我们有了一个能够合理准确反映所有者权益的评估指标体系，并且具备充分和公平竞争的市场环境，从而使这个指标体系能够准确反映经营者的经营能力和行为，但如果"所有者"并不是真正的所有者，例如，代表国有资产的政府官员，他并不是所谓"所有者权益"的真正索取者，那么，他就可能不会尽全力去搜寻和选择合格的经营者，或者不会尽全力去解聘一个被这套指标体系证明是失败的经营者。最后，如果事实上这种失败一次又一次地发生并造成严重的经济后果，所有者对这种财务风险又该承担什么样的责任呢？对于私人企业来说，这将意味着破产。股东的资产将血本无归。总之，如果不能解决上面的这些问题，那么寄希望于通过两权分离获得分工的收益是不可能的。

我们将所有者或股东对潜在经营者能力的识别和搜寻过程成为经营者选择问题。选择不仅需要付出成本，还存在风险。前者意味着要做出正确的选择，需要获得有关经营能力的信号，后者意味着需要一种机制能够及时有效地纠正已经发生的错误的选择。这两者在很大程度上都依赖于竞争性的经营者市场，因为经营才能的信号传递和定价最终要通过市场竞争才能得到显示，而一个选择范围狭小或垄断性的经营者供给，则抬高了经营者的讨价还价地位，不仅难以对经营者实施惩罚，并且两权分离、分工合作收益（交易剩余）的绝大部分将归于经营者而不是所有者，这无疑有悖于公立医院所有者希望通过资本收益或增值进一步扩大卫生供给能力的初衷。能力识别和搜寻过程的背后是选择者的选择激励问题，即所有者是否有足够的动力对经营能力进行甄别并择优录用,这主要取决于拥有经营者选择权的选择者是否真正关心资产收益,真正索取两权分离的收益(交易剩余),从而真正承担经营风险,而这又取决于选择者是否是终极的资产所有者。因此,为了在公立医院的管理实践中实施两权分离,我们还必须解决两个重点问题:第一,制度性的选择激励问题,这与产权和国有资产运营机制有关;第二,技术性的选择方法问题,这与经营者市场、人力资源管理方法以及人事管理体制改革相关。

我们先对公立医院在经营者选择方面的困难做一个简单的分析,以明了该问题的复杂性,解决该问题的关键性。不论国家的资本权益如何处置,是对医院进行再投资,还是通过转移支付对其他机构进行补贴,从委托代理的角度看,国家对医疗机构的所有权最终要通过剩余索取权和剩余控制权来体现。但在国有医疗机构中,代理出资者的政府官员拥有剩余控制权,但却不是真正的剩余索取者,这种不对应安排产生了两个问题:第一,经营者选择机制失灵。拥有控制权(投票权)的官员不索取剩余,因而也就不承担风险(因为剩余可能是负的),所以这种投票权可以被那些没有经营才能但却偏好于控制(这会带来非货币收益,例如权力欲的满足、在职消费等)的人廉价收买。反过来,官员也可能会利用权力寻租,将经营者选择权变成结党营私、索取贿赂的权力。这就是所谓的廉价投票权问题,因此,没有真正拥有剩余索取权的资本所有者,将难以造就出真正的企业家;第二,激励约束机制失效。委托人不索取剩余,也就不关心剩余的多少,因而也就没有积极性去收集有关证据并对经营者施以有效的激励约束,最终可能是院长和医院的职工控制了医院,甚至与国有资产代理官员合谋欺骗政府,账面上的经营剩余可能变成了负数,而实际上可能奖金数额惊人,内部人事实上控制了这种剩余,这就是"内部人控制"。两者结合往往导致国有医疗机构的管理悖论:放任自流与非理性干预并存,例如,几百万甚至上千万的投资院长可以随便拍板,但医院却无法拒绝或裁减并不需要的关系户员工或冗员。

上面的分析表明,我们不能轻易地将问题归咎于院长的不听话或医护人员道德水准下降,问题的根本仍然在于,在没有竞争性市场提供经营业绩评估的充分信息的条件下,所有者方面剩余索取与控制的不对应安排,导致了所有者无法也没有动力获得信息,并在此基础上对经营者采取奖励或惩罚的"行动"。新的医院国有资产管理体制的构建不能不对此给予充分的注意和足够的重视。治理机制的基本前提是所有者必须是真正承担风险的剩余索取者，治理机制的基本成本是充分而公平的市场竞争环境。在此基础上，通过构建合理的业绩评估指标体系，精心设计与特定市场环境相适应的经营者激励与监督机制，这就是讨论两权分离问题的基本分析框架。

（四）竞争性的职业医院管理人员市场

对所有者来说，医院之间的竞争归根结底要落实到投入要素上。首先是选择优秀的经营者，然后是经营者从各种要素市场获取医院所需要的投入要素，并对这些要素进行组合。对公立医院来说，由于资金来源于国有资本或慈善捐赠，因此经营者（职业医院管理人员）的选择尤其重要。

职业经营者和管理者队伍建设。MBA 教育可以提高整个职业管理者队伍的素质，尤其是对具有"搜寻品"性质的经营能力，职业教育可以改变经营能力的分布函数。当公立医院所有者不可避免地对经营能力只具有不对称信息时，均匀分布更容易导致逆向选择问题，MBA 教育有利于将其改变正态分布，从而在很大程度上解决了由信息不对称引发的经营者选择中的逆向选择问题。实际上，1934 年美国芝加哥大学设立专业卫生管理学位课程 MHA（Master's in Health Administration），就已经标志着医疗卫生服务领域职业管理者身份的正式确立。美国 95％以上的医院院长毕业于公共卫生、法律、商学和经济学专业，英国对于改做管理工作的医师，在其从事管理工作前，必须接受半年至 3 年的正规管理培训，法国的法律规定，国家综合医院的院长必须经过卫生管理专业培训，并取得合格证书。与这些发达国家相比，我国医院管理专业人才不论在认知、使用和培养等方面均有差距。

如果不存在一个充分竞争的职业医院管理人员市场，没有大量的后备职业管理者队伍，这无疑增加了经营者讨价还价的筹码，即使其经营业绩不佳，所有者解聘不合格经营者的威胁也是不可置信的，评估指标体系、激励约束机制都将成为多余。另外，通过相应的法律体系来保护和鼓励民间的、政府的乃至国外的各种信息中介组织通过媒体、专业协会、社会调查等途径对医疗服务信息实行"第三方监督"。这种"第三方监督"也许最终将形成多元化的以保险公司为核心的供方一体化组织，这些组织通过品牌竞争形成多层次的医疗质量和价格组合,满足居民多层次的医疗服务需求。

三、公立医院两权分离的改革和可行性分析

(一) 公立医院两权分离改革:创建医院投资管理中心

为了真正实现管办分离、政事分开,以优化资源配置,提高政府投资的效率,保证国有资产的良性运行,我们提出医院国有资产运营的新的管理运营模式,即在政府与医院之间建立一个"隔离层"即医院投资管理中心(控股公司),作为中介的产权运营组织结构,其目的在于:第一,在最大程度上实现政事分开;第二,医院投资管理中心作为特殊法人,填补以往国有医院所有者缺位的空缺;第三,提高国有资本的运营效率,并通过医院资本和产权的运作实现国有资本的有效扩张,提高国有资本的社会控制力。新的医院国有资产管理体制架构如图 10-1:

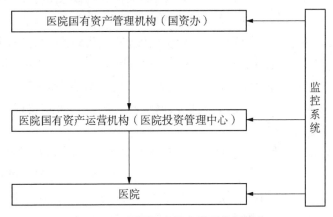

图 10-1 医院国有资产管理体制架构

从图 10-1 中可以看出,医院国有资产管理体制分为三个层次:第一层次为政府和国有资产管理机构,是国有资产所有权代表和管理者,不直接从事资产经营,只是对第二层次的国有资产经营机构进行授权、监督和管理活动;第二层次的医院投资管理中心是作为一个特殊的法人机构而存在,作为国有资产运营机构直接从事资产经营但不直接参与医院医疗服务的供给,它是政府和国有资产管理机构的代理机构,对上接受政府和

国有资产管理机构的监督和控制，对下负责国有资产的组织、指挥、协调与控制。一般地，医院投资管理中心将通过持有（或控股）国有医院的股份并以股东身份对其进行经营和控制；第三个层次是具有独立法人地位的医院，它是医院国有资产的经营者（代理人），直接提供医疗服务，政府和医院国有资产经营机构是它的投资者（委托人）。这里的监控系统是指外部的法律监控，表现为国家通过制定有关法律、政策、条例等对医院国有资产的运营、处置和收益进行规范及各级权力机关和独立于医院国有资产管理体系之外的民间组织（例如医师行业协会、消费者协会）对医院国有资产管理部门的监控实行再监控。

医院投资管理中心是由政府授权，对国有资产具体行使资产收益、重大决策、选择经营者等出资者权利，并对授权国有资产专门进行资本经营的特殊法人单位。

1. 医院投资管理中心的创设　医院投资管理中心是由政府授权，专司国有资产管理、投资运作和项目开发的机构。医院投资管理中心资本金的来源主要由政府财政投资和医疗机构现有国有资产组成，由政府独资或控股。通过明晰产权和界定投资者收益，投资管理中心按照出资者和经营者的关系对医院经营的国有资产行使所有权，即管理权、监督权和收益权，并单独对国家承担所管辖范围内医院国有资产的保值增值的责任。在市场经济条件下，医院投资管理中心按照现代医院管理制度的要求，实行市场化运作。

2. 医院投资管理中心的经营目标与组织功能　医院投资管理中心的主要经营目标：第一，医院国有资产的保值和增值，促进卫生事业发展。医院投资管理中心的资金投向主要是占主体的非营利性医疗机构（非营利性医疗机构并非不赢利），特别是在非营利性医疗机构中要选定盈利性项目进行投资。通过资本的市场化运作，提高资源的利用效率，并在投资管理中心控股或参股的非营利性医院获得最大收益，并按照"谁投资、谁得益"的原则进行合理的收益分配，医院投资管理中心经营管理获得收益将作为增量资本继续注入中心，滚动投入卫生事业，保证医院国有资产的保值和增值，促进卫生事业发展；第二，为社会目标服务，保证基本医疗服务需求。医院投资管理中心有责任在医疗服务市场建立有序的竞争环境，优化卫生资源的配置，以低价优质的服务满足人们的基本医疗服务需求。

　　医院投资管理中心的组织功能定位是：第一，代表政府管理医院国有资产，进行产权运营以增强国有资本的控制力，高质量地完成前述经营目标。其中，产权经营是关键，主要表现在投资管理中心投资策略的制定和实施上，通过控股、参股和资产重组（收购、兼并、联合、合作经营、改组等）来实现正确的资金投向、投资规模和资金融通；第二，战略管理。医院投资管理中心的最高决策层的经营管理活动主要是战略性的，包括战略制定、战略实施、战略控制和评价等；第三，协调。医院投资管理中心下面的各级医院都是具有独立法人地位的经济实体，并且都有各自的利益和经营目标，而医院投资管理中心不直接参与各级医院的日常医疗服务供给活动，因此，各级医院可能会在市场、投入等方面产生过度竞争的局面，这时医院投资管理中心需要对内部的各级医院就市场份额、价格制定、采购政策等方面进行协调以发挥整体竞争优势；第四，监管。医院投资管理中心将从政府授权中得到的国有资产再交由各级医院经营，在这样一种委托代理关系中，医院的经营目标与投资的运营目标将有不一致的地方，因此，为了更好地实现和贯彻自己的目标，投资管理中心必须设计出有效的激励约束机制，制定详尽的监控指标体系，以保证国有资产的保值增值；第五，社会功能。以经济手段实施和贯彻国家卫生经济政策（例如调整卫生产业结构、优化资源配置促进医疗技术进步、保证基本医疗服务需求等）。

　　3. 所有者对医院投资管理中心的治理　所有者对医院投资管理中心的治理包括由董事会、监事会和经理层组成的一整套分工清晰、权责明确、互相制衡的公司组织领导机构，以及社会各界对医院投资管理中心的监督和规范。由于医院投资管理中心所掌握的国有资产数量庞大，因此，必须对其权限、义务做出特殊的约定，依靠立法来规范医院投资公司的行为。在这一层关系中，医院投资管理中心的目的是通过自身的运作将政府与一般医院分割开来，在二者之间形成一个隔离层和缓冲地带，最终在政府与医院之间实现政事分开。

　　（1）政府、国有资产管理机构与医院投资管理中心之间是授权与被授权的关系。政府和国有资产管理机构专职行使医院国有资产的所有者职能，医院投资管理中心作为其特别授权的投资机构，对授权范围内的国有资产拥有完整的法人财产权,依法享有对财产的占有、使用、收益和处置权,并对国有资产的保值增值承担法律责任和经济责任。

（2）政府管理部门与医院投资管理中心之间是调控与被调控的关系。政府管理部门专职行使对经济运行的调控职能,主要通过国家的卫生产业政策、法律法规以及必要的行政手段来进行宏观调控,医院投资管理中心除了对所属国有资产的保值增值承担责任,以及履行规定的义务以外,还应该贯彻党和国家的方针、政策,接受政府有关部门的指导,履行有关行政法规、计划指令等特殊任务,但医院投资管理中心不得行使社会行政管理职能和卫生行业管理职能。

（3）政府有关部门、社会有关团体与医院投资管理中心之间是监督与被监督的关系。政府的国有资产管理部门和社会经济管理部门对医院投资管理中心的资产运作和下属医院的服务经营实施监督管理职能,包括国有资产管理和经营的法律法规执行情况,国有资产保值增值情况,国有资产收益使用情况,投资方向和投资效益情况,以及资产负债、收益及财务收支平衡情况等等。医院投资管理中心必须接受审计部门的定期审计和监事会的日常监督以及社会中介服务机构依法进行的各项监督。

（4）政府的卫生行业管理部门与医院投资管理中心之间是协调与被协调的关系。行业管理部门是政府对有关行业实行全社会管理的综合协调部门,医院投资管理中心是政府行业管理部门的主要协调对象之一。

4. 投资管理中心对医院的治理　医院投资管理中心对一般医院的治理依靠经济关系来进行,在过滤掉行政因素之后,投资管理中心与医院之间的关系恰是政府与医院之间纯粹经济合约关系的一个具体体现。因此,医院投资管理中心对医院的治理完全可以像一般出资者对股份公司的治理一样,采取分成合约的方式进行。但鉴于医院投资管理中心的非自然人身份,并且由于在实际操作中不可能百分之百地排除政府的行政干预色彩,也不可避免地会将原来国有资产管理体制下政府作为委托人的种种弊端带到新的管理体制中来,这里的分成合约最好是依据收益而不是利润进行分成。

根据一些研究者的工作,在政府与企业的经济关系中,收益分成合约,即以企业的全部收益(按权责发生制的原则确认的一个会计年度的服务收入)而不是利润为依据构造分成合约要优于按利润分成的合约,理由主要有二：第一，以总收益而不是利润为分成依据，投资管理中心就不必对医院财务进行全面的验证，尤其是不必对医院经营成本和行政管理费用支出实施验证，合约依据的信息要求比较单一，我国目前的财税制度基本上能保证这一信息高质量地获得，从而为医院投资管理中心节约了大量的监督和验证成本，事实上，医院正常的过高经营成本与不对称信息下医院机会主义行为造成的高成本常常难以区分；第二，如果以总收益为分成依据，则投资管理中心的收益分成将成为医院其他成员的成本，这样一来，其他各相关利益主体，例如医院员工，就会为了利润分成而积极主动地参与对医院代理人的监督，医院代理人也就不得不与这些利益主体进行博弈，因此有效的医院治理结构可望在动态博弈中形成；反之，如果以利润为分成依据，则医院其他相关利益主体的收入在投资管理中心计算利润时将计入成本，这样一来一方面投资管理中心对医院的财务状况进行全面验证事实上就代替了其他相关利益主体对医院代理人的监督作用，另一方面其他相关利益主体在争取自身收入最大化的过程中就有动机合谋，欺骗投资管理中心。为了保证收益分成合约能够真正得到有效地实施，医院投资管理中心作为医院的出资人，以所有者身份对医院进行适当的和正常的监督与控制仍然是必须的。

医院投资管理中心应以所有者身份按照出资额的大小依法享有所有者权益并以出资额为限承担有限责任，向医院派遣产权代表，根据所占份额的大小和其他相关的原则，产权代表可以是所控股的医院股东大会的代表、被推荐为董事或监事候选人或直接委托的董事。被投资医院拥有投资者出资以后形成的全部法人财产，并以全部法人财产独立承担民事责任。医院投资管理中心作为下属医院的投资者，有以下权力：第一，依照公司法对其全资或控股医院的领导体制进行建议，有权任免主要管理者并对其进行考核、评价和奖惩；第二，有权对全资或控股医院的国有资产进行清查，界定产权，核实资本并组织产权登记；第三，在国家卫生产业政策的指导下有权决定或批准全资或控股医院的经营方针，包括对全资或控股医院进行公司制改组；第四，有权决定或批准全资或控股医院的产权变动，包括以产权交易主体身份出让医院的全部或部分产权，并收取出让的净收入；第五，有权决定或批准全资或控股医院的成立、合并、分撤和解散，并收缴解散或破产医院应归国家所有的剩余财产；第六，有权将净收入和投资收益以及法律允许的融资形式进行资本再投入，并决定新建项目及其他医院的兼并、参股等；第七，有权向全资或控股医院下达国有资产保值增值指标，并对其经营状况和财务进行全程监控，必要时，可以委托会计事务所进行审计。

（二）可行性分析

从体制构架来看，原则上，第一层次可以实现政府的社会经济管理职能与资产所有者职能的分离，第二层次可以实现国有资产管理职能与营运职能的分离，第三层次可以实现产权的明晰。这样一种国有资产管理体制架构的目的在于最终实现国家管好所有权、放开经营权和行使宏观调控权的国有资产管理格局。医院投资管理中心作为国有资产管理与营运体系的中间环节，其之所以能解决国有产权委托代理难题的理论依据如下。

第一，从职能分工角度看，创设医院投资管理中心，专门代表政府行使医院国有资产所有者职能，可以使政府的职能更为清晰准确地定位于监督管理和宏观调控上，形成两套职能和运作机制不同的组织管理体系，使两种职能更加专业化和规范化，从而为政府的职能分开找到了一个可供选择和操作的组织载体；从专业化角度看，医院投资管理中心将更加注重国有资产的运营、专业管理和具体业务经验，逐渐在投资公司中集中起一批专业化的经营人才，按市场经济规律对国有资本进行运作和管理，造就一支职业化、专业化的队伍。国外许多类似的控股公司面向社会招聘董事会成员和聘任专家，这使得医院投资管理中心能够在经营上为下属医院提供有效的战略指导以及有价值的信息与服务。

第二，与一般主管机构不同，医院投资管理中心作为资产营运主体，主要是依靠产权纽带与下属医院发生关系，它可以充分利用产权营运的各种手段，如收购、兼并、控股、参股等，根据医疗产业政策和市场信号，通过股权转移较容易地实现资产的分解与组合，使资源适当集中，吸纳社会资本，实现资产在更大空间范围内的结构性和战略性调整，优化社会资源配置。

第三，有利于在市场经济条件下，提升公立医院的管理和运营效率。一方面，经由政府授权，医院投资管理中心成为国有资产的产权主体，代表国家行使所有权，对控股和参股的医院实施产权管理和产权经营，承担国有资产的保值增值责任,这就在医院外部构造了一个明确的国有产权主体,使医院的国有产权有了组织载体,有利于改变国有资产管理中的人人管理、人人有责但最终无人管理和无人负责的局面。另一方面,法人经营自主权与产权主体的分散程度成正比,产权主体越是多元化,医院法人的自主经营权就越有保障,医院投资管理中心通过层层控股的方式营运国有资产,就为适度"分散"国有产权找到了一条现实的有效途径,同时也可以实现国有资本的有效扩张,大大提高国有资本在医疗卫生这一最需要国家干预的领域的控制能力。

第四,医院投资管理中心是一种较为规范的经济组织,如果能够依法利用经济手段行使权力,那么医院投资管理中心的建立就可以切断政府过多干预医院经营的通道。因此,发展医院投资管理中心,既可以深化社会分工、促进经营管理的专业化,又可以在相当大程度上解决国有医院政资不分与政事不分问题。

(田文华、孙庆文)

参考文献

[1] 保罗·J. 费尔德斯坦. 卫生保健经济学[M]. 费朝晖,李卫平,王梅,等,译. 北京:经济科学出版社,1998.

[2] 陈绍福,徐宝瑞. 现代医院创新经营[J]. 中国医院管理,2001,21(3):61-62.

[3] 丹尼尔·F. 史普博. 管制与市场[M]. 余晖,何帆,钱家骏,等,译. 上海:上海三联书店,上海人民出版社,1999.

[4] 侯建林,雷潮海. 美国的医院分类体系及发展特征[J]. 中国卫生经济,2001,20(5):34-36.

[5] 华民. 国有企业改革的新课题——产权软约束[M]//万解秋. 公司制与国有企业再生. 上海:复旦大学出版社,2000.

[6] 李恒,刘益,张完定,等. 转型时期企业家机制论[M]. 北京:中国人民大学出版社,2002.

[7] 林毅夫,蔡昉,李周. 充分信息与国有企业改革[M]. 上海:上海三联书店,上海人民出版社,1997.

[8] 林毅夫,蔡昉,李周. 中国的奇迹:发展战略与经济改革(增订版)[M]. 上海:上海三联书店,上海人民出版社,2002.

[9] 让·梯若尔. 产业组织理论[M]. 张维迎,译. 北京:中国人民大学出版社,1996.

[10] 芮明杰,袁安照. 现代公司理论与运行[M].济南：山东人民出版社,1998.

[11] 芮明杰主编. 国有控股公司的运行与管理[M].济南：山东人民出版社,1999.

[12] 沈滨.国有控股公司：理论、实践与问题[M]//万解秋.公司制与国有企业再生.上海：复旦大学出版社,2000.

[13] 斯道延·坦尼夫,张春霖,路·白瑞福特.中国的公司治理与企业改革：建立现代企业制度[M].北京：中国财政经济出版社,2002.

[14] 孙庆文,田文华,王锦福,等.国有医疗机构的产权特征、存在问题与改革[J].中国卫生资源,2002,5(1)：13-15.

[15] 田文华,王锦福,金春林,等.医院国有资产体制创新──医院投资公司[J].中国卫生资源,2002,5(1)：13-15.

[16] 王绍光.中国公共卫生的危机与转机[J].比较,2003(7)：52-88.

[17] 席酉民.管理研究[M].北京：机械工业出版社,2000.

[18] 徐占民.浅议营利性和非营利性医疗机构的界定[J].中国医院管理,2001,21(3)：17.

[19] 约瑟夫·斯蒂格利茨.经济学[M].2版.梁小民,译.北京：中国人民大学出版社,2000.

[20] 张维迎.博弈论与信息经济学[M].上海：上海三联书店,上海人民出版社,1996.

[21] 张维迎.法律制度的信誉基础[J].经济研究,2002,(1)：3-13.

[22] 张维迎.企业的企业家-契约理论[M].上海：上海三联书店,上海人民出版社,1995.

[23] 张维迎.企业理论与中国企业改革[M].北京：北京大学出版社,1999.

[24] KORNAI J, EGGLESTON K. Welfare, choice and solidarity in transition: reforming the health sector in eastern europe [M]. Cambridge: Cambridge University Press,2003.

下篇

实证分析

第十一章

卫生费用核算与分析

卫生费用核算是国民经济核算的一个组成部分，不仅是反映一个国家、地区卫生事业发展水平的重要宏观经济信息，同时为政府调整和制定卫生政策提供重要依据。上海市开展卫生费用核算至今，已积累了2001—2020 年 20 年的来源法和机构法核算结果，并于 2015 年开展基于SHA2011 的功能法卫生费用核算。本章主要介绍卫生费用分析框架、上海市卫生费用来源法和机构法现状、基于 SHA2011 的上海市卫生费用分析结果及上海市卫生费用中长期预测及政策模拟，为相关研究和决策提供参考。

第一节 卫生费用分析框架

一、卫生费用核算方法

卫生费用核算是对卫生系统资金流动进行系统、全面、连续监控的手段，是从各个方面反映卫生费用的一系列核算框架、指标、方法的统称，核算结果可为政策设计、执行、对话、监测、卫生干预政策评价等提供决策参考。为了满足分析人员和决策者对卫生费用信息日益增长的需求，卫生核算体系提出了用于系统描述医疗卫生相关资金流动的框架。

卫生费用是卫生费用核算结果，是以货币形式作为综合计量手段，全面反映一个国家或地区在一定时期内（通常指一年），全社会用于卫生服务所消耗的资金总额。

卫生费用核算与国民经济核算准则一致，即权责发生制原则、综合平衡原则、不重复不遗漏原则。权责发生制指在交易事项发生之时记录经济活动的发生，它表现为经济价值被创造、转换、交换、转移或消失。相对收付实现制而言，权责发生制更加强调产生应收应付关系的时间。综合平衡原则指不同核算内容之间有严格的数量对应。为了保证核算的准确性，在项目设置和数据处理上都要求做到既不重复也不遗漏，即不重复不遗漏原则。

2000年《国际卫生核算账户的数据收集制度》出版发行，正式确立了国际卫生费用核算体系，将卫生费用核算体系分为三个层次，包括卫生服务筹资来源、卫生服务提供者、卫生服务功能，三大系统构成了卫生费用核算体系的主要内容和基本框架。

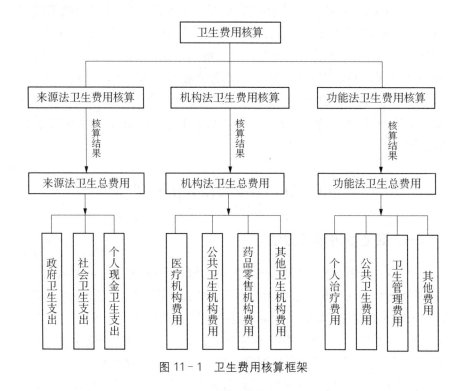

图 11 - 1   卫生费用核算框架

一直以来，我国各省级卫生费用核算工作遵从国家卫生费用核算体系要求，以经济合作与发展组织（OECD）2000年出版的"卫生费用核算体系1.0"（以下简称 SHA 1.0）和2003年世界银行、WHO 和美国国际开发署出版的《卫生费用核算操作指南》为基础，每年产出卫生资金的筹资来源和机构分配核算结果,部分地区产出功能法卫生费用核算结果。

2011年,面对日益复杂的卫生筹资体系,基于各个国家经验,经济合作与发展组织(OECD)、欧盟统计署(EUROSTAT)和WHO等国际组织联合制定了2011版卫生费用核算框架(SHA2011),从功能、服务提供、资金筹资三个维度构建了描述资金流动的体系。SHA2011提供了一个收集、分类和测算卫生支出相关资金流动的基础,可以为卫生费用和卫生系统分析的国际比较提供总体框架,为各国获得卫生系统监测和分析的有用数据提供工具,并为追踪基于消费的卫生支出界定国际通行的卫生服务口径。

SHA2011从消费、服务提供和筹资这三个维度为卫生费用核算提供了标准分类,为编制卫生核算账户提供了指导和方法学支持;强化了作为卫生核算体系基础的三个维度之间的相互关系,对卫生服务和长期护理服务等服务功能的消费从筹资和服务提供等方面进行全面描述;提供了更完整的功能分类,如预防服务和长期护理服务;更简洁的卫生服务提供机构分类,并尽可能接近标准行业分类;并采用新的筹资方案分类使对卫生资金筹集的追踪更为精确。卫生费用核算中对于卫生的界定是基于服务目的和功能,包括以下4个标准。

(1) 服务的首要目标是维持和(或)提高个人或人群的健康状况,减轻疾病影响。

(2) 服务过程中应使用医疗及卫生知识和技术,或在具备上述知识的人或机构的监督下开展;卫生管理和卫生筹资功能也属于卫生服务。

(3) 对本国/地区居民的终端医疗卫生服务,不包括中间消费。

(4) 服务过程存在卫生服务或产品交易。

SHA2011核心核算框架是围绕三轴体系组织卫生费用记录,包括卫生服务功能分类(health consumption,HC),医疗卫生机构分类(health provider,HP)和筹资方案分类(health financing,HF),这三个维度分别从医疗卫生产品和服务类型(消耗了什么类型的产品和服务)、医疗卫生服务提供机构(哪些卫生服务提供机构提供了这些产品和服务)和卫生费用的筹资方案(什么样的筹资方案为这些产品和服务付费)来描述资金流向。除核心框架外,还有与这三个维度密切相关的补充分析维度,相关关系如表 11-1、图 11-2 所示。

表 11-1　卫生费用核算维度及相关关系

核算角度	核心维度	扩展维度
消费	服务功能 ICHA-HC	人群受益特征、医疗服务产品分类
提供	提供机构 ICHA-HP	资本形成、服务提供要素、卫生服务贸易
筹资	筹资方案 ICHA-HF	筹资资金来源、筹资管理机构

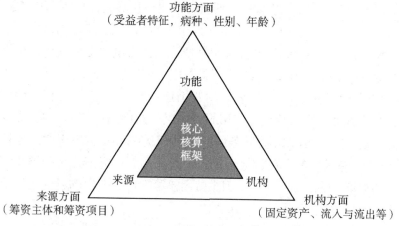

图 11-2　基于 SHA2011 的卫生费用核算框架

二、卫生费用政策分析维度

WHO 提出，卫生筹资政策主要目标是"支持充足、可持续发展的卫生筹资，倡议成员国家制定公平、有效的卫生保健筹资政策以获得更好的健康成果。"所以本框架基本思路即是结合卫生筹资政策的主要目标，利用卫生总费用、卫生统计、卫生财务数据以及家庭典型调查或医疗机构 HIS 系统患者数据，通过对筹资额是否充足，筹资方式是否可持续，卫生筹资政策是否带来了成本和收益分配上的公平及卫生投入的技术效率、经济效率和配置效率，作为对卫生筹资政策进行系统评估的依据，进而提出针对具体筹资政策的建议。

在政府或其他组织对卫生系统进行治理的过程中，由卫生筹资系统

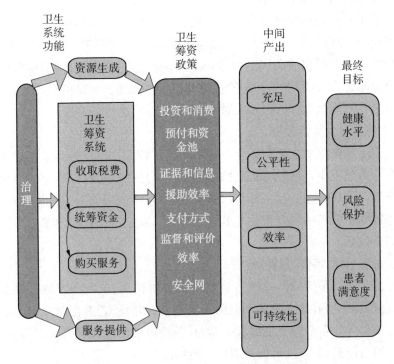

图 11-3 卫生费用政策分析基本理论框架

及卫生系统另外两个功能,资源生成和服务提供共同作用下,产生了卫生筹资政策。这些政策在产出卫生系统三个维度的最终目标即健康水平、风险保护和患者满意度之前,首先影响了卫生筹资的充足、公平性、效率和可持续性,且这 4 个方面的影响本身也是卫生筹资政策的中间产出。

(一)卫生筹资充足性

充足指地区卫生筹资系统对于实现全民覆盖所需资金的筹集程度。没有绝对的充足,也不存在永恒的充足;充足只是相对的动态的在地区发展可承受范围之内的充足。确保充足的卫生筹资是实现良好健康结果的基础,但受制于各种资源限制,卫生筹资不足问题始终存在,尤其是在中低收入国家。根据卫生筹资的主要渠道,可以利用卫生费用核算相关指标和数据分析卫生筹资总体充足性以及政府卫生筹资、社会医疗保险等筹资渠道的充足性。

（二）卫生筹资公平性

卫生筹资公平性通常基于特定的价值判断并与人群相联系，例如卫生筹资应保障居民不会因卫生服务利用而陷入贫困等等。卫生筹资公平性分析内容主要包括居民卫生筹资风险是否得到有效保护、卫生筹资是否具有累进性、政府卫生补助的受益归属是否体现了利贫的分布特征、卫生资金在不同区域（地区之间、城乡之间）的分配是否公平等。

（三）卫生筹资效率

卫生筹资效率主要包括生产效率和配置效率。生产效率是指在医疗卫生服务过程中，以最小的卫生费用或财政卫生投入获得既定的卫生健康产出，或以既定的卫生费用或财政卫生投入实现最大的卫生健康产出；配置效率主要包括医疗卫生机构配置效率、功能流向配置效率和投入使用组合效率。

（四）卫生筹资可持续性

卫生筹资可持续性是指卫生系统获得持续、稳定资金支持以确保未来继续其活动，并扩大其活动范围来满足人口增长、老龄化以及突发公共卫生事件等导致额外资金需求的能力，主要包括宏观筹资来源可持续性、政府筹资可持续性、社会保险筹资可持续性等。

三、卫生费用政策分析指标

（一）卫生筹资充足指标

1. **卫生总费用/经常性卫生费用**　卫生总费用通常用名义值和实际值两项指标表示。按当年价格计算的卫生总费用称为卫生总费用名义值，按可比价格计算的卫生总费用称为卫生总费用实际值。它们是反映某地区卫生费用总量的重要指标，主要用于评价全社会卫生投入总体水平。根据 SHA2011 核算框架，剔除资本形成后的经常性卫生总费用可以更加清晰地反映卫生投入总体水平。

2. **人均卫生费用**　人均卫生费用是消除人口增长因素对卫生总费用绝对值的影响，用来分析评价公平性的重要指标，人均卫生总费用一般用名义值和实际值两项指标来表示。须注意的是，人均卫生总费用应为卫生总费用除以本地区常住人口数。

3. **卫生费用相对于国内生产总值（GDP）比重**　卫生费用相对于

GDP 比重通常用来反映一定时期内,一定经济水平下,某地区对卫生事业的资金投入力度,即反映全社会对卫生工作的支持程度和对居民健康的重视程度。

4. 政府卫生筹资充足指标　政府卫生支出占卫生总费用百分比是进行卫生总费用筹资结构分析的重要指标,它反映政府各部门对卫生工作的支持程度和投入力度,体现政府在卫生领域的职能和重要作用。而政府卫生支出占财政支出百分比是评价各级政府对卫生工作支持程度的重要指标。

5. 社会保险筹资充足指标　提高社会医疗保障水平是改善民生的重要内容,确保社会医疗保险项目筹资的充足对提高全社会医疗保障水平至关重要。社会医疗保险当年筹资出现结余可以说明当年筹资充足的提高。时间序列上的人均筹资水平持续提高也说明社会医疗保险筹资充足得到保证,还可以分别分析各社会保险项目(比如职工医保、居民医保)人均筹资水平是否都在提高,提高水平之间的是否有差距。另外,如果社会保险项目降低了起付线或者提高了封顶线,抑或增加了报销目录范围,都可以在一定程度上说明社会保险筹资充足性在提高。

(二) 卫生筹资公平指标

1. 公共筹资方案占卫生费用的比例　体现的是政府部门管理、统筹和支付的卫生费用比例。在公共筹资方案设计合理的情况下,则其所占比例越高,卫生筹资体系的公平性越高。

2. 个人现金卫生支出(out of pocket,OOP)占卫生费用比例　用以评价城乡居民卫生负担的指标,各地区不同人群对医疗卫生费用的自付率反映了不同地区不同人群享受卫生服务的公平程度;OOP 占比过高,会影响卫生筹资公平性。世界卫生组织建议将 OOP 控制在 30%～40%以下。2009 年的新医改提出要将 OOP 占卫生费用的比例控制在 30%以内。

3. 区域卫生筹资公平　由于社会经济发展水平存在差异,不同地区和城乡之间的卫生筹资能力存在一定差距。区域卫生筹资公平可以通过卫生费用指标的区域比较来进行分析,例如通过比较人均卫生总费用、人均政府卫生支出等指标的差异分析存在的卫生筹资公平性问题;通过肯德尔一致性系数等方法比较不同地区的卫生筹资需求与卫生筹资现状的一致性程度，量化评价卫生资金在不同地区分配的公平性等。

4. 卫生筹资受益公平　从人群受益维度来看，对不同性别、年龄段、医保类别人员的筹资水平及不同病种人员的资金结构进行分析，可以发现不同人群间卫生筹资的公平性。

（三）卫生筹资效率指标

1. 医疗卫生机构配置效率　医疗卫生机构的配置效率说明的是卫生资金都配置给了哪一类卫生机构。WHO提出了"到2010年，公共卫生和基层卫生机构费用之和占卫生费用比例要到20%～30%"以及"平衡初级、二级和三级卫生服务之间的合理配置"。适用于我国的医疗卫生机构配置效率的常用指标有三级、二级医院费用占卫生费用比例，公共卫生、基层卫生机构费用之和占卫生费用比例。

2. 功能流向的配置效率　功能流向的配置效率研究的是卫生资金都配置给了哪一类服务功能。分析经常性卫生费用用于预防和治疗两大功能的比例，可以得出卫生筹资是否更有效率的配置给了预防服务，而行政管理费用占经常性卫生费用比例较高则被认为是配置效率较低的表现。分析治疗服务中门诊费用与住院费用的比例关系，如果一段时期内，该比例较大幅度地变动，则需要考虑是否有支付方式的改革影响了居民对医疗服务的利用模式。

3. 投入使用组合的配置效率　投入使用组合的配置效率指标常用来研究卫生系统内部的不同类型机构的服务提供要素配置效率，例如卫生费用中人员和药品费用所占的比例等。采用人员费用占卫生费用比例、药品费用占卫生费用比例等来比较公立与私立机构的配置效率。

（四）卫生筹资可持续性指标

1. 宏观卫生筹资可持续性　指不同时期卫生系统筹资与社会经济发展的协调关系，可以通过卫生费用核算数据分析和评估卫生筹资水平是否与国民经济承受能力相适应。卫生总费用占GDP的比重、卫生消费弹性系数是衡量卫生费用与国民经济是否协调发展的主要指标。

2. 政府筹资可持续性　政府卫生筹资可持续性反映财政卫生投入是否与国家财政承受能力相适应，主要通过财政卫生支出占财政支出的比重、财政卫生支出与财政支出增速比进行分析衡量。此外，受财税体系影响，各级政府以及地区间财力的差别也是影响政府卫生筹资可持续性的重要因素,可通过卫生费用核算与政府卫生投入监测数据分析政府卫生支出中中央与地方筹资比例以及政府卫生支出中央、省、市和县级筹资比例等。

3. 社会保险筹资可持续性　充足的社会医疗保险筹资结余能够保证社会医疗保险平稳运行,一定程度上规避代际转移风险;但结余并非越高越好,在充分满足退休人员支付需求的同时又能保证中青年人群未来的筹资需求,也是医保筹资可持续的重要内容。此外,若医保水平筹资增长低于医疗机构业务收入增长则对提高医保补偿水平产生影响,而医保人均筹资水平增长若低于次均医疗费用增长也会威胁医保筹资的可持续性。

第二节　上海市卫生总费用核算研究[①]

一、卫生费用筹资来源

我国的卫生费用筹资来源一般采用三分法进行划分,即分为政府卫生支出、社会卫生支出和个人现金卫生支出三个部分组成;而国际上则通常采用二分法,即卫生总费用的筹资来源由广义政府卫生支出和私人卫生支出两个部分组成。本文分别采用三分法和二分法对上海市2001—2020年的卫生费用核算结果进行分析。

(一) 筹资总量和结构(国内口径)

2020年上海市(来源法)卫生总费用(Shanghai total expenditure of health,STEH)达到2 634.22亿元,占GDP比重为6.81%(图11‐4)。2001—2020年卫生总费用年均增长率(以实际值计算,下同)达12.27%,高于同期GDP年均增长率(8.96%)。2020年人均卫生总费用为10 591.59元,较上年增加161.06元。人均卫生总费用占全市居民人均可支配收入的比例从2001年的9.43%增长至2020年的14.66%(表11‐2)。

---

① 本节内容收录于《上海市卫生政策年度报告(2021)》。

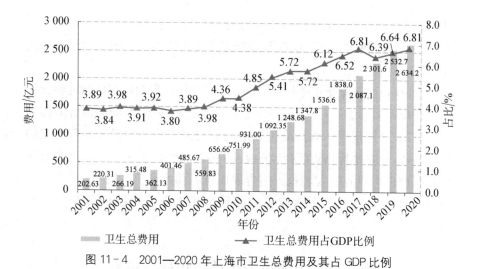

图 11-4　2001—2020 年上海市卫生总费用及其占 GDP 比例

表 11-2　2001—2020 年上海市卫生总费用(来源法)时间序列

年份	上海市GDP		卫生总费用(STEH)		卫生总费用占GDP比例(%)	人均卫生总费用(元)	人均卫生总费用占人均可支配收入比例(%)
	名义值	增长速度（以实际值计算）	名义值	增长速度（以实际值计算）			
2001	5 257.70	—	202.63	—	3.85	1 214.57	9.43
2002	5 795.00	11.40	220.31	9.89	3.80	1 286.13	9.71
2003	6 804.00	12.30	266.19	15.57	3.91	1 507.44	10.14
2004	8 101.60	13.30	315.48	12.77	3.89	1 719.26	10.31
2005	9 197.10	11.50	362.13	12.74	3.94	1 915.77	10.27
2006	10 598.90	12.80	401.46	8.51	3.79	2 043.98	9.89
2007	12 878.70	15.20	485.67	14.69	3.77	2 353.53	9.96
2008	14 536.90	9.70	559.83	12.03	3.85	2 615.23	9.80
2009	15 742.40	8.40	656.66	17.41	4.17	2 970.94	10.30
2010	17 915.40	10.20	751.99	10.89	4.20	3 265.74	10.26
2011	20 009.70	8.30	931.00	20.05	4.65	3 965.98	10.95
2012	21 305.60	7.50	1 092.35	18.46	5.13	4 588.86	11.42
2013	23 204.10	7.90	1 248.68	13.25	5.38	5 170.21	12.09
2014	25 269.80	7.10	1 347.80	6.15	5.33	5 556.40	11.89
2015	26 887.00	7.00	1 536.60	14.65	5.72	6 362.02	12.54
2016	29 887.00	6.90	1 838.00	15.03	6.15	7 595.98	13.72

续　表

| 年份 | 上海市GDP | | 卫生总费用（STEH） | | 卫生总费用占GDP比例（%） | 人均卫生总费用（元） | 人均卫生总费用占人均可支配收入比例（%） |
	名义值	增长速度（以实际值计算）	名义值	增长速度（以实际值计算）			
2017	32 925.00	7.00	2 087.09	10.29	6.34	8 630.30	14.35
2018	36 011.80	6.80	2 301.60	7.68	6.39	9 495.89	14.49
2019	37 987.60	6.00	2 532.68	10.58	6.67	10 430.53	14.70
2020	38 700.60	1.70	2 634.22	3.83	6.81	10 591.59	14.66

注：①上海市 GDP 和上海市卫生总费用(来源法)各年增长速度按可比价格计算；②根据 2020 年第七次人口普查数据更新人口数据；③从 2013 年起，国家统计局开展了城乡一体化住户收支与生活状况调查，2013 年及以后数据来源于此项调查。与 2013 年前的分城镇和农村住户调查的调查范围、调查方法、指标口径有所不同；④2020 年第四次全国经济普查后，对 2018 年及以前年度的 GDP 历史数据进行了系统修订。

从筹资结构来看，2020 年政府卫生支出为 633.70 亿元，占卫生总费用比重为 24.06%；社会卫生支出达到 1 491.95 亿元，占卫生总费用的比重最高，达 56.63%；OOP 占比则为 19.31%(图 11-5)。2001—2020 年，上海市卫生总费用及三个筹资渠道均保持持续增长(图 11-6)。

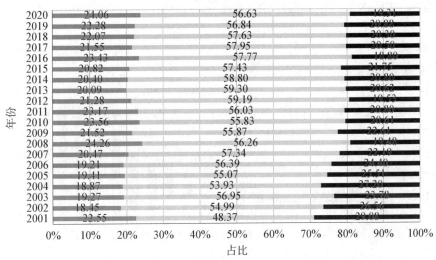

图 11-5　2001—2020 年上海市卫生总费用筹资结构(国内口径)

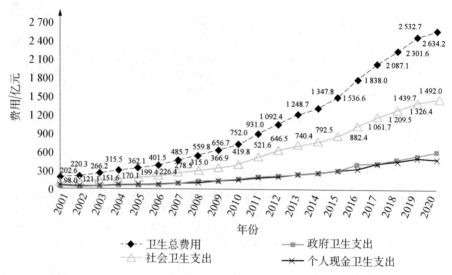

图 11 - 6　2001—2020 年上海市卫生总费用及各筹资渠道增长趋势

2020 年上海市政府卫生支出占财政总支出的比重为 7.62%，略高于 2019 年的 6.90%。政府卫生支出占 GDP 的比重为 1.64%，略低于 2019 年(1.48%)(图 11 - 7)。政府卫生支出中，医疗卫生服务支出为 357.72 亿元，占比达 56.45%，医疗保障支出为 217.63 亿元，占比达到 34.34%。

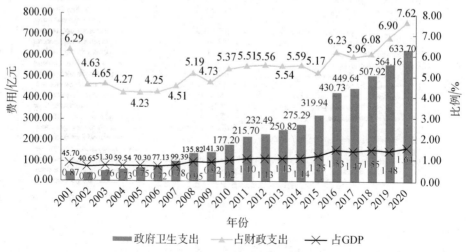

图 11 - 7　2001—2020 年上海市政府卫生支出及其占财政支出、GDP 比例

2020年，上海市卫生总费用中社会卫生支出达到1491.95亿元。其中，社会医疗保障支出（1178.3亿元）占比最高，为78.98%；其次为商业健康保险费（281.00亿元），占比为18.83%（图11-8）。从基本医疗保险收入情况来看，2020年上海市城镇职工医保基金收入（含生育险）为1223.50亿元；城乡居民医保基金收入94.95亿元。

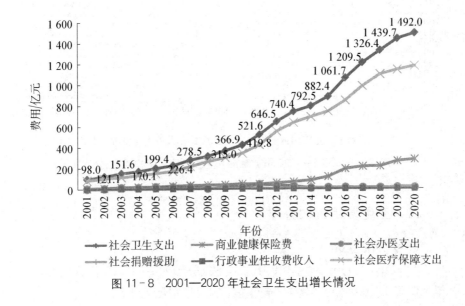

图11-8　2001—2020年社会卫生支出增长情况

2020年，上海市居民OOP达508.57亿元，占卫生总费用比重为19.31%，同比2019年（20.88%）略有降低。2001—2020年OOP占卫生总费用的比例略有波动，总体呈下降趋势，2020年较2001年减少9.77个百分点。

（二）筹资结构（国际口径）

从国际分类口径来看，2020年上海市广义政府卫生支出占卫生总费用的69.57%，私人卫生支出（主要为OOP、商业健康保险费、企业办医支出）占比为30.43%，较2019年下降1.14个百分点。2001—2020年，广义政府卫生支出占卫生总费用的比例呈现出先上升后下降的趋势，2020年较2001年增长了3.33个百分点（图11-9）。

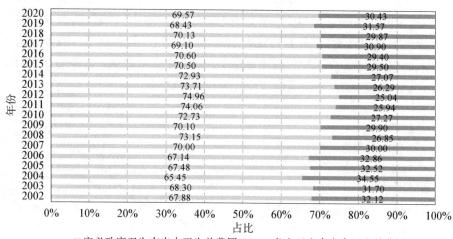

图 11-9 2001—2020 年上海市卫生总费用筹资构成(二分法)

二、卫生费用机构分配

(一) 分配总量

2020 年,上海市卫生总费用(机构法)总额为 2 642.95 亿元,较 2019 年降低了 17.63 亿元。其中,流向医院的卫生费用为 1 797.46 亿元,占比达 68.01%;基层医疗卫生机构费用达到 370.60 亿元,占比为 14.02%;公共卫生机构费用为 81.21 亿元,占比为 3.07%(图 11-10)。

(二) 分配流向

2001—2020 年,上海市卫生总费用(机构法)①中,流向医院的费用占比最高,20 年来始终保持在 62% 以上,2015 年达到最高值(71.84%),2020 年终止了 2016—2019 年的下降趋势,同比上升了 0.19 个百分点。基层医疗机构费用占比较上年略有升高(0.69 个百分点),但较 2001 年减少了 4.25 个百分点。公共卫生机构费用占比呈现先下降、后缓慢上升的趋势,2020 年占比较 2019 年占比有所升高(图 11-11)。

---

① 2011 年起,在沪部队医院数据纳入机构法卫生总费用中。

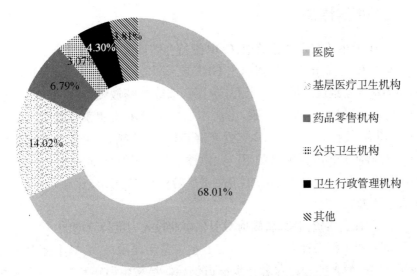

图 11 - 10 2020 年上海市卫生总费用(机构法)

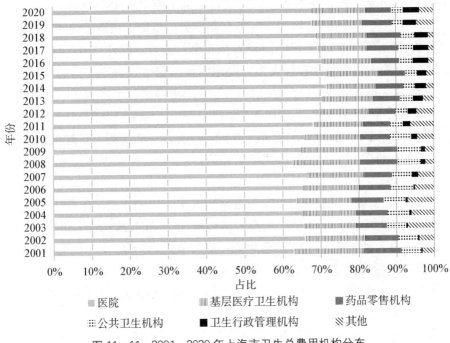

图 11 - 11 2001—2020 年上海市卫生总费用机构分布

三、主要特点

（一）卫生总费用增速放缓，OOP 维持在较低水平

2020 年上海市卫生总费用占 GDP 比例达到 6.81%，与 OECD 国家的平均水平差距逐渐缩小。上海市 GDP 增速持续放缓，近年来，受宏观经济环境的影响，2016 年以来，上海市卫生总费用的增速总体呈下降趋势，2019 年降至 6.00%，2020 年受新冠肺炎疫情影响卫生总费用增速仅为 3.83%，OOP 占卫生总费用的比例逐渐下降且始终维持在较低水平。随着政府财政投入力度的增加，卫生费用筹资结构也逐步优化，但社会卫生支出压力仍然较大。

（二）社会筹资占比高，政府对卫生事业投入力度持续增加

2020 年上海市社会卫生支出占卫生总费用比重最高，其中社会医疗保障支出占绝大部分。为进一步推进供给侧结构性改革和去产能、去库存、去杠杆、降成本、补短板五大重点任务，上海市近年来逐步推行减税降费，2016 年起将职工基本医疗保险缴费比例由原来的 13% 调整为 12%，2017 年进一步降低至 11.5%，2020 年新冠肺炎疫情下也阶段性将本市职工基本医疗保险单位缴费比例降低 0.5 个百分点。此外，2017 年 1 月 1 日起，上海市职工医保参保人员可使用本人医保个人账户中的历年结余资金，购买相关商业医保产品。2021 年上海市推出城市定制型商业补充医疗保险"沪惠保"，可以使用个人账户中的历年结余资金为自己和家人购买。两个因素叠加导致医保资金沉淀的压力进一步缓解。除此以外，商业健康保险费用则呈现快速增长趋势，促进多元化医疗保险筹资模式日趋完善。

2010—2020 年政府卫生支出占财政支出的比例呈稳定上升的趋势，表明政府对卫生领域的关注和投入持续增加。同时，政府投入的结构和方向也在不断优化。一方面，整合城乡医保制度，逐步缩小不同保障制度之间的差异，促进保障公平性；另一方面，对医疗卫生机构的投入力度逐年加大，同时对中医、专科疾病防治院等公益性较强的医疗卫生机构实行倾斜投入政策。

（三）基层医疗卫生机构、公共卫生机构占比偏低

从上海市卫生费用机构分配来看，2020 年基层医疗卫生机构、公共卫

生机构费用占比分别为 14.02%、3.07%,较 2001 年分别下降了 4.25、2.18 个百分点,即使是在新冠肺炎疫情暴发的 2020 年"重医轻防"的医疗卫生资源配置格局也未见显著改善。在居民自由就诊的现实情况下,趋高就医的趋势短期内难以逆转,特别是随着全市优质医疗资源的不断扩容,未来一段时间内医院将持续成为机构费用的最主要流向,在卫生费用的机构分配上还未体现成效,仍需加大对基层医疗机构、公共卫生机构的投入力度。

四、政策建议

(一) 建立公平、高效、可持续的卫生筹资体系

自 2010 年来,上海市卫生总费用有 7 年均保持着 10% 以上的实际增长速度,有 9 年卫生费用的增长皆显著高于 GDP 的增速。整体上,上海市卫生总费用占 GDP 比例呈现稳步增长的态势。近年来,全国及部分主要城市经济增长速度出现下降趋势但医疗费用不断攀升,政府财力及社保基金在未来面临较大的下行压力。进入"十四五",我国经济进入高质量发展的新常态,GDP 增速放缓。2020 年,上海市 65 岁以上人口占比为 15.61%,随之而来的慢病高发是卫生费用增长的强劲驱动。因此,建立公平、高效、可持续的卫生筹资体系至关重要。宏观层面,可借鉴 OECD 国家经验,建立"早期预警系统"实时监测卫生费用,识别可节省空间,及时推出修正措施;中观层面,发挥医保基金战略购买作用,突出基金可负担、健康价值最大化;微观层面,加强医疗机构内部管理,实现提质控费。上海市 OOP 占比基本达到了"健康上海 2030"不超过 20% 的要求,然而困难群众、大病患者就医负担沉重,重特大疾病的保障力度依旧存在不足,需实施"精确识别、精确帮扶"的减负方式。在医保基金筹资能力逐渐下降、支出压力与日俱增的情况下,要实现基于价值的医保战略购买,一方面应当针对不合理的医疗服务需求和过度服务进行识别和监控,另一方面探索实行基于大数据的医疗机构和医保基金管理,提升管理效率,使传统的医保管理和经办方式从"经验决策"向"数据决策"转变。

(二) 加大对基层和公共卫生机构投入

新冠肺炎疫情防控常态化对我国公共卫生服务治理体系和治理能力

提出了持续性挑战,也提示我们应当进一步优化医疗卫生资源投入结构,健全公共卫生服务体系,加大对健康促进、预防保健等方面的投入。一方面,加强公共卫生队伍建设,健全执业人员培养、准入、使用、待遇保障、考核评价和激励机制,提升基层公共卫生人员能力和素养;另一方面,通过探索以人为本的整合型服务模式(people-centered integrated care,PCIC),完善分级诊疗制度,发挥优质医疗资源辐射、引领和溢出效应,促进医疗资源和居民就医"双下沉",实现医疗服务能力和效率"双提升"。与此同时,推动公共卫生服务与医疗服务高效协同、无缝衔接,健全防治结合工作机制。在完善重大疫情救治体系方面,应当注重平战结合、补齐短板,建立健全分级、分层、分流的传染病等重大疫情救治机制。加大疾病预防控制方面的科研投入,在疫情监测分析、病毒溯源、防控救治、资源调配等方面更好地发挥数字技术的支撑作用。

(三) 做实分级诊疗持续推进医疗服务体系高质量发展

因为突如其来的疫情,2020 年上海市的卫生总费用情况,其绝对值与往年的可比性并不强。但跳出绝对值,透过医疗服务机构间费用变化的差异,疫情也为我们提供了分析医疗卫生服务体系的新契机。上海市在2008 年便已在全国开始率先试点分级诊疗,卫生总费用中流向基层医疗服务机构的比例呈现先降后升的趋势,但增幅仍较小。相关研究显示,在新冠肺炎疫情期间,患者因为疫情控制,2020 年上海市公立医院的医疗服务量和收入较 2019 年同期都出现了较大幅度的下降;而医疗服务收入方面大型公立医院自 2020 年 6 月份才恢复到去年同期水平后,后半年增幅开始波动上升,但服务量仅有 2020 年 9 月和 12 月的出院人次数略超去年同期。实际上,疫情期间众多患者为了避免聚集,同比有更高比例的患者选择了级别更低的医疗机构;大医院占较高比例的外来就医也大幅减少。但全市 2020 年卫生总费用中流向医院的比例却自 2016 年收到开始上升,相关研究认为大型公立医院在这次疫情后期的恢复中表现了一定的"虹吸效应"。大型公立医院在新冠肺炎疫情中起到了中流砥柱的作用,得到了全社会的认同。但是我们也应该警惕大型医院的无序扩张可能给医疗服务供给侧带来的影响,在明确医疗机构职能定位的基础上,切实做好分级诊疗工作的持续推进,推动我市医疗服务体系的高质量发展。

第三节　基于 SHA2011 的上海市卫生费用分析

在国家卫生费用核算团队的指导帮助下,上海市自 2015 年底启动调查,利用 SHA2011 的核算原则和方法对 2014 年上海市卫生资金进行追踪。2017 年,项目组又开展了 2016 年经常性卫生费用核算,力求更好地反映本市卫生筹资过程中存在的问题,满足医药卫生体制改革中的政策分析需要。

一、资料来源与方法

(一)资料来源

本研究的 2016 年卫生费用总量数据来自上海市卫生计生财务年报和上海市卫生计生委信息中心;分摊参数沿用 2014 年样本地区卫生统计数据个案库、医院抽样调查数据等的汇总核算结果。

现场调查采取多阶段分层抽样的方法。首先结合各区经济发展和卫生信息化水平,选取徐汇、虹口、浦东、嘉定和青浦 5 个区作为样本地区。在确定调查地区后,需要按行政级别确定调查机构。市级医疗卫生机构根据机构类别进行抽取,其中公共卫生机构直接纳入调查范围,综合医院根据规模抽取 1/3 数量机构作为样本,专科医院各选取 1 家作为样本。区级公共卫生机构和专科医院直接纳入调查范围,综合医院根据规模抽取 1/2 数量机构作为样本;同时根据各区县实际情况,纳入部分数量的民营医院、门诊部和诊所。社区卫生服务机构结合本市社区卫生综合改革进展,不限区县选取第一批改革试点机构为样本。经审定和数据清理,本次纳入核算的样本医疗卫生机构合计 63 家,门诊个案数据 2 744 万条,住院个案数据 176 万条。

(二)研究方法

结合本地实际和 SHA2011 核算框架,上海市经常性卫生费用可按卫生服务功能、卫生服务提供机构和筹资方案进行分类。卫生服务功能包括治疗服务(含康复)、辅助性服务、医疗用品、预防性服务及卫生行政和筹资管理 6 大类;卫生服务提供机构包括医院、基层医疗卫生机构、门诊机构、辅助性服务提供机构、医疗用品提供机构、公共卫生机构及卫生行政与筹资管理机构 7 大类；筹资方案包括公共筹资方案（政府方案、社会医疗保险）、自愿筹资方案（商业健康保险、非营利机构筹资方案、企业与机构自筹）、家庭卫生支出和国外筹资方案。

整体核算从不同服务提供机构入手，分别核算各服务功能费用，然后按照自上而下的方法，利用现有统计数据进行总量控制，通过专门调查数据获得分摊参数，将不同服务功能的费用分解至所要核算的其他维度。

二、主要核算结果

（一）经常性卫生费用基本情况

1. 经常性卫生费用总量　经常性卫生费用是居民医疗卫生服务消费的货币表现，不含固定资产建设等资本性投入。2016 年上海市经常性卫生费用为 1 590.95 亿元，占 GDP 比重为 5.64%，较 2014 年占比（5.42%）高了 0.22 个百分点，人均经常性卫生费用为 6 574.97 元（表 11 - 3）。

表 11 - 3　2014—2016 年经常性卫生费用基本情况

项目	2014 年	2016 年
经常性卫生费用(亿元)	1 277.28	1 590.95
占 GDP 比重(%)	5.42	5.64
人均经常性卫生费用(元)	5 265.66	6 574.97

2. 经常性卫生费用构成分析　从服务功能看，经常性卫生费用中，治疗服务费用占绝大多数，总量为 1 235.33 亿元，占经常性卫生费用的 77.65%，较 2014 年占比（76.32%）升高 1.33 个百分点。治疗服务费用中近六成为门诊费用（720.41 亿元），其次是预防服务费用（173.13 亿元），预防服务费用占比 10.88%，较 2014 年占比（13.31%）降低了 2.43 个百分点；医疗用品费用占比为 9.02%，卫生行政和筹资管理费用占比为 2.18%（表 11 - 4）。

表 11 - 4　上海市经常性卫生费用的服务功能构成

项目	2014年		2016年	
	亿元	%	亿元	%
治疗服务（含康复）	974.87	76.32	1 235.33	77.65
门诊	560.26	43.86	720.41	45.28
住院	414.61	32.46	514.92	32.37
医疗用品	112.38	8.80	143.58	9.02
辅助性服务	1.78	0.14	4.26	0.27
预防服务	169.98	13.31	173.13	10.88
卫生行政和筹资管理费用	18.26	1.43	34.65	2.18
合计	1 277.28	100.00	1 590.95	100.00

　　从筹资结构看，2016 年上海市经常性卫生费用中，公共筹资占 56.15%，较 2014 年占比(58.59%)降低 2.44 个百分点；其次是家庭卫生支出（个人卫生支出），占 36.57%，较 2014 年占比(34.16%)增长了 2.41 个百分点，一定程度上反映了在居民医疗卫生服务实际消费中，个人负担的比重仍比较高（图 11 - 12）。

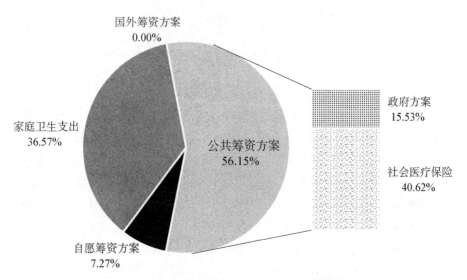

图 11 - 12　2016 年上海市经常性卫生费用的筹资构成

　　从费用的机构配置看,2016 年上海市经常性卫生费用中绝大部分发生在医院,占比 69.53%,较 2014 年占比(71.32%)下降 1.79 个百分点;发生在基层医疗卫生机构的费用占比为 12.90%,较 2014 年占比(14.14%)略下降 1.24 个百分点;零售药店费用占比为 9.02%;公共卫生机构、门诊机构和卫生行政和筹资管理机构费用占比分别为 3.45%、2.65%和 2.18%(图 11-13)。

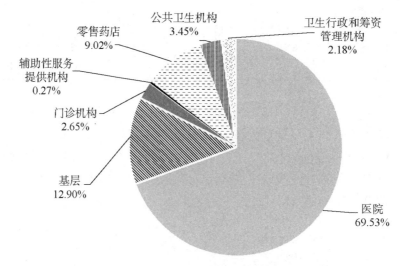

图 11-13　2016 年上海市经常性卫生费用的机构构成

　　3. 经常性卫生费用人群分析　对治疗费用可以按照疾病进行分类可得知,2016 年上海市治疗费用总额为 1 235.33 亿元。按照国际疾病分类(International Classification of Disease,ICD)并按费用排序,第一位为循环系统疾病,费用占比 20.86%;其次是呼吸系统疾病,费用占比 11.53%;肿瘤费用占 9.23%,消化系统疾病占 9.00%,这 4 种疾病费用占治疗费用的比重合计超过一半,达到 50.62%(图 11-14)。从控制卫生费用增长的角度,对于上述重点疾病应给予重点关注和政策倾斜。

　　根据年龄划分,2016 年 60~64 岁人群治疗费用占比最高,为 11.62%;其次为 65~69 岁人群,占比 10.08%。65 岁及以上人群治疗费用占比超过一半,达 55.72%,提示老年人群消耗更多的医疗资源;0~14 岁人群治疗费用占比仅为 3.98%,15~59 岁人群治疗费用占比 40.30%(表 11-5)。

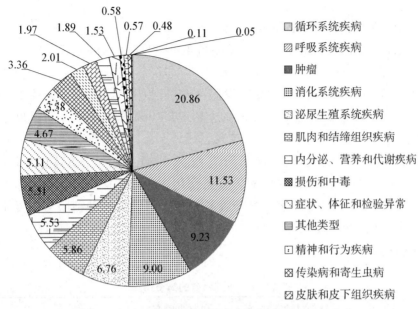

图 11 - 14　2016 年上海市治疗费用的疾病构成(ICD 章节)

表 11 - 5　2016 年上海市各年龄组人群的治疗费用情况

年龄组（岁）	治疗费用占比（%）	治疗费用（亿元）
0～	1.98	24.50
5～	1.36	16.81
10～	0.63	7.83
15～	0.71	8.74
20～	1.95	24.15
25～	4.56	56.30
30～	4.76	58.81
35～	3.67	45.37
40～	3.68	45.50
45～	4.29	52.99
50～	6.67	82.44
55～	10.00	123.56
60～	11.62	143.60
65～	10.08	124.51
70～	7.84	96.89
75～	8.14	100.58
80～	9.42	116.34
85～	5.99	74.01
90＋	2.62	32.43
合计	100.00	1 235.33

(二) 经常性卫生费用筹资分析

1. **不同服务的筹资情况**　从不同服务的筹资情况来看，2016 年治疗服务中公共筹资方案的比重为 59.37%，家庭卫生支出的比重为 35.10%。治疗服务包括门诊服务和住院服务，其中门诊、住院服务均以公共筹资为主，比重分别达到 53.70%、46.31%，而家庭筹资比重相对较低，分别为 31.77%、39.76%。居民自购医疗用品费用中，家庭卫生支出比重在所有服务中最高，达到 85.40%，另 14.60% 由社会保险承担；预防服务费用中，家庭卫生支出的比重为 14.13%，主要包括健康体检等服务的个人付费。辅助性服务主要指急救机构的病人转运等服务，公共筹资方案比重达到 78.05%（表 11-6）。

表 11-6　不同服务的筹资情况　（单位：%）

服务功能	公共筹资方案		自愿筹资方案			家庭卫生支出	国外筹资方案	合计
	政府方案	社会医疗保险	商业健康保险	非营利机构筹资方案	企业与机构自筹			
治疗服务	8.75	50.62	4.21	0.81	0.51	35.10	0.00	100.00
门诊	10.71	53.70	3.07	0.35	0.40	31.77	0.00	100.00
住院	5.99	46.31	5.81	1.45	0.67	39.76	0.00	100.00
医疗用品	0.00	14.60	0.00	0.00	0.00	85.40	0.00	100.00
辅助性服务	75.53	0.00	0.00	0.00	0.00	24.47	0.00	100.00
预防服务	62.81	0.01	0.00	0.00	23.05	14.13	0.00	100.00
卫生行政和筹资管理	78.05	0.00	21.63	0.00	0.00	0.33	0.00	100.00

2. **各类筹资方案的服务使用流向**　不同筹资方案费用补偿的服务使用方向不同。公共筹资方案主要用于补偿治疗服务，占比 82.09%，其次用于补偿预防服务，占比 12.17%，卫生行政和医疗保险筹资管理和医疗用品占比均较低，分别为 3.03% 和 2.35%。对公共筹资方案进一步分析，可以看出政府方案主要用于补偿预防服务（占比 44.01%），而社会医疗保险则主要用于补偿治疗服务（占比达 96.75%），尤其是门

诊服务,占 59.86%。家庭卫生支出主要集中在治疗服务(占比
74.53%)、医疗用品(占比 21.07%),少部分用于预防服务(占比
4.20%)(表 11-7)。

表 11-7　不同筹资方案费用的服务功能使用　　　　(单位:%)

服务功能	公共筹资方案	政府方案	社会医疗保险	自愿筹资方案	商业健康保险	非营利机构筹资方案	企业与机构自筹	家庭卫生支出	国外筹资方案
治疗服务	82.09	43.73	96.75	59.04	87.41	100.00	13.64	74.53	0.00
门诊	51.94	31.24	59.86	23.75	37.15	25.14	6.19	39.34	0.00
住院	30.15	12.49	36.90	35.29	50.27	74.86	7.45	35.19	0.00
医疗用品	2.35	0.00	3.24	0.00	0.00	0.00	0.00	21.07	0.00
辅助性服务	0.36	1.30	0.00	0.00	0.00	0.00	0.00	0.18	0.00
预防服务	12.17	44.01	0.00	34.48	0.00	0.00	86.36	4.20	0.00
卫生行政和筹资管理	3.03	10.95	0.00	6.48	12.59	0.00	0.00	0.02	0.00
合计	100.00	100.00	100.00	100.00	100.00	100.00	100.00	100.00	0.00

注:公共筹资方案包括政府方案、社会医疗保险;自愿筹资方案包括商业健康保险、非营利机构筹资方案、企业与机构自筹。

　　3. 不同机构的筹资分析　不同医疗卫生机构间筹资结构存在较大差异。2016 年,上海市医院卫生费用中来自公共筹资方案的资金占比超过一半,达到 57.21%,其中政府方案和社会医疗保险占经常性卫生费用的比重为 11.19% 和 46.02%;家庭卫生支出占 34.94%,其他筹资渠道的占比较低;基层医疗卫生机构费用中绝大多数为公共筹资方案,占比达 89.42%,家庭卫生支出占 10.58%;门诊机构费用则主要以家庭卫生支出为主,占比达 98.45%;公共卫生机构筹资情况比较特殊,公共筹资方案占比为 45.79%,较 2014 年占比(34.15%)高出 11.64 个百分点,机构自筹比重达到 38.88%。此部分费用是由于政府投入不足而弥补的部分服务支出,通常是机构为完成所承担任务将机构其他收入用于预防服务所发生的费用,反映了当前预防服务补偿不足的现实情况(表 11-8)。

表 11-8　2016 年上海市经常性卫生费用机构与筹资方案矩阵分析（单位：%）

机构	公共筹资		自愿筹资方案					合计
	政府方案	社会医疗保险	自愿医疗保险方案	非营利机构筹资方案	企业与机构自筹	家庭卫生支出	国外筹资方案	
医院	11.19	46.02	4.70	0.90	2.25	34.94	0.00	100.00
基层医疗卫生机构	36.11	53.31	0.00	0.00	0.00	10.58	0.00	100.00
门诊机构	1.55	0.00	0.00	0.00	0.00	98.45	0.00	100.00
公共卫生机构	33.17	12.62	0.07	0.00	38.81	15.32	0.01	100.00
零售药店	0.00	14.60	0.00	0.00	0.00	85.40	0.00	100.00
辅助性服务提供机构	75.53	0.00	0.00	0.00	0.00	24.47	0.00	100.00
卫生行政和筹资管理机构	78.03	0.00	21.62	0.00	0.02	0.33	0.00	100.00

4. 不同筹资方案的机构配置　从不同筹资方案资金的机构配置看，政府方案资金中有 50.12% 分配在医院，30.00% 的资金分配在基层卫生机构，另有 7.37% 分配在公共卫生机构；社会医疗保险资金中分配到医院的比重达到 78.75%，基层医疗卫生机构的占比仅为 16.93%，分配到零售药店的比重为 3.24%；从企业与机构自筹资金的机构分布来看，医院自筹资金在全部机构自筹资金中的比重最高，达到 53.89%；其次是公共卫生机构，占比 46.10%，反映了医院中"以医补防"资金的规模较大，以及公共卫生机构也仍然存在一定"以医养防"的情况（表 11-9）。

表 11-9　2016 年上海市经常性卫生费用中筹资方案的机构流向（单位：%）

机构	公共筹资	政府方案	社会医疗保险	自愿筹资方案	自愿医疗保险方案	非营利机构筹资方案	企业与机构自筹	家庭卫生支出	国外筹资方案
医院	70.83	50.12	78.75	75.08	87.35	100.00	53.89	66.42	0.00
基层医疗卫生机构	20.54	30.00	16.93	0.00	0.00	0.00	0.00	3.73	0.00
门诊机构	0.07	0.26	0.00	0.00	0.00	0.00	0.00	7.14	0.00
公共卫生机构	2.81	7.37	1.07	18.44	0.07	0.00	46.10	1.45	100.00
零售药店	2.35	0.00	3.24	0.00	0.00	0.00	0.00	21.07	0.00
辅助性服务提供机构	0.36	1.30	0.00	0.00	0.00	0.00	0.00	0.18	0.00
卫生行政和筹资管理机构	3.03	10.95	0.00	6.48	12.59	0.00	0.02	0.02	0.00
合计	100.00	100.00	100.00	100.00	100.00	100.00	100.00	100.00	100.00

注：公共筹资方案包括政府方案、社会医疗保险；自愿筹资方案包括商业健康保险、非营利机构筹资方案、企业与机构自筹。

（三）不同机构经常性卫生费用的服务功能配置

根据职能设置，不同机构在卫生服务提供体现中承担不同的任务。从经常性卫生费用的服务功能构成分析，医院费用主要集中在治疗服务，占比 92.12%，其中门诊、住院费用分别占到 46.86%、45.27%。预防服务费用占比 7.88%；基层医疗卫生机构费用主要集中在治疗服务，占到基层医疗卫生机构费用的 70.70%，与医院费用的功能配置相类似，基层医疗卫生机构治疗费用中治疗服务占比 76.97%，其中绝大部分为门诊服务，占比高达 72.54%。此外，基层也承担较多的预防服务，预防服务费用占机构费用的 23.03%；公共卫生机构包括疾病控制机构、妇幼保健机构、专业疾病防治机构等，这类机构费用主要以预防服务为主，占到 70.52%，体现其职责分工（表 11 - 10）。

表 11 - 10　经常性卫生费用中不同服务功能的机构配置　（单位：%）

服务功能	医院	基层	门诊机构	公共卫生机构	零售药店	辅助性服务提供机构	卫生行政和筹资管理机构
治疗服务	92.12	76.97	100.00	29.48	0.00	0.00	0.00
门诊	46.85	72.54	100.00	20.14	0.00	0.00	0.00
住院	45.27	4.43	0.00	9.34	0.00	0.00	0.00
医疗用品	0.00	0.00	0.00	0.00	100.00	0.00	0.00
辅助性服务	0.00	0.00	0.00	0.00	0.00	100.00	0.00
预防服务	7.88	23.03	0.00	70.52	0.00	0.00	0.02
卫生行政和筹资管理	0.00	0.00	0.00	0.00	0.00	0.00	99.98
合计	100.00	100.00	100.00	100.00	100.00	100.00	100.00

从各类服务费用的机构配置分析，82.49% 的治疗服务费用主要发生在医院，其次为基层医疗卫生机构，占比 12.79%。其中，门诊、住院费用中基层医疗卫生机构占比分别为 20.67%、1.77%，提示上海市医疗卫生资源配置的倒三角问题仍然存在；预防服务费用主要发生在医院，占比 50.33%，基层医疗卫生机构、公共卫生机构分别承担了 27.31%、22.36% 的预防服务费用。此外，医疗用品、辅助性服务以及卫生行政和筹资管理服务的提供机构较为单一（表 11 - 11）。

表 11-11 经常性卫生费用中不同服务功能的机构配置 （单位：%）

服务功能	医院	基层	门诊机构	公共卫生机构	零售药店	辅助性服务提供机构	卫生行政和筹资管理机构	合计
治疗服务	82.49	12.79	3.41	1.31	0.00	0.00	0.00	100.00
门诊	71.94	20.67	5.86	1.53	0.00	0.00	0.00	100.00
住院	97.24	1.77	0.00	1.00	0.00	0.00	0.00	100.00
医疗用品	0.00	0.00	0.00	0.00	100.00	0.00	0.00	100.00
辅助性服务	0.00	0.00	0.00	0.00	0.00	100.00	0.00	100.00
预防服务	50.33	27.31	0.00	22.36	0.00	0.00	0.00	100.00
卫生行政和筹资管理	0.00	0.00	0.00	0.00	0.00	0.00	100.00	100.00

三、讨论建议

从 2016 年上海市经常性卫生费用结果看，与传统卫生总费用结果相比，基于 SHA2011 的经常性卫生费用核算结果能更准确地监测居民看病就医经济负担，更全面地分析卫生费用的配置效率，更深入地反映卫生筹资存在的问题，有利于确定政策干预或保障的重点。

（一）人群治疗费用负担仍然较重，筹资结构尚待优化

合理的卫生筹资系统应以政府、社会医疗保险等公共筹资为主，将 OOP 控制在较低的水平。如果卫生筹资系统过度依赖家庭卫生支出，很容易导致家庭发生灾难性支出或因病致贫。上海市治疗服务筹资仍然高度依赖家庭卫生支出，治疗费用中来自家庭自付比例为 36.57%，与 OECD 国家治疗费用中家庭卫生支出平均占比仅为 20.2% 相比，上海市卫生筹资系统对人群就医的经济风险保护上还有改善空间。

（二）治疗服务消耗的资源较多，医疗资源配置不合理

2016 年上海市治疗费用占经常性卫生费用的比重为 77.65%。有数据的 32 个 OECD 国家 2014 年平均水平为 69.12%，上海市的治疗费用占经常性卫生费用的比重仅低于丹麦（80.8%）、冰岛（78.9%）、瑞典（78.8%）、挪威（78.2%），位列第五位，这提示上海市卫生资源较多配置到治疗服务。此外，治疗费用中 82.49% 流向医院，12.79% 流向基层医疗卫生机构,说明就医流向和医疗资金在各级医疗机构间的配置仍存在着不合理,需要进一步加强医疗服务的分级诊疗模式。

(三) 加大对特殊人群的健康干预,避免或减少治疗费用发生

研究结果显示治疗费用相对集中在老年人群,老年人群消耗更多的医疗资源,60 岁以上的人群治疗费用占比高、负担相对较重。据调查,中老年人群病种结构多集中在呼吸系统、循环系统疾病,且以费用结构用药为主,建议加大对老年人群的健康干预,宣传慢性病危险因素知识,形成良好的生活工作习惯。

(四) 完善政府投入机制,继续提高政府对预防服务投入力度

近年来,尤其是上海市新一轮医改启动开始,各级政府对预防服务的投入力度逐渐加大。2016 年上海市经常性预防服务费用中,公共筹资方案占比为 62.82%,即超过 6 成的费用通过政府方案筹集。但从国际比较得知,2014 年,在有预防服务费用核算结果的 31 个经济合作与发展组织(OECD)成员国平均公共筹资方案比例为 79.7%,较本市高 16.88 个百分点。由此可见,上海市预防服务费用的公共筹资力度仍有较高的提升空间,特别是在家庭卫生支出所占比重较高的服务项目,如计划外免疫、健康状况监测项目(健康体检)等,需各级政府继续增加投入,逐步扩大政府补助范围,提高补助水平。

(五) 落实和细化医疗卫生机构筹资政策,改善"以医养防"现状

在医院、妇幼保健院等机构预防服务费用的筹资方案构成中,企业与机构自筹仍占有较大比重,"以医养防"的现象在医院仍普遍存在。新一轮医药卫生体制改革明确提出政府对包括公立医院在内的各类医疗机构承担的公共卫生任务给予专项补助,按服务成本保障政府指定的紧急救治、援外、支农、支边等公共服务经费。但从 2016 年医院预防费用核算结果看,尚未实现按照服务成本对其承担的公共卫生服务进行足额补助,这在一定程度上降低了机构提供预防服务的积极性。在下一步公立医院改革中,应真正落实并细化针对医院提供的公共卫生服务的财政补助政策,主要通过设立公共卫生专项的形式、按照成本补偿的原则,足额满足机构开展预防服务的资金需求,改善"以医养防"状况。

第四节　上海市卫生费用预测及政策模拟分析[①]

一、资料与方法

(一) 资料来源

本研究预测数据主要来源于上海市 2014—2017 年来源法和机构法核算结果以及 2014 年基于 SHA2011 的功能法卫生费用核算结果,能够区分不同年龄组不同疾病的次均医疗费用和人均服务利用情况。次均费用变化数据来源于上海市卫生健康委信息中心,人均服务利用变化数据来源于《中国卫生健康统计年鉴》中上海市年人均就诊次数和年住院率指标,人口总量和结构预测数据来源于上海市卫生健康委员的内部报告,上海市 GDP 预测数据来源于《上海经济发展报告(2019)》。

(二) 方法

组分模型是对医疗费用进行因素分解,对各因素分别预测,将各因素相乘得到医疗费用结果。借鉴国家卫生费用影响因素分析和预测实践,结合上海市实际,将因素分解为人口总量、人口年龄结构、治疗服务利用率、就诊机构流向和单位医疗费用水平,分别预测不同疾病医疗费用的因素,得到各类疾病的医疗费用的预测值,汇总各类疾病的医疗费用,则得到未来医疗费用总量。

$$HE_i = \sum_{i,j,k} P_i S_{ij} COST_{ijk} SERVICE_{ijk}$$

其中,P_i 为第 i 年人口数;S_{ij} 为第 i 年年龄组 j 占比;$COST_{ijk}$ 为第 i 年年龄组 j 疾病 k 的次均费用水平;$SERVICE_{ijk}$ 为第 i 年年龄组 j 疾病 k 的就诊次数。

根据功能法卫生费用核算定义,治疗费用、医疗用品、辅助性服务、预防服务以及卫生行政管理费用等共同构成经常性卫生费用。医疗用品费用数据利用组分模型中基层医疗机构医疗费用增长率进行预测,其他费用数据利用 2014—2017 年平均增速进行预测,汇总得到经常性卫生费

---

① 本节相关内容发表于 2021 年《中南大学学报(医学版)》第 5 期

用。资本性费用数据以近年来经济合作组织（Organization for Economic Co-operation and Development，OECD）国家经常性卫生费用和资本性费用的比例关系 20∶1 作为标杆[1]，2014 年上海市实际比例为 18∶1，预计 2020 年仍为 18∶1，2021—2025 年为 19∶1，2026—2035 年为 20∶1，经常性卫生费用和资本性费用加总得到卫生总费用。

利用 STATA14.0 汇总基期不同年龄不同疾病医疗费用数据并结合相关因素开展预测分析，为剔除中长期价格的影响，以 2014 年为基期利用 GDP 平减指数对所有卫生费用数据进行调整。

二、预测分析结果

（一）不同疾病的治疗费用及卫生总费用的变化趋势

分疾病预测结果显示：循环系统疾病治疗费用增长最快，2020—2035 年年均增长达到 8.91%；与此同时，循环系统疾病治疗费用占总医疗费用比例也从 2020 年的 23.15% 上升到 2035 年的 29.04%，上升幅度接近 7 个百分点。呼吸系统疾病治疗费用增长趋势紧随其后，2020—2035 年年均增长 7.85%，占治疗费用的比例变化相对不明显，从 2020 年的 11.65% 上升到 2035 年的 12.63%，仅上升 1 个百分点。年均增速排名第三的是内分泌、营养和代谢性疾病（7.51%），占治疗费用的比例同样变化不明显，从 2020 年的 5.58% 上升到 2035 年的 5.76%（表 11-12）。

表 11-12　部分年份治疗费用分疾病预测结果　（单位：亿元）

疾病项目	2020 年	2025 年	2030 年	2035 年
传染病和寄生虫病	50.15	72.44	85.88	100.47
肿瘤	171.48	295.46	371.61	441.27
血液及造血器官疾病	9.52	14.89	18.67	22.21
内分泌、营养和代谢性疾病	101.05	171.50	235.99	299.38
精神和行为疾患	57.68	93.48	120.48	150.20
神经系统疾病	28.64	49.75	67.06	83.91
眼和附器疾病	34.15	57.16	74.20	87.86
耳和乳突疾病	8.26	13.33	17.20	21.25

[1] 数据来源于 OECD health data.

疾病项目	2020 年	2025 年	2030 年	2035 年
循环系统疾病	419.55	778.05	1 132.34	1 509.02
呼吸系统疾病	211.22	365.97	504.58	656.06
消化系统疾病	157.03	257.59	330.46	400.90
皮肤和皮下组织疾病	33.07	51.63	67.42	84.17
肌肉和结缔组织疾病	105.65	177.17	237.38	295.71
泌尿生殖系统疾病	116.39	188.53	242.57	296.58
妊娠、分娩和产褥期	33.31	53.77	63.23	78.32
起源于围产期的某些情况	0.78	1.14	1.47	1.91
先天畸形、变形和染色体异常	9.30	14.57	17.98	22.30
症状、体征和临床与实验室检查异常	84.68	132.52	173.10	212.07
损伤、中毒和外因某些其他后果	98.12	164.17	203.83	243.49
疾病和死亡的外因	1.67	2.50	3.18	3.83
影响健康状态和与保健机构接触的因素	79.94	130.19	157.15	182.86
特殊目的代码	0.88	1.38	1.85	2.37
合计	1 812.52	3 087.19	4 127.61	5 196.14

注：疾病按照国际疾病分类(International Classification of Disease，ICD-10)系统分类，按照可比价格计算，以 2014 年为基期。

　　根据预测结果，治疗费用 2020 年达到 1 812.52 亿元，2025 年为 3 087.19 亿元，2030 年为 4 127.61 亿元，2035 年达到 5 196.14 亿元，治疗费用增长率呈下降趋势，2020—2025 年、2025—2030 年、2030—2035 年均增长分别为 11.24%、5.98% 和 4.71%。零售药品和医疗器械等医疗用品费用 2020 年达到 291.18 亿元，2025 年接近 500 亿元，2030 年为 875.35 亿元，2035 年达到 1 365.65 亿元。治疗费用、医疗用品和其他费用构成经常性卫生费用，2020—2025 年、2025—2030 年、2030—2035 年均增长分别为 10.75%、6.85% 和 5.66%。为保证卫生总费用核算口径一致，根据经常性卫生费用和资本性费用的比例关系，预计资本性费用从 2020 年的 132.26 亿元上升到 2035 年的 363.63 亿元。汇总预测结果显示：以 2014 年可比价格为基础，2020 年上海市卫生总费用将达到 2 512.98 亿元，2025 年达到 4 174.43 亿元，2030 年达到 5 798.24 亿元，2035 年达到 7 636.19 亿元，2020—2025 年、2025—2030 年、2030—2035 年均增长分别为 10.68%、6.79% 和 5.66%(表 11-13)。

表 11‑13 2020—2035 年上海市卫生总费用分项预测结果

(单位：亿元)

年份	治疗费用	医疗用品	其他费用	经常性卫生费用	资本性费用	卫生总费用
2020	1 812.52	291.18	277.01	2 380.71	132.26	2 512.98
2021	2 014.60	324.34	294.97	2 633.91	138.63	2 772.54
2022	2 240.07	361.28	314.09	2 915.44	153.44	3 068.89
2023	2 491.77	402.42	334.46	3 228.64	169.93	3 398.57
2024	2 772.89	448.24	356.14	3 577.28	188.28	3 765.56
2025	3 087.19	499.29	379.23	3 965.71	208.72	4 174.43
2026	3 267.50	558.62	403.82	4 229.94	211.50	4 441.44
2027	3 460.37	625.00	430.00	4 515.38	225.77	4 741.15
2028	3 666.99	699.28	457.88	4 824.15	241.21	5 065.36
2029	3 888.79	782.38	487.57	5 158.73	257.94	5 416.67
2030	4 127.61	875.35	519.18	5 522.13	276.11	5 798.24
2031	4 313.79	956.78	552.84	5 823.42	291.17	6 114.59
2032	4 512.14	1 045.79	588.68	6 146.61	307.33	6 453.95
2033	4 724.42	1 143.08	626.85	6 494.36	324.72	6 819.07
2034	4 951.90	1 249.42	667.49	6 868.81	343.44	7 212.25
2035	5 196.14	1 365.65	710.77	7 272.56	363.63	7 636.19

注：本表按可比价格计算，以 2014 年为基期。

预测 2019—2020 年上海市生产总值增速参照《上海经济发展报告(2019)》的基准，维持在 6.5% 的水平，2021 年之后参照国务院发展研究中心针对我国整体 GDP 的研究结果，2021—2026 年增速为 5.9%，2027年至 2035 年增速为 5.0%。以此为基础，预测期间上海市卫生总费用占GDP 的比例逐年增长，2020 年达到 7.22%，2023 年超过 8.00%，2025 年达到 9.00%，2035 年达到 10.03%(图 11‑15)。采用经常性卫生费用占GDP 的比例便于开展国际比较，在预测期间 2021 年开始经常性卫生费用占 GDP 的比例超过 7.00%，2024 年超过 8.00%，2029 年超过 9.00%，2035 年达到 9.55%(图 11‑16)。

(二)非传染性慢性疾病防治计划对卫生费用的影响

1. 呼吸系统疾病发病率降低 2020—2035 年，呼吸系统疾病医疗费用占医疗费用的比例在 11.65%~12.63% 之间，年均增长 7.85%，不同年份的年均增长率呈下降趋势，2020—2025 年、2025—2030 年、2030—2035 年年均增长分别为 11.62%、6.63% 和 5.39%。慢性呼吸系统疾病

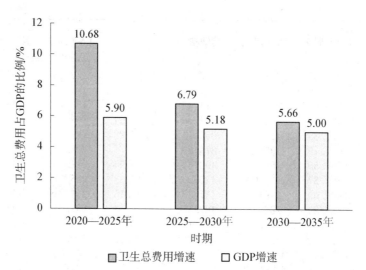

图 11 - 15 2020—2035 年上海市卫生总费用和 GDP 增长率

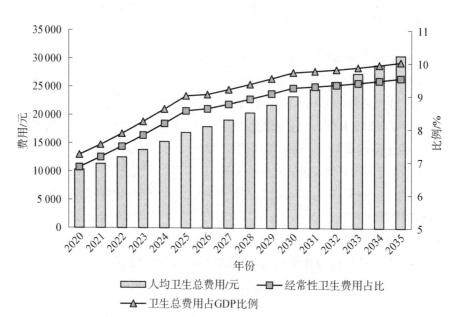

图 11 - 16 2020—2035 年上海市卫生费用预测结果

防治是慢性疾病防治行动的重点任务之一。2019 年 10 月，全球防治慢性呼吸疾病联盟（Global Alliance Against Respiratory Diseases，GARD）第十三届联盟大会发布了《国际肺部健康促进行动北京宣言》，呼吁全球各级政府高度重视慢性呼吸系统疾病并采取行动。《健康上海行动（2019—2030）》中有关控烟、健康教育、防治慢性阻塞性肺疾病、防治呼吸道传染病、防治尘肺、防治肺癌等恶性肿瘤等行动计划均有助于加强对呼吸系统疾病的防治力度，通过引导重点人群早发现，控制危险因素，可预防呼吸系统疾病的发生和发展，进而减少呼吸系统疾病的医疗费用。这里假定随着各项措施的推进，呼吸系统疾病服务利用增长率分别下降 10％、20％、30％，与之相对应，2020—2035 年呼吸系统疾病医疗费用有所减少，分别累计节省 687.28 亿元、1 374.56 亿元和 2 061.84 亿元（表 11 - 14）。

表 11 - 14　2020—2035 年呼吸系统疾病防治节省医疗费用

（单位：亿元）

标准等级	2020 年	2025 年	2030 年	2035 年	2020—2035 年
低标准	21.12	36.60	50.46	65.61	687.28
中标准	42.24	73.19	100.92	131.21	1 374.56
高标准	63.37	109.79	151.37	196.82	2 061.84

注：本表按可比价格计算，以 2014 年为基期。

2. 糖尿病控制率的提高促进内分泌疾病医疗费用下降　预测结果显示：2020—2035 年，内分泌、营养和代谢性疾病医疗费用占所有医疗费用的比例在 5.58％~5.76％之间，年均增长 7.51％，2020—2025 年、2025—2030 年和 2030—2035 年年均增长分别为 11.16％、6.59％和 4.87％。《健康上海行动（2019—2030）》提出通过开展人群糖尿病防治教育和高危人群筛查干预，推进实施糖尿病运动干预和自我管理，力争到 2022 年糖尿病规范管理率达到 82％，2030 年达到 90％。随着糖尿病控制率的提高，有助于减少内分泌系统疾病医疗费用。同样，在设立低标准、中标准和高标准情景下的服务利用率分别降低 10％、20％和 30％，2020—2035 年低、中、高标准的内分泌系统疾病节省医疗费用分别为 320.74 亿元、641.49 亿元和 962.23 亿元（表 11 - 15）。

表 11 - 15 2020—2035 年内分泌系统疾病防治节省的医疗费用

（单位：亿元）

标准等级	2020 年	2025 年	2030 年	2035 年	2020—2035 年
低标准	10.11	17.15	23.60	29.94	320.74
中标准	20.21	34.30	47.20	59.88	641.49
高标准	30.32	51.45	70.80	89.82	962.23

注：本表按可比价格计算，以 2014 年为基期。

3. 高血压控制率的提高促进循环系统疾病医疗费用下降　预测结果显示：2020—2035 年，循环系统疾病医疗费用占所有医疗费用的比例在 23.15%～29.04%之间，年均增长 8.91%，2020—2025 年、2025—2030 年和 2030—2035 年年均增长分别为 13.15%、7.79%和 5.91%。《健康上海行动（2019—2030）》提出 2022 年高血压规范管理率达到 82%，2030 年达到 90%；2030 年高血压知晓率 65%，治疗控制率 45%。随着高血压规范管理率和控制率的提高，有助于减少循环系统疾病医疗费用。同样设立低标准、中标准和高标准情景下服务利用率分别降低 10%、20%和 30%，2020—2035 年低、中、高标准的循环系统疾病节省医疗费用分别为 1 511.68 亿元、3 032.37 亿元和 4 535.05 亿元（表 11 - 16）。

表 11 - 16 2020—2035 年循环系统疾病防治节省的医疗费用

（单位：亿元）

标准等级	2020 年	2025 年	2030 年	2035 年	2020—2035 年
低标准	41.95	77.81	113.23	150.90	1 511.68
中标准	83.91	155.61	226.47	301.80	3 023.37
高标准	125.86	233.42	339.70	452.71	4 535.05

注：本表按可比价格计算，以 2014 年为基期。

4. 慢性疾病防治计划综合影响　综合来看，随着慢性疾病防治计划的推行，呼吸系统疾病、内分泌系统疾病和循环系统疾病的医疗费用有所下降，在各系统疾病的服务利用降低 20%的中标准条件下，2020—2035 年三者合计节省医疗费用 5 039.41 万元，预计经常性卫生费用合计节省 7.15%，卫生总费用合计节省 6.80%。在低标准下经常性卫生费用和卫

生总费用分别节省 3.45％和 3.28％；高标准下经常性卫生费用和卫生总
费用分别节省 11.12％和 10.58％（表 11 - 17）。

表 11 - 17　2020—2035 年慢性疾病防治计划节省的医疗费用

年份	节省医疗费用（亿元）			占经常性卫生费用的比例（％）			占卫生总费用的比例（％）		
	低标准	中标准	高标准	低标准	中标准	高标准	低标准	中标准	高标准
2020	73.18	146.37	219.55	3.17	6.55	10.16	3.00	6.21	9.62
2021	82.18	164.35	246.53	3.22	6.66	10.33	3.06	6.32	9.81
2022	92.33	184.67	277.00	3.27	6.76	10.50	3.11	6.42	9.97
2023	103.82	207.63	311.45	3.32	6.87	10.68	3.16	6.53	10.14
2024	116.82	233.63	350.45	3.38	6.99	10.86	3.21	6.64	10.32
2025	131.55	263.11	394.66	3.43	7.11	11.05	3.26	6.75	10.50
2026	140.91	281.82	422.73	3.45	7.14	11.10	3.28	6.80	10.57
2027	151.07	302.13	453.20	3.46	7.17	11.16	3.30	6.83	10.63
2028	162.11	324.22	486.33	3.48	7.20	11.21	3.31	6.86	10.68
2029	174.14	348.28	522.42	3.49	7.24	11.27	3.33	6.90	10.73
2030	187.29	374.58	561.87	3.51	7.28	11.33	3.34	6.93	10.79
2031	197.31	394.61	591.92	3.51	7.27	11.31	3.34	6.92	10.78
2032	208.12	416.24	624.35	3.50	7.26	11.31	3.34	6.92	10.77
2033	219.85	439.70	659.55	3.50	7.26	11.30	3.34	6.92	10.77
2034	232.59	465.17	697.76	3.50	7.26	11.31	3.34	6.92	10.77
2035	246.45	492.89	739.34	3.51	7.27	11.32	3.34	6.92	10.78
合计	2519.70	5039.41	7559.11	3.45	7.15	11.12	3.28	6.80	10.58

注：本表按可比价格计算，以 2014 年为基期。

三、讨论建议

中长期预测结果显示：上海市卫生总费用增速始终高于同期 GDP 增
速，2020—2025 年上海市卫生费用增速维持在两位数以上，之后增速有所
放缓；卫生总费用占 GDP 的比重逐年增长，预计 2020 年超过 7.00％，
2025 年达到 9.00％，2035 年达到 10.03％。经常性卫生费用占 GDP 的比
例预计 2024 年超过 8.00％，2029 年超过 9.00％，2035 年达到 9.55％，达
到了 OECD 国家 8.00％～9.00％的稳定投入比例。从卫生投入力度上
看，上海市中长期卫生费用预测结果符合国际发展的趋势，但从三大卫生

筹资来源的变化趋势来看,卫生筹资可持续性面临挑战。在经济新常态下,财政收支矛盾持续凸显,一方面,财政支出压力导致政府卫生支出增速放缓;另一方面,减税降费等政策的推行同步影响到社会卫生支出水平,而将个人卫生支出占比控制在一定范围内是卫生筹资体系建设的目标。在卫生总费用持续增长、政府卫生支出和基本医疗保险增长乏力的情况下,建议拓宽筹资渠道与来源,进一步发挥商业健康保险、社会办医等渠道的作用,大力发展健康服务业,共同构建多元化的卫生筹资体系。

依据中长期预测结果,未来循环系统、呼吸系统及内分泌、营养和代谢性疾病是上海市卫生费用增速最高的三类疾病,而有针对性的非传染性慢性疾病防治计划将助力于降低呼吸系统疾病发病率、提高糖尿病控制率和高血压控制率,从而降低循环系统疾病、呼吸系统疾病及内分泌、营养和代谢性疾病的费用,预计 2020—2035 年可节省卫生总费用的 3.28%～10.58%。因此,《健康上海行动(2019—2030)》计划中提出开展慢性疾病防治行动,通过综合防治计划重点针对心脑血管疾病、慢性呼吸系统疾病和糖尿病等加以干预具有其必要性。具体到相关疾病费用的控制策略上,建议从供需双方共同入手:在需方层面,应积极落实健康行动计划,提升居民健康素养,倡导健康的生活方式,同时采用家庭医生签约等方法做好居民的健康管理;在供方层面,应加强供给侧结构性改革,推进公立医院改革和社区综合改革,以重点慢性疾病为核心整合不同级别的医疗资源,构建全程健康管理服务模式,通过医联体建设、医保支付激励等措施引导慢性疾病管理的有效执行,构建"整合式"慢性疾病管理模式,减少相应医疗服务利用和医疗支出。值得说明的是,本研究仅考虑了开展慢性疾病防治行动可能节省的医疗费用,而在实际政策推行时相应预防费用和行政成本等可能有所增加。建议借鉴国内外的经验,结合本地实际情况深入挖掘数据,通过分析重点慢性疾病、优化预测模型、开展经济学评价等方式,为制定合理的卫生筹资目标、控制卫生费用提供循证依据。

受限于功能法卫生费用核算的数据,本研究仅利用 2014 年上海市年龄别、疾病别卫生费用数据作为基期开展预测,随着诊疗技术的发展,不同疾病的医疗服务利用情况和次均费用可能发生改变,预期会对中长期医疗费用产生影响。特别是对于 2020 年初暴发的新冠病毒肺炎疫情,《关于印发新型冠状病毒感染相关 ICD 代码的通知》(国卫医函〔2020〕58 号)将新冠病毒感染的相关疾病列为特殊目的代码(U07.100)和影响健康状态和与保健机构接触的因素(Z03.800),预计会对卫生费用的疾病别结构产生较大影响。目前,上海市正在开展2018 年功能法卫生费用核算,2020 年核算结果预计滞后两年产出,随着相关数据的更新完善,结合多年的截面数据开展组分模型预测有助于进一步提高预测精度。

此外,卫生费用的变化趋势受多种因素的影响:分级诊疗、医联体建设等预计会改变卫生费用的机构分布,进而影响到卫生费用总量;近年来上海市通过支付方式改革、基于大数据的医疗机构评价考核等多项政策从供需双方共同控制医疗费用,同时又大力推进商业健康保险、社会办医等健康服务业发展,均会影响卫生费用结构和总量变化。总之,卫生总费用的增长趋势还需综合考虑各项政策的效应,结合经济和社会发展形式进一步分析,以便为相应卫生筹资总量长期目标的确定提供依据。

（王力男、朱碧帆、李芬、金春林）

参考文献

［1］柴培培,张毓辉,万泉,等. 基于组分模型的我国糖尿病医疗费用预测[J]. 中国卫生经济,2017,(4):20－22.

［2］李芬,贺志敏,朱碧帆,等. 上海市老年人治疗性卫生费用矩阵核算[J]. 中国卫生资源,2018,21(4):285－290.

［3］李芬,朱碧帆,王常颖,等. 基于经常性卫生费用政策分析框架的上海市卫生费用核算分析[J]. 中国卫生经济,2018,37(12):37－41.

［4］刘蕊,石建伟,于德华,等. 慢性病趋势预测瓶颈剖析及优化模式构建分析[J]. 中国公共卫生,2017,33(11):1552－1555.

［5］刘霄宇,莫淼,赵根明,等. 慢性病防控常用策略与措施的卫生经济学评价[J]. 中国慢性病预防与控制,2015,23(11):865－869.

［6］吕兰婷,刘芳. 不同国家慢性病管理模式及中国"整合式"慢性病管理模式构建[J]. 中国公共卫生,2017,33(11):1578－1583.

［7］上海市人民政府. "健康上海2030"规划纲要[EB/OL].[2018－04－02].http://www.shanghai.gov.cn/nw2/nw2314/nw2319/nw12344/u26aw55477.html.

［8］世界银行,世界卫生组织. 深化中国医药卫生体制改革:建设基于价值的优质服

务提供体系[M].北京:中国时政经济出版社,2019.

[9] 王常颖,朱碧帆,王力男,等.2017年上海市卫生总费用核算结果与分析[J].中国卫生经济,2019,38(6)：22-26.

[10] 王力男.《健康上海行动》计划背景下卫生费用的中长期预测——非传染性慢性疾病防治计划的影响[J].中南大学学报(医学版),2021,46(5)：503-510.

[11] 杨燕绥,常焙筌.我国卫生总费用的国际比较与绩效研究[J].中国国情国力,2020,(10)：71-73.

[12] 杨耀宇,付梦媛.分级诊疗的制度效果评估[J].统计与决策,2019,35(23)：105-108.

[13] 翟铁民,张毓辉,万泉,等.基于"卫生费用核算体系2011"的中国卫生费用核算方法学研究[J].中国卫生经济,2015,34(3)：9-11.

[14] 翟铁民,张毓辉,万泉,等.基于"卫生费用核算体系2011"的中国卫生费用核算方法学研究[J].中国卫生经济,2015,34(3)：9-11.

[15] 张毓辉,万泉,柴培培,等.基于"卫生费用核算体系2011"的中国经常性卫生费用核算结果[J].中国卫生经济,2015,34(3)：12-16.

[16] 张毓辉,翟铁民,柴培培,等.我国心脑血管疾病治疗费用核算及预测研究[J].中国卫生经济,2019,38(05)：18-22.

[17] 张毓辉,翟铁民,高润国,等.基于卫生筹资功能的卫生费用政策分析框架研究[J].中国卫生经济,2020,39(6)：9-12.

[18] CHEN Y, CAI M, LI Z, et al. Impacts of the COVID-19 pandemic on public hospitals of different levels: six-month evidence from Shanghai, China [J]. Risk Manag Healthc Policy, 2021,14：3635-3651.

[19] CHEN Y, WANG L, CUI X, et al. COVID-19 as an opportunity to reveal the impact of large hospital expansion on the healthcare delivery system: evidence from Shanghai, China [J]. Ann Transl Med, 2021,9(16)：1297.

[20] ZHAI T, GOSS J, Dmytraczenko T, et al. China's health expenditure projections to 2035: future trajectory and the estimated impact of reforms [J]. Health Aff, 2019,(5)：835-843.

[21] ZHAI T, GOSS J, LI J. Main drivers of health expenditure growth in China: a decomposition analysis [J]. BMC Health Services Research, 2017,17(1):185.

第十二章

医疗服务价格改革及其经济分析

推进医疗服务价格改革,是价格机制改革和深化医改的重要内容。2016 年国家发改委等 4 部门联合印发《推进医疗服务价格改革的意见》(发改价格〔2016〕1431 号),要求到 2020 年逐步建立以成本和收入结构变化为基础的价格动态调整机制,基本理顺医疗服务比价关系。2021 年 8 月,国家医疗保障局等 8 部门联合印发《深化医疗服务价格改革试点方案》进一步要求系统开展医疗服务价格机制改革,并加强监管及考核。自 2008 年起,上海市按照"小步走,不停步"的原则,逐年对医疗服务价格进行调整,并在此过程中建立了标化价值模型及 SPEED 动态调整模型。调整医疗服务价格对医务人员的医疗行为有一定激励和约束作用,对公立医院运行也有一定影响,在不合理的定价下存在医疗服务项目过度和过少使用等问题。上海近年来开展了医疗服务价格动态调整工作,其调整后对公立医院的费用结构、医务人员的服务行为的影响及程度如何是值得研究的重要议题。本章拟系统评估上海医疗服务价格调整对公立医院医疗服务行为的影响,以期为上海及全国合理调整医疗服务价格提供依据。

第一节　医疗服务项目价格与服务量
对总收入相对贡献研究

以上海市 2014—2017 年调价的项目为对象,测量其对医疗服务项目总收入的贡献度,衡量医疗服务项目价格变动和服务量变动在总体收入金额的变化的贡献情况。

一、材料与方法

（一）数据来源

2014—2017 年上海市医疗服务项目的年度服务量数据来源于上海市卫健委信息中心数据库，服务量数据以自然年度数据为基础。

（二）统计方法

统计采用拉氏指数进行测量。具体公式见下

$$拉氏物价指数：L_1 = \frac{\sum q_{c,o} \cdot p_{c,t}}{\sum q_{c,o} \cdot p_{c,o}}$$

$$拉氏物量指数：L_2 = \frac{\sum q_{c,t} \cdot p_{c,o}}{\sum q_{c,o} \cdot p_{c,o}}$$

其中 $p_{c,t}$ 为医疗服务项目 c 在 t 时期的价格，即报告期的价格；而 $p_{c,o}$ 为医疗服务项目 c 的基期价格；$q_{c,t}$ 为医疗服务项目 c 在 t 时期使用频次，即报告期的使用量；而 $q_{c,o}$ 为医疗服务项目 c 的基期使用量。医疗服务项目价格总变动为报告期水平比基期水平增长了（$L_1 - 100\%$）；使用量总变动为报告期水平比基期水平增长了（$L_2 - 100\%$）；比较 L_1 和 L_2 可反映从基期至报告期物价和物量对于调价医疗服务项目总金额变动的贡献度。如果 $L_1 > L_2$，则表明物价对于总金额变动贡献度更高；如果 $L_1 < L_2$，则表明物量对于总金额变动贡献度更高。

二、结果

（一）基本情况

总体来看，2014—2017 年的 5 次调价中物价对于总金额变动的贡献程度高的情况多（表 12 - 1）。其中，2014 年、2015 年、2016 年第二次调价和 2017 年调价项目均为物价贡献程度高于物量。2016 年第一次调价物量贡献程度高于物价，医疗服务项目使用量总变动报告期水平比基期水平增长了 45.31%，高于对应年度物价变动对总金额变动的贡献程度。

表 12-1　2014—2017 年调价项目拉氏指数总体测算结果(%)

文号	拉氏物价指数 L_1	价格变动贡献程度 $L_1-100\%$	拉氏物量指数 L_2	物量变动变动贡献程度 $L_2-100\%$
沪价费〔2014〕30 号	148.74	48.74	120.69	20.69
沪价费〔2015〕19 号	163.49	63.49	126.66	26.66
沪价费〔2016〕2 号	124.89	24.89	145.31	45.31
沪价费〔2016〕11 号	146.12	46.12	113.36	13.36
沪价费〔2017〕5 号	135.17	35.17	125.11	25.11

(二) 分类别分析

总体来看,细化项目中物价和物量对于总金额变动的贡献度与总体测算结果的规律保持基本一致,如 2014 年、2015 年、2016 年第二次调价项目均为物价贡献度大于物量贡献度,与总体测算物价指数大于物量指数一致。但对 2016 年第一次调价项目和 2017 年调价项目来说,分类细化项目测算结果与总体测算结果的关系不是特别清晰,如对于 2016 年第一次调价项目来说,综合医疗服务类测算结果与总体结果保持一致,均为物量贡献度大于物价;但是中医及民族医诊疗类项目测算结果与总体测算结果正好相反,为物价贡献度大于物量。

表 12-2　2014—2017 年调价项目按服务类型测算拉氏指数(%)

文号	总体拉氏指数 (L_1/L_2)	项目调整类别(拉氏物价指数 L_1/拉氏物量指数 L_2)			
		综合医疗 (L_1/L_2)	医技诊疗 (L_1/L_2)	临床诊疗 (L_1/L_2)	中医及民族医诊疗 (L_1/L_2)
沪价费〔2014〕30 号	148.74/120.69	148.74/120.69	N/A	N/A	N/A
沪价费〔2015〕19 号	163.49/126.66	168.26/115.80	N/A	150.00/99.15	N/A
沪价费〔2016〕2 号	124.89/145.31	123.86/145.59	N/A	N/A	161.44/135.28
沪价费〔2016〕11 号	146.12/113.36	154.23/111.31	159.66/115.35	143.28/112.87	120.21/118.13
沪价费〔2017〕5 号	135.17/125.11	142.01/123.31	117.09/132.43	130.67/124.12	165.01/117.62

（三）分批次分析

在不同批次中，除医技诊疗类外，其他三类项目（综合医疗服务类项目、临床诊疗类、中医及民族医诊疗类项目）在不同批次调价中均呈现出比较稳定的导向。其中综合医疗服务类项目除 2016 年第一次调价中呈现服务量导向，其余 4 次调价都呈现为价格导向；临床诊疗类项目和中医及民族医诊疗类项目呈现稳定的价格导向。而医技诊疗类项目仅在两次调价中出现，2016 年第二次调价终呈现价格导向，而 2017 年为服务量导向。

三、讨论及建议

通过总体测算结果、相同调价批次按医疗服务项目类别测算结果和不同调价批次按医疗服务项目类别测算结果，可以发现不同医疗服务项目类别呈现不同导向趋势，如临床诊疗类项目和中医及民族医诊疗类项目为价格导向，综合医疗服务类项目基本呈现为价格导向，而医技诊疗类项目则累积更多数据探索。

同时，呈现价格导向的医疗服务项目也可能提示上海市在国家 2015 年出台《中共中央国务院关于推进价格机制改革若干意见》之前就已经开始实行的医疗服务项目价格动态调整机制是有效的。在医疗服务价格调整的过程中临床诊疗类、中医及民族医诊疗类和综合医疗服务类项年度医疗服务收入总金额的增长基本都是价格调整的贡献度高于同期服务量的变化贡献程度，而且临床诊疗类项目在 2015 年的调价中物量综合变化程度其实是减少的，也就是说在这一年度的调整中尽管医疗服务项目价格上涨，但服务量综合变动下降了。而医技诊疗类项目尽管目前规律还不明确，但也服务量导向和价格导向的情况在两次调价中各占一半，也并非完全服务量导向。

未来上海市应继续推进医疗服务价格动态调整机制，并在调整医疗服务项目价格时需考虑不同项目类别，甚至区分更细的项目类别，要根据项目类别的导向特质区别对待。在考虑综合医疗服务类、临床诊疗类和中医及民族医诊疗类项目时，由于这些类项目基本呈现为价格导向，因此医保和物价等部门在考虑收付费政策调整和制定时应着重考虑将这些项目进行服务价格调整，这样做可能相对控制服务量的策略更能对医疗服务整体总金额的控制起到作用。而对于医技诊疗类则要同时着重于价格调整和使用端的监管，如增加对医生临床诊疗行为规范的培训和对于医疗机构这类医疗服务项目服务量的定期监控,警惕短时间服务量大幅度增长的情况出现等,此外还要积极累积数据以及其他国家或地区经验总结,来确定对这类项目管理时应关注的重点。

四、研究局限

通过测算拉氏指数中的物价指数和物量指数,并对比同类/同批次项目的物价指数和物量指数,由此区分医疗服务项目总收入金额的增长是价格导向还是服务量导向。但由于拉氏指数(不论是物价指数还是物量指数)的测算是通过假定一个因素在基期至报告期的时间段内未发生变化,从而看另一个因素所导致的总金额的变化幅度大小,因此存在人为设定进行控制分析的假设,这在实际生活中是不可能发生的情况,如出现服务量维持不变,或者价格不变,因此只能同时结合同类/同批次项目的物价指数和物量指数进行对比分析,单一指数的大小在不同类别/不同批次间进行比较是没有意义的。

第二节　医疗服务项目价格调整下服务行为弹性研究①

一、资料与方法

(一) 资料来源

数据主要来源于《上海市医疗机构医疗服务项目和价格汇编》、上海市历年医疗服务价格项目调整政策文件(上海市物价局网站)、2014—2017 年各级医疗机构医疗服务价格项目服务量(上海市卫健委信息中心)。

(二) 研究方法

通过数据匹配和比对,最终将 2014 年 9 月至 2017 年 2 月 5 个批次的调价项目作为数据分析底库,共计 1 435 项。在此基础上,将无服务量项目(Q_0 和 Q_1 均为 0)剔除,最后形成包括 1 399 个调价项目价格与服务量前后变化情况数据库。

---

① 本文已于 2019 年发表于《中国总会计师》第 6 卷。

使用 EXCEL 软件对 5 批次调价项目价格和服务量变化情况进行整理分析；同时采用 adjacent 方法，使用 STATA 软件，剔除极端异常变量，采用弹性系数进一步分析调价前后服务量变化对价格变化的敏感度。

$$E = \frac{\Delta Q}{(Q_0 + Q_1) \div 2} \div \frac{\Delta P}{(P_0 + P_1) \div 2}$$

二、结果与分析

(一) 调价前后绝对服务量变化情况分析

对 1 399 个调价项目服务量前后变化情况进行分析，结果显示 479 个项目服务量较调价前有所减少，约占项目总数的 35%；超过 65% 的项目服务量较调价前有所增加（图 12-1），其中有 23 个项目服务量增幅超过 1 000%，较为异常。

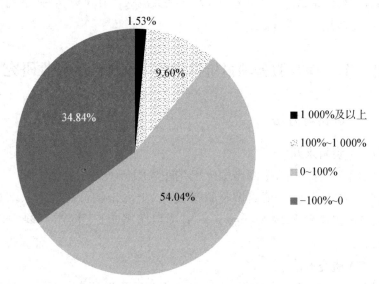

图 12-1　1 399 个调价项目服务量变化率 $\Delta Q/Q_0$ 分布情况

对服务量增幅较异常的项目进一步分析后发现，23 个项目全都为临床诊疗类项目，且都为 2016 年（沪价费〔2016〕11 号）或 2017 年（沪价费〔2017〕5 号）2 个批次项目，Q_0 和 Q_1 数据采集年份均分别为 2016 年和 2017 年；19 个项目服务量变化主要发生在门诊（贡献度在 85% 以上），其

余 4 个项目发生在住院;19 个项目服务量变化主要发生在二级医疗机构
（贡献度在 85% 以上），3 个发生在三级医疗机构（贡献度 100%），1 个项
目在二、三级医疗机构中基本均匀分布;等级分布与"门诊/住院服务"具
有高度的一致性，即二级医疗机构门诊服务量变化异常、三级医疗机构住
院服务量变化异常。

对服务量较调价前有所减少的 479 个项目进行分析，超过 90% 的项目
服务量减少在 10 000 次以内（图 12-2），电脑多导联心电图（310701001b）、
直线加速器放疗（固定照射）（240300004）和Ⅲ级护理（120100005）3 个项
目服务量减少较多且主要发生在三级医疗机构;银汞合金类充填
（310511001b）和出诊（130700001）则发生在基层医疗机构。

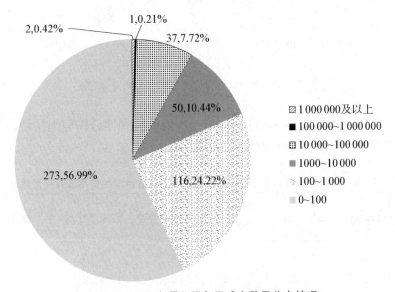

图 12-2　479 个项目服务量减少数量分布情况

（二）调价前后服务量变化对价格变化的敏感度分析

1 399 个调价项目单个项目价格弹性最大值为 21.00，最小值为
−25.28，平均值为 0.41，中位数为 0.35。35% 的项目价格弹性小于 0（即
价格提升，服务量减少），55% 的项目价格弹性绝对值在 1 以内（即服务量
变化对价格变化较不敏感），近 90% 的项目价格弹性绝对值在 5 以内（图
12-3）。

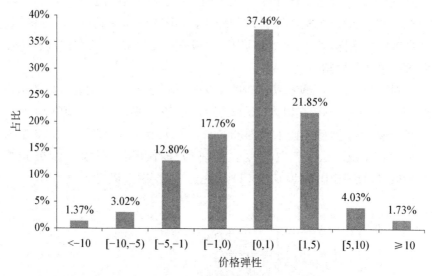

图 12-3　单个调价项目价格弹性分布总体情况

　　总体上来看，剔除离群值后，单个项目价格弹性分布更为集中，接近 70% 的项目价格弹性绝对值都在 1 以内（表 12-3，图 12-4）。

表 12-3　剔除离群值后 1 158 个调价项目单个项目供给的价格弧弹性总体情况

评价指标	总体情况	综合医疗服务类	医技诊疗类	临床诊疗类	中医及民族医
最大值	4.89	4.56	4.83	4.89	4.62
最小值	−3.28	−2.35	−2.11	−3.28	−3.07
平均值	0.85	1.16	0.92	0.81	0.99
中位数	0.80	0.90	0.67	0.80	1.02
≥0	418	43	19	331	25
<0	138	8	8	118	4
项目个数	556	51	27	449	29

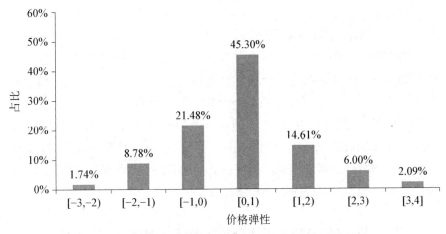

图 12-4 剔除离群值后单个调价项目价格弹性分布情况

三、讨论和建议

(一) 区分价格对医疗服务行为和医疗服务收费行为的影响

理论上，来医疗服务项目的选择和医疗服务数量的提供只与发病率、临床诊断与治疗效果有关，因此正常情况下，在一定时期和一定范围内医疗服务数量变化幅度不会太大。但医疗服务不同于一般商品，由于医疗服务市场存在严重的信息不对称，医患之间属于委托代理关系，由医生代表病人治疗效果和利益开展诊疗活动。这种委托代理关系受到外部政策环境、医院内部绩效分配方法等多种因素的影响。在对医疗服务价格调整前后医疗服务数量变化情况进行分析的基础上，建议进一步区分价格对医疗服务行为和医疗服务收费行为的影响、分析不同绩效分配方法对于医疗服务行为的影响，为推进医疗服务价格改革、建立医疗服务价格动态调整机制提出配套政策建议。

(二) 针对不同的医疗服务项目制订不同的价格调整策略

在对调价前后服务量变化对价格变化的敏感度分析的基础上，建议对医疗服务项目进行分类（服务量对价格很敏感、较敏感、不敏感），针对不同类别项目结合成本制订不同的调价策略。包括对有诱导需求的项目降价，对有成本效益的项目提价；体现技术劳务价值，拉开高技术含量、高难度风险项目同一般项目的价格差距；优先调整价格水平及比价关系偏离度较大的项目等。

（三）开展医疗服务价格改革事后评估

医疗服务价格改革是医改的关键点，关系到新型公立医院补偿机制转变的成败。近几年各地医疗服务价格调整力度进一步加大，以 2018 年为例，全国 31 个省份共印发了 129 份医疗服务价格改革相关文件，18 个省份调整了医疗服务项目价格。建议从改革机制、实施过程、患者负担、医保基金、医院收支变化等维度对医疗服务价格改革开展事后评估，及时总结和评估价格改革过程经验和存在的问题，在评估成效的基础上，为合理调整医疗服务价格提供指导和依据。

第三节　临床免疫类医疗服务收入影响因素研究①

临床检验是"诊断医学的神经中心"，是疾病诊断、筛查、预防、个性化治疗及预后监测的基础，也是个体化治疗的关键。更准确和更快速的检验技术和生物标志物是医学学科发展的重要支撑。但另一方面，取消药品加成以来，检验费用占比增长迅速，远高于一项 6 国检验收入调查中位数水平。多地改革中采取了调降检验类的医疗服务价格来控制检验项目收入不合理增长，但效果不理想，迫切需要探索影响检验项目收入的关键影响因素。在检验项目中临床免疫类占比最高，且多数项目同时有多个价格和方法，是研究检验收入影响及控制策略的重要切入点。本节拟以上海市为观察样本，以临床免疫类为研究对象，探索影响检验项目收入的主要因素，为中国政府优化检验项目的定价及支付管理提供支撑。

一、材料与方法

（一）研究对象及抽样

以《2017 版上海市医疗服务项目价格规范》的检验类项目为抽样框架，选择同一项目依据试剂区分价格及方法、临床应用广泛的临床免疫类项目为研究对象。排除标准为单一价格的项目（指不区分方法和价格），以及多个方法学中应用频次极少的项目。纳入标准为同一项目区分不同

---

① 本文已发表于 2020 年《卫生经济研究》第 37 卷 11 期。

的方法及价格,项目价格的使用量及金额可获取,价格尚没有调整。

（二）数据源

医疗服务项目使用频次及费用数据来自上海卫健委卫生信息平台,该信息平台包括上海所有公立医院的病人医疗服务数据,且所有数据均为医疗机构实时采集生成。数据的采集以年度为单位,采集范围为2014—2017 年 4 个年度数据,共收集 424 项医疗服务项目数据。

（三）测量指标及方法

测量指标包括医疗服务项目价格、服务量、医疗服务收入、医院类型、医疗服务项目名称和代码、年份、方法学等。考虑医疗服务项目门诊和服务人次年度增长变化,医疗服务收入及服务量采用年均收入和年均服务量（年均收入＝医疗服务收入/年度服务人次（万）,年均服务量＝医疗服务量/年度服务人次（万）；同一个项目的不同价格分为高价格组和低价格组,模型则采用原始价格数据进行分析。依据相关理论和研究,在医患信息不对称下,在按项目付费下价格等因素可能医疗服务行为及收入,依据关键指标构建医疗服务收益的结构方程模型。各因素通过直接和间接关系影响医疗服务收益。其中,price 是指医疗服务价格,revenue 是指医疗服务项目收益,volume 是指医疗服务量,hospital 是指医院类型,year 是指发生年份,e1 和 e2 是指服务量和收益的残差。

（四）统计分析

分析软件采用 SPSS 19.0 和 AMOS 21.0。采用最小值、最大值、平均数和标准差对各变量进行描述分析。采用 Pearson 进行相关分析,最小二乘法（GLS）开展路径分析。开展适配度检验,以及适配度检验指标评估模型拟合情况,适配度指标包括：渐进残差均方和平方根（RMSEA）＜0.05；适配度指数（GFI）、调整后适配度指数（AGFI）≥0.90；检验水准 α ＝0.05。

二、研究结果

（一）基本情况

共纳入 2014—2017 年间检验项次 14 790 万次,涉及就诊人次100 620 万次（表 12-4）。临床免疫类医疗服务价格项目共有 229 项,经筛选共纳入 106 项价格项目,纳入率为 46%。纳入的每个临床免疫项目均有两种方法和价格。纳入的项目糖类抗原测定,乙型肝炎表面抗原、抗体测定,癌胚抗原测定,甲胎蛋白测定等,方法学共涉及 12 种,包括化学发光法、其他免疫学方法、流式细胞仪法等。

表 12-4　临床免疫项目人群及应用特征

年份	门急诊人次（万次）	临床免疫检测次数（万次）	临床免疫检测收入（万次）	人均检测次数（次）	人均检测收入（元）
2014	24 388.37	2 010.06	87 354.58	0.08	3.58
2015	24 748.83	2 010.06	133 862.68	0.12	5.41
2016	25 334.19	4 288.33	194 694.02	0.17	7.69
2017	26 147.95	5 603.42	256 808.29	0.21	9.82

各级医院的次均医疗服务项目收益和服务量分布差异明显,三级医院免疫类检验项目次均收益分别为二级医院及基层医疗机构 1.3 倍和 15 倍;三级医院服务量分别为二级医院及基层医疗机构 1.5 倍和 97 倍;不同价格分组间的医疗服务项目收益和服务量差异亦较明显,高价格组的收益为低价格组的 13.0 倍,服务量为 6.9 倍(表 12-5)。

表 12-5　各临床免疫项目因素分布情况

变量	样本量	次均收入（每万）				次均服务量（每万）			
		最小值	最大值	中位数	四分位间距	最小值	最大值	中位数	四分位间距
医院类型									
基层医疗机构	420	0.00	4 057.94	1.29	26.33	0.00	73.78	0.04	0.83
二级医院	424	0.00	27 076.10	84.11	539.65	0.00	492.35	3.17	17.04
三级医院	424	0.00	30 352.90	125.62	952.49	0.00	539.21	3.59	19.19
价格分组									
低价格组	636	0.00	5 148.07	9.92	76.22	0.00	64.31	0.45	3.44
高价格组	636	0.00	30 352.90	129.43	1 229.81	0.00	539.21	3.13	25.86

(二) 各变量间的相关分析

医疗服务收益同医院类型、年份、项目价格及服务量均显著相关,项目服务量同医院类型及年份也呈显著相关,价格同年份及医院类型相关系数为 0(表 12-6)。

表 12-6　医疗服务收入预设影响变量间的相关(r)

变量	医院类型	年份	价格分组	服务量	收入
医院类型	1.000				
年份	0.000	1.000			
价格分组	0.000	0.000	1.000		
服务量	0.221**	0.124**	0.034	1.000	
收入	0.194**	0.109**	0.161**	0.919**	1.000

注：* $P<0.05$，** $P<0.01$

(三) 医疗服务项目价格、服务量及医院类型对收益影响的路径分析

观察数据矩阵与假设模型隐含矩阵相契合,适配度检验无显著意义($\chi^2=0.98$，$P>0.05$)。拟合优度指数(GFI=1.000,AGFI=0.998)在0.9以上,平均平方误差平方根(RMSEA=0.03)小于0.05,提示适配度良好。医疗服务价格、服务量、医院类型及年份对收入标化总效果值为0.86。其中,服务量的标化效果值最大,为0.91。服务量的影响因素中医院类型贡献度最高,其标化效果值为0.22(图 12-5)。

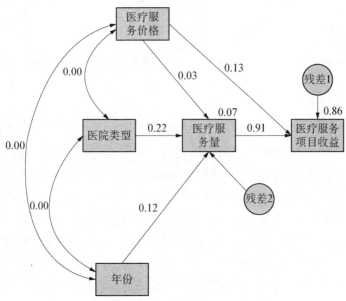

图 12-5　临床免疫价格项目路径分析

各路径系数中除价格对服务量影响无显著影响外，其他均达到统计学意义，提示影响因素路径分析模型较理想。医疗服务价格、医疗服务量可直接作用于医疗服务收益，医疗服务价格也可通过医疗服务量作用于医疗服务收益。医院类型可间接通过服务量对作用于医疗服务收益。医疗服务量对医疗服务收益的总效应最强，其次是医院类型和医疗服务价格（表 12 - 7，表 12 - 8）。

表 12 - 7　路径系数的估计值及显著性检验结果

内生变量	路径	外生变量	回归权重	标准误	标准回归权重	C.R.
服务量	←	医院类型	11.141	1.366	0.221	8.157
服务量	←	年份	4.571	0.997	0.124	4.582
服务量	←	价格分组	0.056	0.045	0.034	1.255
收入	←	价格分组	11.357	0.914	0.13	12.42
收入	←	服务量	48.449	0.553	0.915	87.651

表 12 - 8　医疗收入影响因素的效应分解

外生变量	直接效应	间接效应	总效应	排序
服务量	0.915	0	0.915	1
医院类型	0	0.202	0.202	2
价格分组	0.13	0.031	0.161	3
年份	0	0.114	0.114	4

三、讨论

临床检验项目医保支付仍主要按项目付费，且各省市当前仍然主要采用区分方法和试剂的定价策略，使得同一个检验项目同时存在不同的价格，在当前公立医院补偿不到位的情况下，公立医疗机构存在选择性开展检验服务的可能性。同时，由于中国尚没有实现分级诊疗，各级公立医院存在竞争博弈，各类公立医院也可能是影响检验收入的因素。从因果路径角度考虑，掌握检验项目收益主要驱动因素，将对制定检验支付及定价政策有重要的指导价值，也有利于优化现行单一的检验价格降价策略，平衡费用增长与检验学科发展，具有重要的现实意义和理论价值。

　　研究结果显示两分类的价格分组中服务量和收益差异明显,价格高的组均明显高于价格低的组。我国一项研究显示测量 HbA1C 的免疫比浊法和高效液相色谱法测定的一致性度高,两者检测结果有可比性,但从上海 2014 年的实际的医保使用数据来看,由于高效液相色谱法定价(65元)明显高于免疫比浊法(20 元),其使用频次占比为 89.9%,使用金额占比为 92.9,结构差异明显。另一项同类研究显示化学发光法在上海收费价格为 26 元,定性的免疫学方法价格为 12 元,在上海各级医院化学发光法应用的人次及费用均明显占优,均显示了定价高的方法组使用频次及金额高,提示在不同方法的价格体系下,医疗服务价格可能是影响服务量及收入的因素。其次,结果发现医疗服务收入同价格、服务量、医院类别及年份均显著相关。国际一项研究显示采用参考价格干预策略后,285 种不同类型实验室诊断的平均收益降低 32%,计划实施后头两年的总支出减少了 260 万美元。提示价格与实验室诊断服务量及收益直接相关。另一项系统评价研究显示通过价格显示干预,医疗服务使用量及总费用均明显降低,说明价格直接影响项目收益及服务量。

　　采用结构方程模型发现在收益的总效应中服务量的贡献最大,其次是医院类型及价格。中国一项研究显示住院费用中,除云浮、汕尾地区样本医院,其余的样本医院住院费用的影响主要来源于服务量的变化。即住院服务量上升的幅度大于住院均次费用上涨的幅度。国际一项研究显示两种类型的白内障手术的医疗保险支付标准和服务量之间存在统计学上的显著关联。CPT66984 医疗保险支付每减少 1%,非复杂性白内障服务量增加 0.27%,CPT66982 医疗保险支付每减少 1%,复杂白内障服务量增加 1.34%。提示支付标准降低导致服务强度增加。另一项研究现,初级保健服务的医疗补助与医疗保险支付比率的增加导致门诊医生就诊人次增加,急诊部门使用和处方药填充地增加。本次研究医疗服务价格同医疗服务量不显著相关,对医疗服务量的影响也较小,未发现明显的同一项目不同方法下倾向性选择高价格的选择行为,不同于描述分析中将项目价格分组的结果。可能与两方面的原因相关。一是服务量同价格间缺乏直接相关,价格高的项目服务量不一定高,如免疫球蛋白亚类定量测定定价为 160 元,其服务量明显低于价格低的项目。二是价格分类时存在交叉重叠现象,如 30 元中包括了 76 项低价格组和 20 项高价格组项目,两分类统计结果存在偏性，出现不一致结果。

　　本研究的局限性包括：①影响因素仅在医疗服务项目层面，只包括了价格、服务量及服务提供方等信息，没有纳入影响收入的其他因素，如人群、病种、政策等其他因素；②样本仅包括了检验类中数量占比最高、方法学较多的临床免疫类，样本量尚有限。

　　国际上控制检验项目不合理利用的方法很多，包括计算机辅助决策支持系统、使用量报告等，如使用 Hard Stop 进行重复检测的审核。加拿大通过在项目使用中引入临床指南进行不合理检验项目约束，中国台湾则采用限量折扣的方法进行控制，因此，从控制检验项目收入增长的方法来看，控制不合理使用是重要的策略。建议我国政府除采用降低检验类医疗服务价格政策外，应更加注重制定控制医疗服务使用量的政策及措施，以降低检验类项目不合理使用及费用不合理增长。

（王海银、彭颖、丛鹂萱、金春林）

参考文献

[1] 邓婕,宋喜国,许崇伟,等. 广东省城市公立医院医疗服务价格改革效果实证分析及优化研究[J]. 中国卫生经济,2018,37(7)：37-40.

[2] 李欣,于丽华,张振忠. 我国医疗服务检验项目现状及定价政策[J]. 中国卫生经济,2015,34(7)：38-41.

[3] 孙利谦,金春林,张志杰,等. 免疫比浊法和高效液相色谱法测定糖化血红蛋白一致性的 Meta 分析[J]. 中国糖尿病杂志,2016,24(10)：885-891.

[4] 王海银,冯泽昀,杨燕,等. 加拿大实验室诊断项目医保支付政策分析及启示[J]. 中国卫生质量管理,2018,25(2)：97-100.

[5] 王海银,江力波,冯泽昀,等. 乙肝表面抗体定量测定诊断试验系统评价[J]. 中国卫生资源,2014,17(1)：10-16.

[6] 王美凤,王海银,王力男,等. 上海市医疗服务价格调整后公立医院医疗收支构成变动分析[J]. 中国卫生经济,2019,38(3)：23-26.

[7] 王滢,杨练,孙群,等. 新医改以来我国医疗服务调价政策研究[J]. 中华医院管理杂志,2017,33(9)：641-644.

[8] 杨燕,王海银,冯泽昀,等. 台湾地区检验项目医保支付政策及启示[J]. 中国卫生质量管理,2018,25(2)：101-104.

[9] 周晓梅,杨春松,林芸竹. 国内分级诊疗现状的系统评价[J]. 中国药房,2017,28

（34）：4763 – 4766.

［10］BINDRABAN R S, TEN BERG M J, NAAKTGEBOREN C A, et al. Reducing test utilization in hospital settings: a narrative review ［J］. Ann Lab Med, 2018, 38(5): 402.

［11］CORTELYOU-WARD K, ROTARIUS T, LIBERMAN A, et al. Hospital in-house laboratories: examining the external environment ［J］. Health Care Manager, 2010,1(29): 4 – 10.

［12］GONG D, JUN L, TSAI J C. A quantitative analysis of the relationship between medicare payment and service volume for glaucoma procedures from 2005 through 2009 ［J］. Ophthalmology, 2015,122(5): 1049 – 1055.

［13］Gong DA. A Quantitative analysis of the relationship between medicare payment and service volume for cataract, glaucoma, and retina procedures from 2005 To 2009 ［D］. New Haven: Yale University School of Medicine, 2015.

［14］HORTON S, SULLIVAN R, FLANIGAN J, et al. Delivering modern, high-quality, affordable pathology and laboratory medicine to low-income and middle-income countries: a call to action ［J］. Lancet, 2018,391(10133): 953 – 1964.

［15］LAGARDE M, BLAAUW D. Physicians' responses to financial and social incentives: A medically framed real effort experiment ［J］. Soc Sci Med, 2017, 179: 147 – 159.

［16］PLEBANI M, LIPPI G. Personalized (laboratory) medicine: a bridge to the future ［J］. 2013,51: 703.

［17］PLEBANI M. Clinical laboratories: production industry or medical services? ［J］. 2015,53: 995.

［18］ROBINSON JC, WHALEY C, BROWN T T. Association of reference pricing for diagnostic laboratory testing with changes in patient choices, prices, and total spending for diagnostic tests ［J］. JAMA Int Med, 2016, 176 (9): 1353 – 1359.

［19］SILVESTRI M T, BONGIOVANNI T R, GLOVER J G, et al. Impact of price display on provider ordering: a systematic review ［J］. Hosp Med, 2016,11(1): 65 – 76.

第十三章

药品和耗材集中招标采购的实证分析

国家组织药品集中采购(下文简称国家集采)是党中央、国务院做出的一项重大决策部署。试点工作启动以来,有力推动了药品耗材价格回归合理水平。目前,药品和耗材试点范围已扩大到全国。这项改革是药品耗材采购机制的重大改革,有利于降低虚高价格、减轻群众负担,也必将推动医疗、医保、医药深化改革,巩固公立医院综合改革成果,促进医药行业健康发展。

第一节　带量采购政策出台背景

一、卫生费用持续攀升,医保基金重负难担

近年来,中国对于卫生费用的总投入基本呈线性上升趋势,以较快的速度逐年递增。2020 年《中国卫生健康统计年鉴》显示,2019 年全国卫生总费用 65 195.9 亿元,占 GDP 的比重为 6.6%。医疗费用支出增长的同时,财政补贴压力持续增大。1999—2019 年,我国卫生总费用总支出占GDP 的比重从 4.9% 升至 6.6%,政府卫生支出占卫生总费用比例从15.3% 升至 26.7%,社会支出占比从 25.5% 升至 44.9%,社会支出与财政压力双重加大。当前及今后一段时期,在 GDP 增速放缓的情况下,卫生总费用如若继续维持此增长速度,中国基本医疗保险基金将出现巨大缺口,医疗卫生制度将难以持续。

二、药品耗材流通环节复杂,价格形成机制不合理

多年来尽管中央及地方各级政府,采取了许多措施,但药品耗材生产

流通秩序混乱依然长期存在。药品耗材是关系人民生命健康的特殊商品,生产流通企业不能单纯追求经济效益,而应以社会效益为准则。然而,目前我国药品耗材流通产业结构仍不尽合理,药品耗材生产流通基础设施建设落后,未形成统一、高效的药品耗材流通市场监管体系。产生这些问题的原因主要是"以药补医、以耗养医"体制造成药品耗材价格扭曲、定价机制不合理、缺乏专业化中介组织等。因此,解决药品耗材流通领域存在问题的根源在于深化药品耗材流通体制改革。自2015年,我国取消原政府制定的药品价格(除麻醉药品和第一类精神药品外),药品实际交易价格由市场竞争形成。但原政府制定价格的形成机制还没有完全打破,原来的价格还在一定范围和程度上发挥作用。价格形成机制尚存在诸如主导意识缺乏、价值理念缺失、政策缺乏统一协调以及合理比价体系尚未形成等问题。现阶段诸多因素影响着市场主体行为、市场形态结构、市场运行机制,药品价格形成机制仍存有缺陷,需要进一步完善。

三、政府机构改革契机,国家医疗保障局成立开展带量采购试点

2018年3月公布的国务院机构改革方案决定组建国家医疗保障局,将人社部的城镇职工和城镇居民基本医疗保险与生育保险职责、国家卫计委的新型农村合作医疗职责、国家发改委的药品和医疗服务价格管理职责和民政部的医疗救助职责加以整合,并由国家医疗保障局负责。国家医疗保障局全权负责药品市场流通以及最终价格,同时拥有了定价权、招标采购权以及支付权。

在医疗卫生费用不断上涨,医保基金收支失衡的大背景下,借着政府机构改革的契机,为深化医药卫生体制改革,完善药品价格形成机制,2019年1月,国务院办公厅印发《国家组织药品集中采购和使用试点方案》(国办发〔2019〕2号)(以下简称《方案》),选择11个城市(4个直辖市:北京、天津、上海、重庆;7个重点城市:沈阳、大连、厦门、广州、深圳、成都、西安)开展"4+7"城市药品带量采购试点工作。所谓药品带量采购是指在药品集中采购过程中,购买方开展招投标或谈判议价时,明确采购数据,药品供应企业针对具体的数量通过集中采购平台竞价或议价,最终确定采购价格。其意义在于确定了价格和用量的合同关系,用量越大,价格

越低,实现"量价挂钩""以量换价""以价保量"。

国家集采试点政策执行以来,药品生产企业面临销售方式和竞争格局改变,医疗机构面临医生处方权受限和采购风险的增加,医保部门的医保管理以及支付标准支付和支付方式的优化面临更高的要求,同时,带量采购效果也与患者的疾病负担、就医体验等息息相关。药品的带量采购能否在药品耗材价格下降的同时,保证用量、及时付款、确保质量和疗效,是社会各界广泛关注的话题。

第二节　国家带量采购历程和趋势

一、药品带量采购

2018 年 6 月,为深化医药卫生体制改革,完善药品价格形成机制,解决药价虚高、药品流通秩序和销售行为不规范等问题,国务院总理李克强主持召开国务院常务会议,部署开展国家药品集中采购试点,标志着国家组织药品带量采购工作正式启动。至今,国家层面按照"国家组织、联盟采购、平台操作"的工作原则,已开展六批七轮药品带量采购,取得阶段性成果并持续探索建立规范化、常态化的药品集中采购和使用制度。国家集采政策的发展趋势总结如图 13-1。

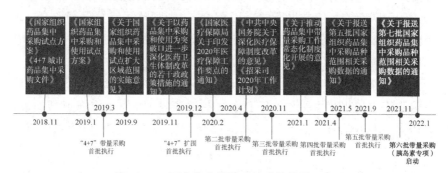

图 13-1　国家集中带量采购政策发展历程

(一) 区域不断扩大

国家集采实施范围由 11 个试点城市至扩围阶段的剩余 25 个省份,再到第二批起在全国范围推开,国家组织带量采购的实施范围扩大;具体的实施范围也从公立医院逐步扩大至部分军队及社会办医疗机构再扩大至医保定点零售药店（鼓励参与）。此外，各省市也在结合当地实际情况陆续开展药品带量采购工作。

（二）品种更加丰富

国家集采药品品种涉及的治疗领域广泛，其中系统抗感染药所占比例最高。具体来看，第一批主要为心血管系统用药；第二批增加较多抗菌药；第三批增加较多神经系统用药且治疗领域逐步多样化；第四批主要包含消化道及代谢用药和神经系统用药；第五批带量采购消化道及代谢领域药品数量最多，抗肿瘤和免疫功能调节领域药品数量明显上升（图13-2）。从医保类型来看，由医保目录内品种，扩展到非医保品种，如注射用白蛋白紫杉醇、他达拉非等6个品种。从品种剂型上来看，由口服常释剂型为主，逐渐扩展到注射剂、缓释常释剂型。

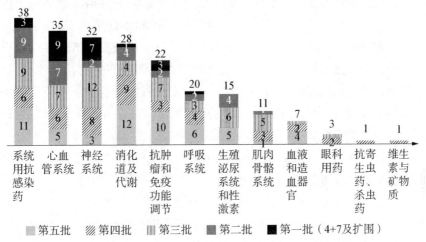

图13-2　国家药品集中带量采购中标产品种范围

注：图中数字为中选品种数。

（三）规则逐步完善

随着政策不断推进，国家集采竞价模式拓展，从最初的简单竞价，到第二批起设置"最高有效申报价"准入门槛；中标企业数增多，由"4＋7"中的独家中标，到扩围的≤3家，再放大至第二批≤6家，至第三批达≤8家；采购周期延长，采购周期从"4＋7"的1年，到扩围阶段延长到1～2年，再到第二批起的 2～3 年，这有助于保障供应、稳定市场预期。

（四）保障机制更加健全

从 2018 年 4＋7 试点至今，国家集采的实施范围、采购周期、采购品种等已规范化。使用量大、竞争充分的过评品种纳入国家集采，且未来将结合临床需求、一致性评价情况，有序扩大国家集采药品品种范围，品种达到一定数量或者金额即触发集采，每年集采 1 或 2 轮。对未纳入国家集采的药品，各地自由集采竞争充分地未过评大品种，并在药品范围、入围标准等方面有所创新。

随着实践经验的积累，带量采购政策细则持续完善，并采取多种措施保证中标药品的质量、供应、使用和回款。2020 年 7 月，国家组织药品集中采购和使用联合采购办公室发布《全国药品集中采购文件（GY-YD2020－1）》（下文简称 2020 年集采文件）对上述 4 方面做出了详细规定。在药品质量方面，规定申报品种在本次药品集中采购活动前两年内不存在省级（含）以上药品监督管理部门质量检验不合格情况，且联合采购办公室可根据工作需要对拟中选企业的药品生产及拟中选药品质量进行调查。第三批带量采购在品种遴选时考虑了部分产品的特殊性，对窄治疗指数药物、亚硝胺杂质风险控制、注射剂一致性评价进展及抗生素滥用风险予以特殊考量。在供给保障方面，规定申报企业必须确保在采购周期内满足供应地区中选药品约定采购量需求；在"单位可比价"相同时，在各地销售量大的企业优先、原料药自产企业优先；且各中选企业应每月向联合采购办公室报送中选药品的库存数量。在药品使用方面，在采购周期中将优先使用集中采购中选药品，确定确保完成约定采购量。在购销回款方面，指出购销协议必须如实反映实际供应价格和采购量，采购方应当根据协议的约定及时回款，不得拖欠。

药品集中带量采购政策作为促进医药服务供给侧结构性改革的重要组成部分，既是坚持推动以人民健康为中心的中国特色医保制度创新，也是进一步深化医药卫生体制改革的重要制度安排。随着《关于深化医疗保障制度改革的意见》《关于以药品集中采购和使用为突破口进一步深化医药卫生体制改革的若干政策措施》等政策的出台，"三医联动"的意义与问题再次被强调。政策不断要求"充分发挥药品、医用耗材集中带量采购在深化医药服务供给侧结构性改革中的引领作用，推进医保、医疗、医药联动改革系统集成,加强政策和管理协同"。我国药品政策经历了从"政府全面管制"到"管控放开、部分管制",再到党的十八大强调建立以市场为主导的药品价格形成机制,推进药品医保支付价改革,落实药品集中带量采购一系列过程。在这一进程中,以国家医保局成立为分界岭,"三医联动"的落实情况、联动机制、问题症结等都经历了不同发展阶段的变化。

二、耗材带量采购

在顶层政策的强力推动下,以医保局为主导的药品带量采购已成为新常态。医用器械耗材的带量采购追随药品步伐,在借鉴药品带量采购经验的基础上开展。

药品和耗材带量采购都经历了试点、总结经验和全面推广 3 个阶段。药品带量采购自 2018 年 11 月开始"4＋7"试点,到 2019 年 10 月对"4＋7"试点扩围,2020 年起全国推广了带量采购工作。耗材带量采购的试点阶段是在 2019 年 7 月《治理高值医用耗材改革方案》鼓励耗材带量采购,安徽、江苏、山东等省份率先开展省级和地市级、京津冀联盟、省际联盟耗材带量采购试点;2020 年开始总结经验阶段,1 月按照国家医保局将组织耗材带量采购纳入年度重点工作,3 月《关于深化医疗保障制度改革意见》明确全面实行医用耗材集中带量采购、9 月国务院召开带量采购座谈会,11 月国家组织冠脉支架带量采购工作;2021 年 1 月冠脉支架国采结果落地,6 月发布《关于开展国家组织高值医用耗材集中带量采购和使用的指导意见》明确高值医用耗材纳入采购范围,8 月国家组织人工关节集中采购,耗材带量采购品种扩大并进入全面推广阶段。耗材与药品带量采购均不断完善制度设计,逐渐明确组织方、基础设施、产品选择、谈判方案和用量保证。两者最明显的区别在于,药品带量采购是自上而下地展开,先有国家医保局牵头价格谈判,再有各省市统一跟进执行;而耗材带量采购是自下而上的突破,地方医保局牵头价格谈判及落地,国家集采试点随后开展。

2020 年 9 月 10 日,药品和高值医用耗材集中带量采购工作座谈会召开,标志国家高值医用耗材集中带量采购工作正式启动。其中对于高值医用耗材的定义,源自 2012 年卫生部发布《高值医用耗材集中采购规范》的解读,即"直接作用于人体、对安全性有严格要求、临床使用量大、价格相对较高、社会反映强烈的医用耗材"。目前,全国所有省份均已独立或以加入省际联盟的形式开展医用耗材集中带量采购工作,主要涉及血管介入类、骨科介入类、眼科材料类。截至 2021 年 5 月下旬,全国共开展了 79 次医用耗材带量采购工作(含未产生中选结果的项目),其中国家组织 2 批次,省际联盟采购 12 批次,省级独立开展 20 批次,地方级联盟采购 21 批次,地市独立开展 24 批次,共覆盖 69 个品种。

目前国家已开展耗材带量采购 2 次,均达到政策预期,取得不俗成绩。第一次国家耗材带量采购是 2020 年 11 月开展的高值医用耗材冠脉支架集中带量采购工作。全国各省(自治区、直辖市)、新疆生产建设兵团作为采购联盟,对铬合金载药冠脉支架的产品进行带量采购,意向产品涉及 12 家中外企业和 27 个品种,首年意向采购总量为 1 074 722 个。最终 10 个产品拟中选,涉及 9 家企业,采购周期 2 年。与 2019 年相比,相同企业的相同产品平均降价 93%,国内产品平均降价 92%,进口产品平均降价 95%,按意向采购量计算,预计节约 109 亿元。第二次国家耗材带量采购是 2021 年 9 月启动的人工关节采购,产品包括初次置换人工全髋关节和初次置换人工全膝关节,带量采购周期为 2 年,结果将影响国内所有人工关节企业的命运。本次采购共有 48 家企业参与本次集采,最终 44 家中选,中选率 92%。拟中选髋关节平均价格从 3.5 万元下降至 7 000 元左右,膝关节平均价格从 3.2 万元下降至 5 000 元左右,平均降价 82%。

第三节　带量采购政策影响分析

一、带量采购对医药市场影响

国家集采政策利用政府团购优势充分激发投标企业的竞争机制,通过入院保证、保障采购量等规则设计挤压药品营销回扣空间,最终大幅降低中标药品价格,对药品市场产生了重大而深远的影响,成功降低患者负担(表 13 - 1)。目前已开展的五批六轮药品带量采购共纳入 218 个品种,涉及市场容量达 2 200 亿元,占公立医疗机构全部化学药品采购金额的比例超过 30%。第六批胰岛素专项集采需求量约 2 亿支涉及金额约 170 亿元,2020 年中国公立医疗机构终端的胰岛素及其类似药物销售额在 270 亿元左右。五批六轮带量采购药品价格平均降幅在 50%,最高降幅达

98.3%。2020 年底国家医疗保障局医药价格和招标采购司司长钟东波也曾表示,三批四轮带量采购品种按照约定采购量测算,每年费用从 659 亿下降到 120 亿元,节约了 539 亿药品支出。按报销比例 60% 来算,可为患者节约 216 亿元,为医保基金节省 323 亿元。

表 13-1　国家药品集采中标产品降幅分析

项目	4+7	集采扩围	第二批	第三批	第四批	第五批	第六批
报量采购金额(亿元)	77	108	88	226	173	404	170
价格平均降幅(%)	52	59	53	53	52	56	48
价格最高降幅(%)	96	98	93	95	98	98.3	74

二、带量采购对医疗系统影响

(一)中标药品采购使用分析

在带量采购政策落地实施后,医疗机构响应,推进中标药品的临床使用,保障中标药品用量。为了促进中标药品的合理使用,推动医疗机构改善用药结构,2 号文、18 号文、77 号文均对医疗机构惩罚措施作出要求。2 号文提出"对不按规定采购、使用药品的医疗机构,在医保总额指标、对公立医院改革的奖补资金、医疗机构等级评审、医保定点资格、医疗机构负责人目标责任考核中予以惩戒。"18 号文针对医保总额指标提出"采购结果执行周期内未正常完成中标品种采购量的医疗机构,相应扣减下一年度医保费用额度"。77 号文进一步明确对医疗机构采取的措施,"对于不能及时按要求配备或采购量不足,影响患者用药需求的,要在医疗机构等级评审、医疗机构负责人目标责任考核中作出相应处理,对医疗机构采取通报批评、限期整改、考核和评价不合格等措施"。

医疗机构的管理层普遍高度重视中标药品的临床使用。为了完成医院承担的中标药品采购量,保障医院考核指标的完成,各家医院主要采用进院管控、处方限制、绩效考核和预警督导等方式来规范医生处方行为,引导医生完成中标药品使用量任务。

(二)中标药品供应状况分析

中选药品临床需求量猛增导致中标企业面临供应压力,个别中标药品出现局部供应不足的状况。为了保障中标药品的生产供应，政府从政策层面对中标药品进行了多维度的规定和保障。国家药监局出台的57号文要求加大违法违规企业的处罚力度，要督促中标生产企业建立企业库存和停产报告制度。2号文规定，生产企业自主选定有配送能力、信誉度好的经营企业配送集中采购品种，并按照购销合同建立生产企业应急储备、库存和停产报告制度。出现不按合同供货、不能保障质量和供应等情况时，要相应采取赔偿、惩戒、退出、备选和应急保障措施，确保药品质量和供应。值得注意的是，虽有充分的政策保障，中标药品短缺的现象偶有发生。

在带量采购政策落地执行后，个别中标药品出现供应短缺的情况。由于患者用药需求快速增长，且医疗机构严格执行国家带量采购政策执行要求，中选药品的临床需求量猛增。与此同时，受上游原料药供应或中标企业产能有限等多种因素的影响，个别企业的供应能力面临明显的压力，中选药品的供货保障受到严峻挑战。

（三）激励政策落地状况分析

带量采购激励政策落地执行尚需持续推进，激励细则有待进一步明确，以进一步激发医疗机构和医生的合理用药积极性。2号文通过"结余留用"和"两个允许"的方式降低医疗机构运行成本、提高医护人员薪酬，以充分调动医院系统使用中选药品的积极性。文件明确指出，要"深化医保支付方式改革，建立医保经办机构与医疗机构间'结余留用、合理超支分担'的激励和风险分担机制，推动医疗机构使用中选的价格适宜的药品，降低公立医疗机构运行成本。公立医疗机构医疗服务收支形成结余的，可按照'两个允许'（允许医疗卫生机构突破现行事业单位工资调控水平，允许医疗服务收入扣除成本并按规定提取各项基金后主要用于人员奖励）的要求，统筹用于人员薪酬支出"。除了调整成本和薪酬，77号文进一步明确了带量采购在绩效考核、评优评先中的考核地位。文件规定，"卫生健康行政部门要将公立医疗机构执行带量采购情况纳入医疗机构绩效考核，并要求医疗机构将其纳入临床科室和医师绩效考核，建立鼓励使用中选药品的激励机制和倾斜措施。对于优先使用、保证用量的医疗机构、临床科室和医生，要在公立医院改革奖补资金、评优评先、职称评定中予以倾斜"。

虽然"结余留用""两个允许"机制能够有效激励医务人员处方中标药品,但政策机制摸索和政策落地执行依然处于起步阶段。目前大部分地区和医院尚未启动结余留用政策,其核心原因在于医院使用国家集采药品产生的医保基金结余尚无明确的处理方式。因此,带量采购对医务人员的薪酬激励机制仍待激发。

(四) 中标药品临床处方与患者接受度状况分析

带量采购中标药品在医疗机构临床层面的高效执行,有赖于患者对医生换药处方的理解和支持。但患者出于自身疾病进程、中标药品价格、药品临床疗效等多方面的担忧,对医生的处方决策存在疑虑。因此,带量采购的落地推行一定程度上给医患关系带来新的挑战。

保证用量是国家对中选企业的承诺,也是政府和行业最关心的问题之一。在中选产品的使用上,77号文明确要求,要"畅通优先使用中选药品的政策通道"。77号文中,保证用量的具体政策主要有以下三点:第一,要确保1年内完成合同用量;第二,不得以费用控制、药占比和医疗机构用药品种规格数量要求等为由,影响中选药品的合理使用与供应保障;第三,公立医疗机构要优化用药结构,将中选药品纳入医疗机构的药品处方集和基本用药供应目录,严格落实按药品通用名开具处方的要求,确保在同等条件下优先选择使用中选药品。此外,18号文也明确提出"采购量完成后,仍应优先使用中选品种,原则上在试点采购周期内采购中选药品使用量不低于非中标药品采购量"。

医生是中标药品临床使用的实际决策人。保证用量的要求,也直接对医生的临床处方策略形成了明显的影响。为保证中标药品临床使用量,医生必须对患者的处方方案进行调整。带量采购带来药品价格的大幅度下降,显著降低了患者的用药经济负担,因此,在中标药品和以往处方药品的疗效和安全性相似的情况下,大部分患者选择接受药品更换,但同时拒绝药品替换的现象也时常发生。

(五) 带量采购与合理用药的政策协同情况分析

合理用药一直是医疗政策的工作重点。中标药品约定使用量形成临床处方压力,带量采购与合理用药的政策协同需进一步提升。在合理使用中选药品方面,卫健委77号文提出"提高中选药品合理使用水平",具体有以下4点规定:①医疗机构要及时制订完善中选药品的临床用药指南,规范医师用药行为;②大力开展医师宣传培训,使其了解国家组织药品集中采购和使用试点的政策意义,掌握药品合理使用的基本原则和注意事项,提高合理使用水平;③严格落实《处方管理办法》《医疗机构药事管理规定》《医院处方点评管理规范(试行)》及相关诊疗规范、用药指南,加强处方审核和处方点评,并充分发挥临床药师作用,保障患者用药安全;④对使用中选药品可能导致患者用药调整的情况,各医疗机构要做好临床风险评估、预案制定和物资储备,做好用药情况监测及应急处置,并对患者做好解释说明。医疗机构和临床医生是带量采购中标药品实际采购量和使用量的决定者。从宏观市场角度看,药品的使用量和增长率有规律可循,但从微观层面看,药品特别是抗生素等特殊药品的使用量不可避免存在波动。部分医院采取行政手段强力保障带量采购的执行,使用量考核欠缺灵活度,这在一定程度上对合理用药政策的推进造成了影响。

三、带量采购对企业发展影响

(一)企业中标情况分析

从"4+7"带量采购试点及扩围的 25 个品种到第五批的 62 个品种,中选品种数总体呈上升的趋势(图 13-3)。同时,投标企业的中标率也呈上升的趋势。"4+7"试点批次的企业中标率仅 31%,从 4+7 扩围开至第三批次始企业中标率上升至 60%左右,第四、第五批次企业中标率均在70%以上(图 13-4)。

(二)中标企业规模分析

对中标企业规模分析,根据工信部《2018 中国医药统计年报化学制药分册》所统计的化学药品工业企业法人单位按医药工业主营业务收入排序对中标企业进行分析,其中国外药企不参与工信部排名的不计入统计,有委托生产的以委托生产企业计。综合五批集采中标情况,企业排名与中标产品数呈"U 形"分布,展现出明显的"盆地"效应,即中标企业集中在头部和尾部企业,排名 101~400 的企业中标产品数占比极低。前四批集采呈现头部企业中标率逐年下降和尾部企业不断上升趋势,从第一批到第四批,百强企业中标产品数下降占比 20 个百分点,从 71%下降至 51%;排名 400 之后小企业中标产品数占比增加 20 个百分点,从 20%上升至40%,这一趋势于第五批发生逆转(图 13-5)。

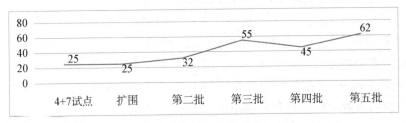

图 13-3 五批六轮国家药品集中采购中选品种数(个)

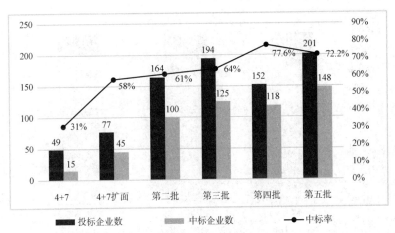

图 13-4 五批六轮国家药品集中采购企业投标及中标情况

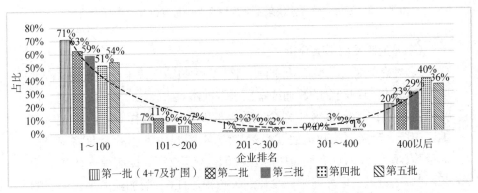

图 13-5 五批六轮带量采购企业排名与中标产品分布

　　分析五批六轮国家集采不同规模企业中标产品单位中标价结构（图13-6），发现百强头部企业、排名在400以后的尾部企业及排名在101～400的中部企业中标产品单位中标价总体结构较为相近。低价中标的产品中，单位中标价在处于"分时代"，即<0.1元的产品占10%左右；单位中标价在处于"角时代"，即0.1～1元的产品占30%左右。尾部企业中标价较高，单位中标价在百元以上的产品占比7.11%，高于头部和中部企业。进一步关注中标价在处于"分时代"的产品，头部、中部、尾部企业占比分别为55.71%、12.86%、31.43%。

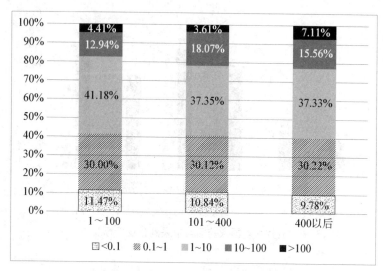

图13-6　五批六轮国家集采不同规模企业中标产品单位中标价结构

（三）企业发展影响分析

　　1. 对企业投标策略影响分析　带量采购政策保证中标药品在执行地区进院，这将节约药企的流通成本和进院成本，更能帮助部分弱势产品打开执行地区的市场局面，中标企业的其他替代产品同样有机会进入执行地区市场。带量采购政策已成必然趋势，在投标中胜出的企业将积累投标经验、履约经验，这有助于中标企业积累优势，且中标可提升药品品牌知名度，增进供货区域对中标企业的了解和信任度，增加药品零售渠道的利润。因此在采购规则的激励下，存在个别中标企业以极低价格投标以赢取药品中标后的附加获益，导致药品的中标价格与药品成本之间产生偏离。

2. 对企业质量改进策略影响分析　架构完善、执行良好的质量体系，对保障中标产品质量持续符合药品一致性评价要求而言非常重要。目前国内制药行业的质量体系尚处在建设发展之中，中标企业拥有完备的质量体系框架，但不排除部分中标企业质量体系实际落实执行不佳、质量运转不流畅等阶段性问题。在带量采购的价格和供应压力下，中标企业可能缺乏余力提升质量体系。个别中标企业将选择放慢质量优化进程，可能导致相关企业可能放松质量体系的执行、忽视质量体系的建设，并导致个别中标企业难以发现药品的质量偏差，造成中标药品的潜在质量风险。

3. 对企业成本控制策略影响分析　国内仿制药企业的质量管控能力有待进一步提高。多个质量关键因素的实施情况欠佳。中国的仿制药企业的全生命周期质量风险管控能力正处于长期的建设发展中。国家集中采购试点政策将成为仿制药企业质量管控能力的试金石。因此，需保持对中标药品质量的持续关注。在价格削减、供应压力增加的情况下，个别企业特别是成本控制能力资金周转能力相对较弱的小型企业，可能采取多种扩大产能和成本节约的策略，以降低成本压力和价格压力。这些举措可能包括企业产生生产线扩产、原料替换、辅料替换、包材替换等。相关变动一定程度上增加供给风险。加之个别企业全生命周期质量风险管控的能力不足，可能引发潜在的产品质量风险。

第四节　国家带量采购政策建议与启示

2022年2月国务院新闻办公室举行深化药品和高值医用耗材集中带量采购改革进展政策例行吹风会。国家再次发出明确信号，化学药、中成药、生物药三大板块全方位开展集中带量采购，高值医用耗材将聚焦骨科耗材、药物球囊、种植牙等品种。力争到2022年底，通过国家组织和省级联盟采购，实现平均每个省覆盖350个以上的药品品种，高值医用耗材品种达到5个以上。可见在带量采购政策常态化制度化的形势下，将持续对医药行业的发展布局和生态变革产生深远影响。

一、带量采购政策执行建议

（一）加强监测中标药品的供应短缺情况

从长期看，未中标产品面临市场缩水和价格下跌的双重压力，缺乏规模优势和成本优势的企业将被挤出市场，市场可能走向相对垄断。此时若处于相对垄断地位的企业遇到原料、生产或流通的波动，市场将会出现大范围供给风险，所以建议持续关注中标药品长期稳定供应的影响因素与区域短缺情况。

（二）持续跟进中标产品的潜在质量风险

自 2016 年药监局深入推进仿制药质量和疗效一致性评价政策后，中国仿制药产品质量得以逐步改善，但产业的质量管理提升工作依然任重道远。目前，仿制药企业在质量文化、质量人才和质量体系上仍存在诸多不足，包括：缺乏坚实的质量文化，企业领导对质量管理重视程度不足，质量人才匮乏，药品全生命周期质量管理体系尚处于持续建设之中，药物警戒和不良反应监测系统建设亟待完善。对于通过一致性评价的药品生产企业，应实施长效的质控机制。对中选药品的生产、流通、使用进行全周期质量管理，定期公布中选药品的不良反应监测报告，保障覆盖全国的中选药品质量。

（三）继续加大带量采购政策解释与宣传

医院和公众媒体应加强带量采购政策的宣传力度，提高民众的知晓程度，从而进一步加强民众对于政策的认可程度。特别是针对使用中标药品的患者宣传，让更多的患者了解到试点政策降低患者的用药负担，且价格下降、仿制药的替换并不会对药品质量和疗效造成影响，不仅可以减轻临床一线医务人员的政策解释工作，还有利于政策的顺利推进，提高患者的接受度和满意度。

（四）制订医疗机构中标药品精细化管理策略与激励措施

医疗机构需要制定更加精细化的中选药品管理策略，将药品管理的重点放在药品合理使用上，引导医生循序渐进地落实中标药品的使用量，而非行政硬性规定。目前对医疗服务提供方的激励措施尚不明确，医务人员工作积极性较差。建议通过医保支付规则的制订，构建与带量采购政策执行相关的正向激励机制，增加医务人员的工作积极性，保障国家集采政策的顺利推进。

（五）重视仿制药产业的发展趋势

长期来看，带量采购政策引致的企业利润率下滑，仿制药产业中以一致性评价为代表的质量提升和工艺优化的投资活动将减少可能引致国产仿制药发展乏力。建议重视仿制药产业的发展趋势，排除类似于美国的产业空心化的情况出现。

二、国家药品采购制度设计的政策建议

（一）积极发挥政府主导作用，促进采购主体多元化

从当前国际药品集中采购政策来看，政府主导的药品采购仍然是主流，一方面，国家应发挥好质量监管和价格控制职能；另一方面，政府能通过掌握医疗机构药品使用和需求情况，通过大批量的采购优势，提高药品议价能力。组织形式上，除由国家医保局主导的中央采购外，应鼓励省市或医院联合团体主导的区域或团体采购，或通过药品集中采购中介组织（GPO）进行药品采购和管理，促进药品集中采购主体的多元化。

（二）遵循药品市场发展规律，推进采购形式多样化

国际通用的采购形式主要包括招标采购、谈判采购，其他的采购形式还包括直接采购、邀标采购、返利采购等，灵活地运用于不同的国家和地区，带量采购只是其中一种。不同类型的药品有不同的特点，并不是所有的药品都适合带量采购。如用量大、使用面广的药品，质量有保障已被广泛接受的国产仿制药以及符合条件的企业较多的药品适合带量采购。仿制药、上市不久、原研药还在拓展适应证的应暂缓采用带量采购。独家品种、采购量小、短缺药以及治疗窗狭窄的药品不适合带量采购。因此，未来的药品采购，遵循市场发展规律，除积极推进国家带量采购外，允许试点城市自行采购，允许药品集中招标采购、集中挂网采购、药品 GPO 和药品带量采购模式并存，鼓励跨区域采购和医院联合采购等。

（三）引入药品采购综合评价，保证采购流程规范化

根据 WHO 设定的公共部门药品采购战略目标要求，需要建立药品采购流程的经济性、质量、效率等多维综合评价体系，以保证采购流程规范化。如采购药品遴选时，应坚持采购最具成本效果的常用（基本）药物

为主,同时准确核算其可供应的采购数量,减少库存积压和短缺风险。首要选择高质量药品的可靠供应商,具备实施有效的质量监管和监测体系。采购和配送系统能够确保药品及时、有效交付,同时保证其总成本最低(包括药品采购价格,药品质量差、供应商业绩差或保质期短而导致的隐性成本,各级供应系统的库存成本,采购和配送系统的运营和管理成本等)。

（四）完善药品采购操作原则,确保采购风险可控化

药品采购风险主要包括采购资金风险、药品质量风险、药品供应风险、组织腐败风险和产业发展风险等。需要建立科学全面的操作原则,来控制多维采购风险的发生。一是需要建立高效透明的组织管理体系,充分利用专家资源的技术支撑作用,同时兼顾不同利益相关者的需求,以书面程序推进并公示相关工作标准,明确采购计划,同时建立采购工作的绩效监测体系、行业监管机制和第三方评估机制。二是药品的选择和量化层面,仅限于国家基本药物和医保药品的采购,且采购和投标文件均采用药品通用名,采购数量基于实际需要。三是筹资与竞争层面,确保药品采购拥有稳定的筹资来源,利用规模经济原理,实现量价挂钩,公立医疗机构药品采购应以竞标方式为主,"团购"成员必须购买协议供应商的药品。四是供应商选择与质量保证层面,需要预评估供应商资质(产品质量、服务可靠性、配送时间和财务稳定性等),同时使用国际标准确保采购药品质量(如药品缺陷报告)。

三、国家药品采购制度实施的未来改革建议

（一）围绕药品全生命周期重点环节,全面推进药品供应保障领域的综合改革

全面深化药品带量采购和使用改革,优化集中采购模式,有序扩大药品品种范围,对未纳入国家采购范围的药品,各地依托省级采购平台开展集中采购,构建全国药品公共采购市场和多方联动的采购格局。其次是提升药品质量水平,积极推进仿制药质量和疗效一致性评价,加快建设药品信息化追溯系统。再次是确保药品稳定供应,从国家集中采购药品做起,逐步建立中标生产企业应急储备、库存和产能报告制度。同时提升药品货款支付效率,鼓励医保经办机构直接与生产或流通企业结算货款。

推动构建全国统一开放的药品生产流通市场格局,促进市场有序竞争。

(二)围绕调动医疗机构积极性,建立医疗领域的科学运行新机制

推进医疗服务价格动态调整等联动改革,在总体不增加群众负担的前提下,稳妥有序试点探索医疗服务价格优化。加大医疗服务价格动态调整力度,与"三医"联动改革紧密衔接。大力推进薪酬制度改革,要求各地贯彻落实"两个允许"要求,建立符合医疗卫生行业特点的薪酬制度和科学合理的薪酬分配机制,落实公立医疗机构分配自主权。同时加强医疗机构用药规范管理,推动医疗机构优先配备使用国家基本药物、医保目录药品,及时调整优化医疗机构用药目录。

(三)围绕提高医保保障绩效,制定医保支付标准和深化医保支付方式改革

推动实施药品医保支付标准,按通用名制定药品医保支付标准,并建立动态调整机制。同时深化医保支付方式改革,加快建立多元复合的医保支付方式,扩大开展按疾病诊断相关分组付费国家试点范围,为集中招标采购药品的合理优先使用提供内源动力。

(四)围绕提升监管效率,加强行业监管和医疗服务精细化管理

推进医疗服务精细化监管,深入推进公立医疗机构绩效考核,制定实施合理用药监测指标体系。健全全国药品价格监测体系,加强国内采购价格动态监测和国外药品价格追踪,严厉查处价格违法和垄断行为。加快推进信息化建设,制定基于大数据的公立医院医保监督管理体系方案。

(陈珉惺、何江江、徐源、金春林)

参考文献

[1] 陈昊,饶苑弘. 新时代的药品带量采购实践与思考[J].中国药物经济学,2019,14(07):19-26.

[2] 崔兆涵,吕兰婷. 我国药品流通领域"两票制"的实施效果、风险预测及政策建议[J].中国药房,2018,29(8):1009-1014.

[3] 傅鸿鹏. 药品集中招标采购的发展和展望[J].中国医疗保险,2020,(3):32-36.

[4] 高和荣. 改革开放40年药品采购制度的成就与挑战[J].人民论坛·学术前沿,

2018,(21)：81 - 87.

［5］国家发改委经济研究所课题组. 深化中国药品流通体制改革的对策与建议［J］. 经济研究参考,2014,(31)：51 - 71.

［6］国家卫生健康委员会. 中国卫生健康统计年鉴(2020)［M］. 北京：中国协和医科大学出版社,2020：93.

［7］国务院办公厅. 国务院办公厅关于印发国家组织药品集中采购和使用试点方案的通知［R/OL］.［2019 - 08 - 25］. http://www. gov. cn/zhengce/content/2019-01/17/content_5358604. htm

［8］胡善联. 带量采购的经济学理论基础和影响分析［J］. 卫生软科学,2019,33(1)：5 - 7.

［9］卢凤霞. 药品价格形成机制取向研究［J］. 价格理论与实践,2018,(8)：18 - 22.

［10］麻新梅. 我国近十年期间卫生费用投入情况分析［J］. 经济师,2018,(4)：236 - 237.

［11］马桂峰,朱忠池,仇蕾洁,等. 城镇职工基本医疗保险基金收支失衡风险预测研究［J］. 中国卫生统计,2018,35(3)：423 - 425.

［12］宋帅邦. 中国药品流通体系的现状、问题及发展方向［J］. 物流技术,2019,38(2)：5 - 10.

［13］赵安琪. 药价放开：顺势而为［J］. 中国药店,2015,(13)：26 - 27.

第十四章

DRG、DIP 医保支付制度改革的经济分析

医保支付是基本医保管理和深化医改的重要环节,对于规范医疗服务行为、引导医疗资源配置、控制医疗费用不合理增长具有重要意义。推进医保支付方式改革是党中央、国务院赋予国家医保局的重要职能,是完善中国特色医疗保障制度的重要内容,是推进医药卫生体制改革的一项长期任务。2019 年启动至今,新的 DRG/DIP 付费方式正从破题、起步、试点走向全面推进。实施 DRG/DIP 付费将有效改变长期以来医保被动买单、医院粗放发展、患者看病负担重的弊端,对三方来说,是一场互利共赢的改革。

第一节　DRG 支付的基础理论与构成要素

一、DRG 的理念、起源与本质

疾病诊断相关分组(diagnosis related group,DRG),即根据年龄、疾病诊断、合并症、并发症、治疗方式、病症严重程度及转归等因素,将患者分入若干诊断组进行管理的体系。

关于 DRG 的起源,大概可以追溯到 20 世纪 20 年代医疗服务当中的一个实际问题,即"如何比较出医疗服务提供者的优劣,以便作出适当的选择?"回答这个问题的最大困难在于,不同的医疗服务提供者之间,收治患者的数量和类型不同,难以直接比较。为了解决这个困难,产生了"病例组合(case-mix)"的概念。"病例组合"将临床过程相近和(或)资源消耗相当的病例分类组合成为若干个组别,组与组之间制定不同的"权重

(weight)"反映各组的特征。于是，同组之间的病例可以直接比较，不同组的病例经过权重的调整后再进行比较，这个过程称作"风险调整（risk-adjustment）"。

作为众多"病例组合"中的一种，DRG 分组的基本理念是：疾病类型（"诊断"）不同，应该区分开；同类病例但治疗方式（"手术或操作"）不同，亦应区分开；同类病例同类治疗方式，但病例个体特征（病例的年龄、性别、新生儿出生体重、其他诊断尤其是合并症、并发症等变量）不同，也应区分开。DRG 的基本功能是：通过"风险调整"较为恰当地将医疗服务划分不同的产品。DRG 的分组依据是：把病例按照"临床过程相似、资源消耗相近"的原则进行分类，不同组别依据治疗难度和治疗成本的高低赋予不同的"权重"反映各级特征，从而使用同级之间的病例可以直接比较，不同组的病例通过权重的调整后再进行比较。

DRG 的定义一般包含以下三部分含义：第一，它是一种患者分类方案，核心思想是将具有某一方面相同特征的病例归为一级，以方便管理；第二，分类的基础是患者的诊断，在此基础上年龄、手术与否、并发症及合并症等情况的影响；第三，它把医院对患者治疗和所发生的费用联系起来，从而为付费标准的制定，尤其是预付费的实施提供基础。因此，DRG 的本质是一套"医疗管理的工具"，它既可以用于支付管理，也能用于预算管理，还能用于质量管理。

二、DRG 的发展与应用

第一代 DRG 系统于 1967 年由美国耶鲁大学罗伯特·法特（Robert B. Fetter）及其团队开发（以下简称"Yale DRG"），此后逐渐在医疗管理研究中得到应用。20 世纪 70 年代末 Yale DRG 在美国新泽西州的支付制度试点改革中应用。1983 年，美国国会立法，老年医疗保险（medicare）将 HCFA-DRG 体系应用于医保付费，开始了 DRG 付费模式的实践探索。各国/地区陆续引进 DRG 并结合本国国情予以改良，用于医疗服务管理中（图 14-1）。不同版本 DRG 的区别主要体现在分组设计的细节问题和编码系统的使用方便。

DRG 的应用是有一定范围和限制的。由于 DRG 的分类基础是诊断和操作，因此，只有那些诊断和治疗方式对病例资源消耗和治疗结果影响

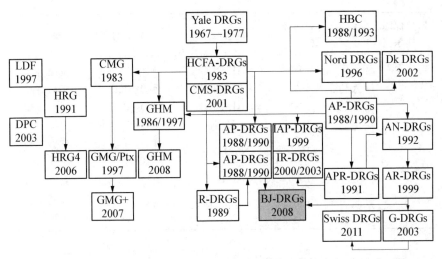

图 14-1 全球不同版本的 DRG 图谱

显著的病例才适合使用 DRG 作为风险调整工具。一般而言,急性住院病例属于此种类型;门诊病例、康复病例和需要长期住院的病例往往不适用 DRG。此外,精神类疾病虽然诊断相同、治疗方式相同,但资源消耗和(或)治疗结果变异巨大的病例也不适合 DRG(如同样诊断为"精神分裂症",有的患者只需住院 2 周便可出院,有的住院时间则超过 1 年)。

DRG 作为一种住院患者分类工具,可以用于定价、支付、预算分配、筹资、绩效评价等多个领域(表 14-1)。

表 14-1 各国和地区应用 DRG 的主要领域

医疗保障体系	国家	启动计划(年)	现有版本	启动时目标	现在目标
商业保险	美国	1983	MS-DRG, APR-DRG	支付	支付
社会保险	法国	1991	GHM	描述医院活动	支付
	奥地利	1997	LKF	预算分配	预算、规划
	爱沙尼亚	2003	Nord DRG	支付	支付
	德国	2003	G-DRG	支付	支付
	荷兰	2005	DBC	支付	支付
	波兰	2008	JGP	支付	支付

医疗保障体系	国家	启动计划（年）	现有版本	启动时目标	现在目标
全民健康服务体系	葡萄牙	1988	AR-DRG	测量医院产出	预算分配
	澳大利亚	1992	AR-DRG	预算分配	预算分配
	爱尔兰	1992	AR-DRG	预算分配	预算分配
	英格兰	1992	HGR	患者满意	支付
	芬兰	1995	Nord DRG	描述医院活动、比较标准	规划与管理、比较、计费
	西班牙	1996	AP-DRG	支付	支付、比较
	瑞典	1995	Nord DRG	支付	规划与管理；预算分配

三、DRG 支付的内涵与特点

支付制度改革的机制，是通过不同支付方式所产生的直接或间接激励，改变供方和需方行为。不同的支付方式可能引发不同的医疗行为（表14-2），从而引发从"保障服务供给"和"控制医疗费用"的角度进行支付制度选择的问题（图14-2）。

表14-2　4种主要医保支付方式比较

付费方式	所属方式	基本特点	优点	缺点
按项目付费	后付费制	依医疗服务项目和数量，付费方和医疗提供方按协议价格结算	医患双方操作都比较方便，医疗服务质量高，高新技术被广泛应用	医疗费用无法控制，医院和医生有增加医疗项目来提高医疗费用动机
按人头付费	预付费制	付费方与医疗提供方根据服务人数按人头收取固定费用	容易操作，费用控制强，医疗机构有动力降低医疗成本	分解住院以获得更多的人头；诱发医院选择轻症患者，推诿重症患者
按疾病诊断相关分组预付费	预付费制	根据疾病种类确定费用支付	提高医疗透明度，有利于降低医疗成本和加强医疗资源的有效配置	病种分类、费用计算复杂，可能会出现推诿疑难重症患者或夸大患者情况倾向

续　表

付费方式	所属方式	基本特点	优点	缺点
总额预付	预付费制	按照事先确定的年度费用预算支付	计算简单,费用控制好,支付方便	会导致医疗服务质量降低和供给减少,个人支付比例可能提高

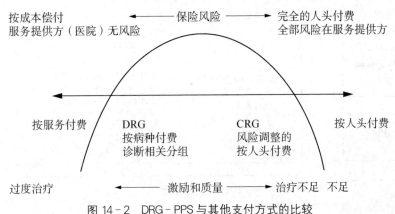

图 14-2　DRG-PPS 与其他支付方式的比较

　　按疾病诊断相关分组预付费制(DRG-PPS)是对各疾病诊断相关组制定支付标准,预付医疗费用的管理机制。在 DRG 付费方式下,依诊断的不同、治疗手段的不同和病人特征的不同,每个病例会对应进入不同诊断相关组。DRG-PPS 的基本思想是住院患者医疗费用可以通过特定形式的支付标准加以控制,即医疗费用的支付主要是根据医院的产出(治疗病例)、药品、耗材、检查、检验从收入来源转变为成本消耗,医院必须通过缩短平均住院天数、减少诱导性医疗、加强标准临床路径和成本控制等手段提高医疗质量和经营效率,进而控制医疗费用的不合理增长。

　　相比于其他支付方式,DRG-PPS 在医疗保险部门和医疗机构之间实现了真正意义上的"风险分担"与"总量控制",同时有助于医疗机构从内生机制上构建正向激励机制,让医院和医生主动改变医疗行为,实现合理控费的目标。

四、DRG 支付体系的核心要素

目前，实施 DRG 支付制度的国家和地区遍布世界各地。综合各个国家和地区的 DRG 支付体系，DRG 支付体系包括概念与范围界定、数据收集与分析、分组、定价、监管、配套保障 6 大核心要素(图 14-3)。

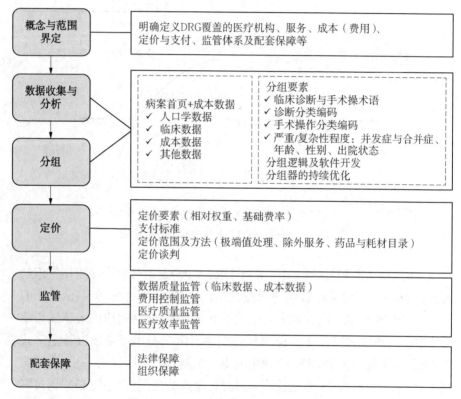

图 14-3 DRG 支付体系的核心组成部分

(一) 范围界定

DRG 范围界定是 DRG 支付体系构建的首要前提。各国在引入 DRG 支付体系时，都会结合本国国情、疾病谱特点等进行 DRG 版本的本土化改造，针对 DRG 的适用范围(如是否包含门诊病例、康复病例、精神疾病等，即对于住院天数的界定、是否包含日间手术等)、用于 DRG 支付的医疗机构范围与病组范围等进行本土化界定。自 20 世纪 90 年代初以来，已有部分国家或地区开始尝试将 DRG 的概念扩展到急性住院以外的服务(表 14 - 3)。

表 14 - 3　典型国家 DRG 覆盖范围

国家	急性住院服务	日间诊疗	精神病服务	康复服务
美国	√	—	—	—
澳大利亚	√	√	—	—
奥地利	√	√[a]	—	—
英格兰	√	√	扩展中	—
爱沙尼亚	√	√[e]	—	—
芬兰	√	√	√[b]	√[b]
法国	√	√	扩展中	—
德国	√	√[a]	2013 年纳入	—
荷兰	√	√	√	√
爱尔兰	√	√	—	√
波兰	√	√[a]	扩展中	—
葡萄牙	√	√[a]	—[c]	—
西班牙	√	—[d]	—	—
瑞典	√	√	√	√

注：[a]分组算法中没有明确涉及,但支付时考虑日间病例;[b]DRG 分组有覆盖这部分病例,但付费时未考虑;[c]精神病和康复的相关研究已经展开,但没有具体的研究结果;[d]日间手术病例与住院病例一致,使用 DRG 进行分组和付费;[e]日间手术病例使用 DRG 进行分组和付费

(二) 数据收集与分析

从全球范围来看,DRG 系统的研发和正确分组、确定权重需要两种数据信息作为基础:一是病案首页所包含的医学信息,含诊断编码和操作编码;二是基于病历的成本信息。根据医学信息,确定每个病例归属到哪个 DRG 组别;根据 DRG 成本信息,得出不同 DRG 组别同质性是否高,如果不高,是否应该分为不同组。因此,病案首页数据和成本数据的收集与分析对于 DRG 正确分组与确定权重至关重要。

各国在引进 DRG 支付体系时,都启动了国家层面的成本核算体系的构建。结合本国的实际医疗成本数据核算系统情况和数据质量情况来选择采用哪种方法的成本核算体系,也会权衡考虑不同方法的投入产出比(表 14 - 4)。

表 14-4　典型国家成本核算体系

国家	基于成本进行定价的范围	排除在外的成本	成本报告的组织与上报形式	收集周期	核实方法
澳大利亚	急性病住院和门诊服务	教学和研究、也包括一些医疗机构的资本成本	大约80%的急诊病例(2011)	每1~2年	故障排除算法
奥地利	住院，日间和门诊服务	教学、研究、资本成本和利息	20家医院(大约8%的医院)(2009)	不定期	选择性的外部审计和故障排除算法
丹麦	住院和门诊服务	教学、研究、资本成本和利息	44家医院(大约50%的医院)(2006)	年度	故障排除算法
英国	急性病住院和门诊服务，精神专科、社区和急救服务除外	教学、研究	所有公立医院(强制性成本核算)/66家自愿参与的信托机构(PLICS, 2014)	年度	选择性的外部审计
爱沙尼亚	住院和门诊手术	教学、研究	与国家医疗保险基金签约的医院	年度	选择性的外部审计和故障排除算法
芬兰	大部分医院：住院服务和日间护理，精神专科服务、重症护理和急诊服务除外；其余医院：还有门诊手术服务	教学、研究、资本成本和利息	5家医院(大约30%的病例)(2012)	年度	没有
法国	急性病住院和门诊服务，精神专科服务、重症和急救服务、康复服务、新生儿、透析、住院放射治疗	教学、研究和高价药物	99家医院(大约13%的病例)(2012)	年度	选择性的外部审计和故障排除算法

续　表

国家	基于成本进行定价的范围	排除在外的成本	成本报告的组织与上报形式	收集周期	核实方法
德国	急性病住院服务，重症护理和急诊服务除外	教学、研究、高价药物、资本成本和利息、坏账准备、税收、收费(charges)和保险	437 家医院(大约 13％ 的医院)(2014)	年度	综合审查
匈牙利	急性病住院服务	资本成本和利息	选定医院(2006)	年度	故障排除算法
意大利	住院服务，急诊、重症护理、器官移植除外	教学和研究	8 家医院(不足全部医院的 1％)(1997)	1997 年	没有
荷兰	住院和门诊服务	教学、研究、高价药物、商业服务	15～25 家医院(大约 24％ 的医院)(2012)	年度	故障排除算法
瑞典	住院、日间和门诊服务，康复和烧伤治疗除外	教学、研究、高价药物	大约 65％的住院病例(2009)	年度	故障排除算法，一些地区进行选择性外部审计
美国	住院和门诊服务	教学和研究	Medicare 计划中的全部医院	年度	选择性的外部审计和故障排除算法

为了保证数据采集与分析的准确性、标准的一致性，各国在启动 DRG 支付体系之前，会提前 3～5 年启动病案首页、医疗术语名词、疾病诊断与手术操作编码与成本核算相关规则的制定、数据采集与分析等筹备工作。

在数据基础规则统一的条件下，对符合 DRG 支付方式范围的临床和成本数据进行收集与分析，构建数据库，对这些数据进行整理、清洗，保证数据质量，最终通过分析，确保分组数据的样本大小和样本的基本特征等。

(三) 分组

DRG 指基于收集的数据与分析的结果，确定符合本国国情和特点的分组逻辑并开发出相应的分组器，对每个患者进行 DRG 分组工作。各国和地区 DRG 逻辑基本上沿用了美国 DRG 思路，按照 4 个层级进行分类。

第一级分类是主要诊断类别（major diagnostic category，MDC）的划分，主要依据的是临床的系统部分；第二级分类是诊疗方式（partition）的划分，一般分为手术类、医疗类，多数国家和地区又将手术类按手术区域细分；第三级分类是基本组（base DRG/adjacent DRG）的划分，根据疾病的严重程度和治疗方式的复杂程度，将主要诊断和主要操作分到若干的基本组下；第四级分类是细分组的划分，根据其他诊断、患者年龄、出院状态等要素，在每个基本组下分若干细分组（图 14 - 4）。

整个分类过程都结合了临床专家的经验和统计分析工作，但不同层级的方法有不同的侧重。前三个层级主要工作是由临床专家根据临床经验，依据"临床过程相似，资源消耗相近"的原则，对不同类型的疾病和操作进行分类；最后一层则主要是通过统计分析寻找分类节点，对病例类型进行细分的过程，同时辅以临床专家的经验。

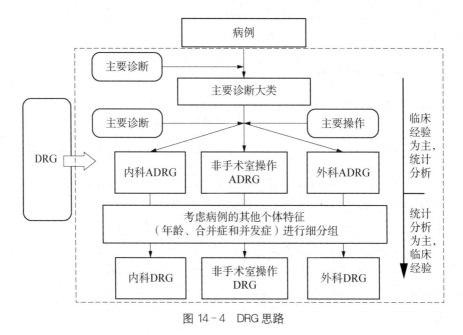

图 14 - 4　DRG 思路

注：ADRG，核心疾病诊断相关组。

（四）定价与支付

国际上 DRG 权重表达方式有三种：相对权重、原始费用、得分，每种方式都对应一种具体的货币转换方法：基础费率、转换系数、点值（表 14 - 5）。DRG 实际费率是通过将 DRG 权重与货币转化率相乘得到（表 14 - 6），同时考虑结构、区域或医院在服务供给上的成本差异。

表 14 - 5 主要国家 DRG 权重、货币转化及其适用性

国家	DRG 权重	权重应用	货币转换	转换率适用
爱沙尼亚	相对权重	全国	基准率	全国
芬兰	相对权重	全国（8 个区）地区特定（5 个区）	基准率	医院待定
德国	相对权重	全国	基准率	全州
瑞典	相对权重	全国，区县特定（个别区县）	基准率	区县特定
爱尔兰	（经调整的）相对权重（当地称为相对值）	全国（儿科医院权重单独计算）	基准率	(1) 四大医院同行小组特定 (2) 医院特定
葡萄牙	（经调整的）相对权重	全国	基准率	医院同行小组
西班牙	(1)（经调整的）原始费用 (2)（引用的）相对权重	(1) 全国（AP-DRG） (2) 全地区（CMS-DRG）	(1) 直接（不转换） (2) 基准率	(1) 不应用 (2) 全地区（CMS-DRG）
英国	原始费用	全国（急救、特殊病例、日间住院、儿童与整形单独计算）	市场因素	医院待定
法国	原始费用	全国（公立医院与私立医院分别计算）	(1) 区域调整 (2) 转换系数	(1) 地区特定 (2) 医院特定
荷兰	原始费用	全国（67%）医院特定（33%）	直接（不转换）	不应用
波兰	分值	全国（急救、特殊病例、点值日间费用单独计算）	点值	全国
奥地利	分值	全国	（隐性）点值	各州确定

表 14‑6　DRG 权重和货币转化示例

DRG 权重		货币转化		医院费率（€）
表达方式	数值	转化方式	数值	
相对权重	1.95	基础费率	2000 €	3900
原始价格	3000 €	转换系数	1.3	3900
得分	130 点	点值	30 €	3900

以第一种表达方式为例，相对权重（relative weight，RW）等于该 DRG 组患者的平均成本与所有住院患者平均成本的比值，反映了 DRG 组的资源消耗相对水平。RW>1，说明该 DRG 组资源消耗大于平均水平；反之则小平等于平均水平。DRG 权重的准确性很大程度上影响了 DRG 付费系统的有效性和公平性：定得偏高，难以刺激医院通过改善治疗方法而提高效率；定得偏低，医院可能会牺牲医疗质量来降低医疗成本。因此，很多国家和地区的医院或研究机构都对 DRG 权重确定与更新进行深入研究。

基础费率（base rate，BR）指在定价时每个相对权重点值的货币价值，它等于应用区域内用于 DRG 预算或支付的总额除以该区域内所有 DRG 组相对权重的总和。从国际上看，基础费率有医院、地区、国家三个水平。以美国为例，在刚开始启动 DRG 支付时，地区间医疗服务能力和医疗服务量存在巨大差异（东部和西部平均住院时长几乎达到 2∶1 的比率），因此美国设立了 4 年过渡期，最终实现 100％国家费率（表 14‑7）。另外，在基础费率设计上需要解决三个关键问题：一是每年能为住院患者花多少钱，二是到底有多少钱会在医院间分配，三是动态调整问题。DRG 虽然每次出院的基础费率相同，但如果每年的病例组合和出院患者数量发生改变，每年总支出将发生很大变化。因此，越来越多的国家和地区将 DRG 支付与总额预算相结合。

表 14‑7　美国 DRG 基础费率统一推进情况

年份	推 进 情 况
第一年（1984）	75％个体医院成本＋25％区域费率
第二年（1985）	50％个体医院成本＋37.5％区域费率＋12.5％国家费率
第三年（1986）	25％个体医院成本＋37.5％区域费率＋37.5％国家费率
第四年（1987）	100％国家费率

　　在实际定价时,在计算得到费率作为基础之外,通常还会根据不同的医疗行为(如护理、检验等)区别不同的成本类别,并综合考虑多种因素(包括地区、医院等级、教学情况、极端限外值(outlier)的处理、除外服务或药品/耗材目录等),通过协商谈判以确定最终实际补偿标准以及定价支付范围。

五、DRG 支付对医院的激励机制与影响因素

(一) DRG 支付对医院的激励机制与可能结果

　　DRG 支付制度之所以受欢迎主要是因为它可以影响医院的效率与质量。总体来看,DRG 支付制度带来三大动机:一是降低患者治疗成本,二是增加患者治疗收入,三是增加患者数量。表 14-8 总结了 DRG 支付制度产生的三大基本动机,介绍了医院最主要的应对措施及对于效率与质量的影响。

表 14-8　DRG 支付制度动机及其对质量与效率的影响

DRG 支付动机	医院措施	影响
降低每个患者成本	(1) 降低住院日	
	● 优化内部护理路径	质量↑,效率↑
	● 转移给其他医疗服务提供者	
	-加强与其他医疗服务提供者的协调/整合	质量↑,效率↑
	-转移/避免不盈利病例("推诿"或"成本转移")	质量↓
	● 不当的提前出院("未治愈出院")	质量↓
	(2) 降低服务强度	
	● 避免提供不必要服务	效率↑
	● 以低成本服务替代高成本服务(劳动力/资本)	效率↑
	● 不提供必要服务("缩减服务/不充分治疗")	质量↓
	(3) 选择患者	
	● 在专科医院治疗针对性患者	效率↑,质量↑
	● 选择低成本 DRG 患者("避重就轻/撇奶油")	效率↓

续　表

DRG 支付动机	医院措施	影响
增加每个患者收入	(1) 改变编码行为	
	• 完善诊断与操作编码	质量↑
	• 虚假诊断，如虚构次要诊断（"高编码"）	效率↓
	(2) 改变临床行为	
	• 提供会导致患者被分类至高支付 DRG 组的服务（"博弈/过度治疗"）	效率↓，质量↓
增加患者数量	(1) 改变入院规则	
	• 减少入院等待	效率↑
	• 分解住院	效率↓↑，质量↓↑
	• 接受不需要提供服务的患者	效率↓
	(2) 提高医院声望	
	• 提高服务质量	质量↑
	• 专注可衡量领域	质量↓↑

　　第一大动机：降低病例成本。医院主要有三大措施，包括：（1a)缩减住院日；(1b)降低服务强度；(1c)选择医疗成本低于 DRGs 支付水平的患者(图 14-5)。一方面，减少住院日、降低服务强度可以提高医疗服务的效率，是 DRG 支付制度的预期结果。例如，优化诊疗流程可减少住院时间；不提供非必要的医疗服务可降低服务强度。然而，另一方面，减少住院时间也可能会导致不当的提早出院（"未治愈出院"）问题，降低服务强

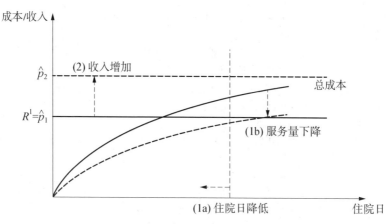

图 14-5　基本假设下 DRG 支付下的动机选择

度也可能导致患者无法得到必要的服务(缩减服务),这两种情况都将降低医疗质量。同样,选择患者也会产生预期与非预期结果。一方面,医院可以专门治疗具有比较优势的患者(例如医院选择身体情况较好的患者或者更为容易治愈的患者,从而提高效率与质量。另一方面,却也存在"撇奶油现象",即医院只收治治疗成本低于 DRGs 支付水平的患者(例如,如果 DRG 分组规则中没有考虑合并症问题,医院就会多收治没有合并症的患者),或推诿不能盈利的患者,完全不收治或将患者转移给其他医疗服务提供方。

第二大动机:增加每病例收入。医院主要通过两种方式实现:①改变编码行为;②改变临床行为。这两种方式的目的都在于将患者重新划分为支付水平更高的 DRG 组中。预期结果是能完善诊断和操作编码,但也会产生一些为增加收入而欺诈的行为,例如虚构次要诊断或倒置主次诊断("高编码"、"错编码")等许多非预期的结果。此外,如果医院提供额外(非必要)操作使得患者被重新划分到更高支付水平的 DRGs 中("博弈""过度治疗"),并且以低于额外附加收入的边际成本完成这些操作,则也是一类非预期结果。

第三大动机:增加入院患者数量。增加的患者既可能是预期结果也可能是非预期结果。一方面,如果在既往支付制度中患者存在排队等入院的情况,那么增加医疗活动可以提高医院效率,这会是预期结果。另一方面,如果为增加医疗活动而收治本可以在门诊完成的患者,那么医院效率就会降低。此外,在竞争环境下,医院为吸引更多的患者,可能会为提高医院声望而提升医疗服务质量,但也可能会致使医院只提供可衡量的且质量容易得到保证的医疗服务。

(二) DRG 支付对医院的激励效果的影响因素

1. DRG 支付模式　以 DRG 为基础的支付模式包括两类:一类是基于 DRG 的病例支付系统,将每个出院患者分配到不同的 DRG 中,医院通过计算 DRG 权重获得相应支付(货币换算和调整后);另一类是以 DRG 为基础的预算分配体系,国家或地区相关部门在上一年制定出每个医院的预算计划,第二年根据 DRGs 的数量和类型支付给医院。

从理论角度出发,相比 DRG 预算分配制度,DRG 病例支付制度可使医院拥有更大动机,因为 DRG 病例支付制度能够使医院的服务与支付直接透明地关联起来：医院可以了解为一位患者提供一系列具体服务可以收多少钱。相反，如果实施 DRG 预算分配制度，医院则只知道当年为一位患者提供一套服务可以增加的下一年 DRG 预算，但实际支付金额取决于下一年度其他医院产生的 DRGs 及可用的预算总额，因此具体数字无法知晓，医院很难预测一些 DRGs 是否可以盈利。

2. DRG 占医院收入比例及多种支付方式的综合影响　通过 DRG 支付获得的收入只是医院总体收入中的一部分，医院的其他收入来源及其占比将会降低采用 DRG 付费产生的影响。除西班牙和爱沙尼亚外，其他国家 DRG 支付在医院收入中占绝大部分，因此 DRG 支付制度的设计对医院激励作用较大（表 14 - 9）。

表 14 - 9　不同国家 DRG 支付占医院住院收入比重（2010 年）

国家	DRG 支付模式	DRG 占医院住院收入比重（%）	医院除 DRG 外其他支付方式
美国	DRG 病例支付	≈20	按床日、按项目、按人头
葡萄牙	（1）DRG 预算分配（NHS） （2）DRG 病例支付（医疗保险）	≈80	额外支付
法国	DRG 病例支付	≈80	总额预算、额外支付
爱尔兰	DRG 预算分配	≈80	总额预算、额外支付
英国	DRG 病例支付	≈60	总额预算、额外支付
西班牙	DRG 预算分配	≈20	总额预算、按项目付费、额外付费
奥地利	DRG 预算分配	≈96	按日付费
爱沙尼亚	DRG 病例支付	≈39	按项目（33%），按床日（28%）
德国	DRG 病例支付	≈80	总额预算、按床日付费
荷兰	DRG 病例支付（67% DRG 在总额预算内执行）	≈84	总额预算、额外支付
波兰	DRG 病例支付	≥60	总额预算、额外支付

几乎所有国家都合并其他形式的支付制度,德国与荷兰的 DRG 病例支付制度需要在总额预算内执行,而英国的医院活动则(尚)未受总额预算或总额度(volume threshold)限制,因此德国与荷兰增加医院活动的动机就没有英国的大。此外,在总额预算内实施 DRG 病例支付制度的国家情况也有所差异,有的国家可以超预算执行,有的国家则不可以。例如,德国医院允许超出预算,但超出预算部分的病例费率需要调低。而在荷兰,医院必须将超出总额预算的 DRG 病例支付收入在每年年底返还。

3. 货币转化率的统一程度　波兰采用全国统一的货币转换率,医院就有很强的动机将治疗成本降低至 DRGs 支付水平以下。而芬兰的医院支付则由医院各自特定的支付率确定,其计算是由商定的医院预算额除以预期活动数量。因此,芬兰医院便没有动机降低治疗成本,而且由于医院产生的所有赤字都将由医院服务的购买方又是提供方的政府来弥补,医院降低治疗成本的动机更进一步得到减弱。

第二节　DRG/DIP 支付改革的国内进展与实践创新

一、我国 DRG 支付改革的背景

过去 30 多年以来,中国经历了快速的经济发展模式转变,中国卫生事业与中国经济一样取得了令人瞩目的成就。自 2009 年启新一轮医改以来中国对卫生基础设施进行了大量的投资,基本实现了医疗保险全覆盖,推进基本公共卫生服务均等化,建立基本药物制度。这些提升了医疗卫生服务的可及性和公平性,大幅降低了儿童和孕产妇的死亡率以及传染病发病率,显著提高了中国居民的健康水平和预期寿命。但与此同时,中国在满足国民医疗健康需求方面仍面临很多新的挑战,现行的医疗服务体系仍呈现出以医院为中心、服务碎片化、注重服务数量和对服务质量关注不足等特点。

中国医疗保险支付制度改革一直伴随着医改的进程。支付方式的合理性直接决定了医疗保险制度的效果,也决定了医疗保险在医疗服务的提供方、需求方和医疗卫生费用支付方的政策导向关系。一个好的支付

方式既能控制医疗费用的不合理增长,又能激励定点医疗机构提高服务效率,促使医疗保险与医疗服务健康协调地发展。近年来,我国卫生总费用呈快速增长趋势,医疗保险基金支出面临持续快速增长的强大压力。医生诉求、补偿机制扭曲虽然是费用过快增长的根本原因,但是我国传统的以按项目付费为主的支付方式在整个过程中起到推波助澜的作用,刺激医疗消费,造成资源浪费,已成为阻碍卫生事业健康发展的瓶颈。支付制度和支付方式改革迫在眉睫。

二、我国 DRG 支付改革的政策回顾

我国按病种收付费改革最早可以追溯到 2004 年,先后经历了鼓励试点(2015 年以前)、积极探索(2015—2018 年)、全面推广(2019 年至今)3 个阶段。各阶段主要政策文件详见表 14 - 10。

表 14 - 10　中国推进 DRG 主要政策

时间	文件	发布部门和文件号	核心内容
2004 年 08 月 27 日	关于开展按病种收费管理试点工作的通知	卫生部办公厅	选择了 6 省 1 市(辽宁省、黑龙江省、山东省、河南省、陕西省、青海省、天津市)30 个病种探索按病种收费管理试点
2009 年 12 月 07 日	关于开展临床路径管理试点工作的通知	卫生部 (卫医政发〔2009〕116 号)	选择 50 家医院 DRG 试点
2011 年 03 月 30 日	关于开展按病种收费方式改革试点 有关问题的通知	国家发展改革委、卫生部 (发改价格〔2011〕674 号)	建议对 104 个病种进行按病种付费
2015 年 05 月 17 日	关于城市公立医院综合改革试点的指导意见	国务院办公厅 (国办发〔2015〕38 号)	建立以按病种付费为主,按人头付费、按服务单元付费等复合型付费方式,逐步减少按项目付费;鼓励推行按 DRG 付费方式

续　表

时间	文件	发布部门和文件号	核心内容
2016 年 07 月 01 日	关于印发推进医疗服务价格改革意见的通知	国家发展改革委（发改价格〔2016〕1413 号）	扩大按病种、按服务单元收费范围，逐步减少按项目收费的数量；到 2016 年底，城市公立医院综合改革试点地区实行按病种收费的病种不少于 100 个
2017 年 01 月 10 日	关于推进按病种收费工作的通知	国家发展改革委、国家卫生计生委、人力资源社会保障部（发改价格〔2017〕68 号）	遴选了 320 个病种，作为各地推进按病种收费改革、制定收费标准的参考；城市公立医院综合改革试点地区 2017 年底前实行按病种收费的病种不少于 100 个
2017 年 06 月 28 日	关于进一步深化基本医疗保险支付方式改革的指导意见	国务院办公厅（国办发〔2017〕55 号）	全面推进以 DRGs 为主的多元复合式医保支付方式
2018 年 02 月 26 日	医疗保险按病种付费病种推荐目录	人力资源和社会保障部（人社厅函〔2018〕40 号）	推荐 130 个病种按病种付费
2019 年 06 月 05 日	关于印发按疾病诊断相关分组付费国家试点城市名单的通知	国家医保局、财政部、国家卫生健康委、国家中医药局（医保发〔2019〕34 号）	确定了 30 个城市作为 DRG 付费国家试点城市
2019 年 10 月 24 日	关于印发疾病诊断相关分组（DRG）付费国家试点技术规范和分组方案的通知	国家医疗保障局办公室（医保办发〔2019〕36 号）	《国家医疗保障 DRG 分组与付费技术规范》《国家医疗保障 DRG（CHS-DRG）分组方案》
2020 年 02 月 25 日	中共中央、国务院关于深化医疗保障制度改革的意见	中共中央、国务院	建立管用高效的医保支付机制，大力推进大数据应用，推行以按病种付费为主的多元复合式医保支付方式，推广按疾病诊断相关分组付费

续　表

时间	文件	发布部门和文件号	核心内容
2020 年 06 月 12 日	关于印发医疗保障疾病诊断相关分组（CHS-DRG）细分组方案（1.0 版)的通知	国家医疗保障局办公室（医保办发〔2020〕29 号）	应用统一的 CHS-DRG 体系,进一步规范细化了 DRG 细分组方案,并对试点城市规范基础数据使用和采集、稳妥推进模拟运行、完善试点配套政策等提了指导意见
2020 年 10 月 27 日	关于印发区域点数法总额预算和按病种分值付费试点工作方案的通知	国家医疗保障局办公室（医保办发〔2020〕45 号）	组织开展区域点数法总额预算和按病种分值付费（DIP)的试点
2020 年 11 月 03 日	关于印发区域点数法总额预算和按病种分值付费试点城市名单的通知	国家医疗保障局办公室（医保办发〔2020〕49 号）	确定 27 个省(区、市)71 个 DIP 试点城市名单
2020 年 11 月 09 日	关于印发国家医疗保障按病种分值付费（DIP)技术规范和 DIP 病种目录库(1.0 版)的通知	国家医疗保障局办公室（医保办发〔2020〕50 号）	各试点城市要围绕《技术规范》,制定本地的总额预算管理办法,确定核心病种的点数以及其他有关住院病例的点数换算办法;《病种库》将主目录区分为核心病种近 11 553 组,综合病种 2 499 组,各试点城市的病种目录库的分组规则与《病种库》保持一致
2021 年 11 月 26 日	关于印发 DRG/DIP 支付方式改革三年行动计划的通知	国家医疗保障局（医保发〔2021〕48 号）	分期分批加快推进,从 2022—2024 年,全面完成 DRG/DIP 付费方式改革任务,推动医保高质量发展:到 2024 年底,全国所有统筹地区全部开展 DRG/DIP 付费方式改革工作,先期启动试点地区不断巩固改革成果;到 2025 年底,DRG/DIP 支付方式覆盖所有符合条件的开展住院服务的医疗机构,基本实现病种、医保基金全覆盖

三、我国 DRG 支付改革的发展现状

(一) 国家医保局成立前国内典型 DRG 分组器版本

国内 20 世纪 80 年代末就出现了 DRG 相关的介绍,并开始了 DRG 的初步研究,经过 20 余年的发展,国内形成了 4 个主流权威版本:①BJ-DRG,由北京医疗保险协会委托北京大学开展《建立医疗信息平台和引进 DRG 进行 PPS 的探索和医疗评估研究》项目,研发后已应用到 12 个省市,主要侧重于费用支付,兼顾医疗质量评价,充分反映了医保管理诉求;②CN-DRG,由国家卫生健康委医政医管局和北京市卫生健康委信息中心联合制定,目前应用到 29 个省市,主要侧重于医疗服务绩效评价和质量监管,并应用于部分城市费用支付,充分反映临床实际和需求;③CR-DRG,由国家卫生健康委基层卫生司制定,目前应用到 7 省 18 市县,主要面向地市级和县级医院,充分反映了基层疾病谱的特点和市县级的医院和医保管理能力,适用于新农合和城乡居民的支付和管理;④C-DRG,由国家卫生健康委财务司委托国家卫生健康委卫生发展研究中心制定,目前在 8 个省市进行试点,创新覆盖了全部疾病谱的临床诊断术语和 CCHI 为分组工具,由医生依据中国疾病谱制定分组,1 400 余家医院成本和费用数据测算权重,住院患者收付费一体化。不同 DRG 版本的探索和实施为构建中国 DRG 支付体系提供了宝贵经验,但仍存在一些问题,如缺乏顶层设计方案、缺乏立法保障、缺乏专业的组织保障和明确的分工机制、技术准备不足等。

(二) 国家医保局成立前 DRG 付费的开展

在国家医保局成立前,国内很多典型城市已在积极开展 DRG 支付方式改革的相关尝试,如北京市以 BJ-DRG 为基础,北京市城镇职工基本医疗保险管理部门在城区 6 家医院开展 108 个病组付费的试点,原北京市卫生计生委在平台区启动新农合住院按 DRG 付费试点;云南省玉溪市以 CN-DRG 为基础,2017 年 4 月开始城镇职工医疗保险和城乡居民医疗保险按 DRG 支付方式改革,DRG 付费病种 531 个,涉及医疗机构 10 家;辽宁省沈阳市以 BJ-DRG 为基础,2018 年起对 9 家医院启动职工基本医疗保险和生育住院按 DRG 付费试点;浙江省金华市以美国 MS-DRG 和我国 BJ-DRG 为理论参考,通过与临床专家合作研究,自主开发完成 595 个

疾病分组,采用病组点数法进行付费;广东省广州市将疾病分组与治疗方式组合,形成大数据病种分值付费(diagnosis-intervention packet,DIP)分组,并 2018 年 1 月 1 日起开展社会医疗保险住院医疗费用按病种分值付费。

不同地区因地制宜,根据自身医疗发展条件和信息化水平制定了符合当地特点的 DRG 实施方案,通过试点取得了初步效果,体现了 DRG 对于医疗服务质量管理和控费的积极正向激励作用。

(三) CHS - DRG 付费试点工作的开展

1. 顶层设计 2019 年 5 月,国家医疗保障局召开 DRG 付费国家试点工作启动视频会议,公布了 30 个 DRG 付费国家试点城市名单。同年 10 月,国家医保局发布《关于印发疾病诊断相关分组(DRG)付费国家试点技术规范和分组方案的通知》,其中《技术规范》的出台意味着全国 DRG 付费试点将具有统一的技术规范和指导标准;《分组方案》的出台意味着各试点城市必须按照统一分组操作指南,再结合地方实际情况,制定本地的细分 DRG 分组。2020 年 6 月,国家医疗保障局发布了《医疗保障疾病诊断相关分组(CHS-DRG)细分组方案(1.0 版)》,意味着中国特色的 CHS-DRG(China Healthcare Security Diagnosis Related Groups)落地前的分组方案准备工作完成,逐步形成适应中国医疗保障体系的 DRG 支付体系。

(1) 分组情况:CHS-DRG 包含 26 个主要诊断大类(MDC),376 个基本组(ADRG),618 个细分组,其中外科手术操作组 229 个、非手术室操作组 26 个、内科诊断组 363 个。

(2) 机构范围:试点期间,DRG 结算细则只适用于开展 DRG 付费试点的所有医疗机构(主要是二级以上医疗机构),未开展 DRG 试点的医疗机构继续沿用原有的结算方式和政策。

(3) 疾病范围:适用于急性期住院患者,可覆盖所有危急重短期(60天以内)住院病例;不适用住院时间过长、或住院资源消耗与医疗效果关系不密切、或有特殊结算政策的病种;明确不适用 DRG 结算的 4 种病例包括:门诊病例,康复病例,需要长期住院的病例,某些诊断和治疗方式都相同但资源消耗和治疗结果变异巨大病例(如精神类疾病)。

2. 进展情况 截至 2020 年 11 月,全国 30 个试点城市均已启动了 DRG付费试点的相关工作。在 11 月 11 日召开的"DRG 付费国家试点城市支付改革论坛"上,国家医疗保障研究院对 30 个纳入试点城市的工作进展情况进行了评估。

国家医疗保障研究院的评估结果显示,截至 2020 年第三季度,各试点城市试点进度情况虽然存在较大差异,但与去年相比有明显进展。整体来看,除个别试点城市的分组技术方法、结算细则还不够完善,需要进一步调整和改进,其他 29 个试点城市的进度基本符合国家部署要求,具备了模拟运行的条件。其中 7 个城市试点前已启动实际付费;剩余 22 个城市也在试点启动后经过筹备,目前已经具备了模拟运行的条件,其中 2 个城市已启动实际付费,4 个城市已启动模拟运行,剩余 16 个城市正在等待模拟运行。

首都医科大学国家医疗保障研究院应亚珍副院长基于所开展的相关研究,对试点城市政策落地所遇到的问题做了简单总结,并将其分为共性问题和个性问题两个方面。

(1) 共性问题:

1) 数据质量达不到要求。一是历史数据质量问题,存在因历史数据质量不高导致权重测算与实际有较大偏差的情况,影响分组准确性;二是病案质量问题,部分城市医疗机构病案质量较差,短时间内难以改善,影响模拟运行准备工作的开展;三是编码能力不足,大部分试点城市医疗机构普遍存在专业编码人员数量少等问题。

2) 编码版本不统一。一是不同地区、不同医疗机构编码版本不统一,部分一、二级医疗机构无法实现与医保版编码的映射;二是存在部分编码无法与医保版疾病诊断和手术操作 1.0 编码有效映射,以及对建立的映射关系缺乏检验和评估等。

3) 医保结算清单未全面使用。一是医保结算清单尚未实现全覆盖,仍有超过一半的试点城市没有实现医保结算清单的应用;二是试点医疗机构存在医保结算清单与病案首页的使用规范及目的等方面的差异。

4) 信息系统对接与招标等存在问题。一是基础信息系统数据汇集存在障碍,包括与医院端 HIS 系统对接、人社部门的医保业务系统的数据对接等;二是信息系统委托建设存在问题,部分城市采取分包委托业务的形式,把数据采集、系统建设、分组服务、智能监控等业务功能委托不同公司承担,带来不同环节业务衔接上的问题。

5）医保部门人员专业能力与精力不能满足试点工作。从目前试点情况来看,普遍存在医保部门过度依赖第三方专业技术公司的情况,有时甚至连费率测算方案、结算细则、监管指标以及与医疗机构沟通分组、付费标准等工作都交给第三方公司,未能发挥医保部门对 DRG 付费方式改革的主导作用。

（2）个性问题：

1）少数城市医保部门的需求与国家标准有差异。一是对分组的粗细程度需求有差异,部分城市缺少对国家版细分组与本地细分组评估结果的对比分析,存在选用版本不当的情况;二是部分城市采用以医院为单元的系数付费,与国家标准中逐步向"同级医院同病同价""同城同病同价"过渡的目标存在差异。

2）部分城市监管审核办法未到位。一是目前仅有 1/3 的城市在监管审核办法中建立了考核指标体系,大部分城市仅采取协议管理或审核管理模式,未明确指定考核指标及评分标准。二是监控审核技术手段不足,仅 1/3 的城市在配套文件中提及智能审核,少数城市完成了针对 DRG 付费的智能审核系统。

3）个别城市进度严重滞后。一是部分城市基础准备工作启动晚,目前只完成了疾病诊断和手术操作编码落地。二是部分城市医保核心业务系统与 DRG 结算系统对接存在问题,影响工作进度。

（四）DIP 付费试点工作的开展

2020 年 11 月 4 日,国家医疗保障局办公室发布《关于印发区域点数法总额预算和按病种分值付费试点城市名单的通知》（医保办发〔2020〕49号）,27 个省（区、市）71 个城市纳入试点。2020 年 11 月 20 日,国家医疗保障局办公室发布《关于印发国家医疗保障按病种分值付费（DIP）技术规范和 DIP 病种目录库（1.0 版）的通知》（医保办发〔2020〕50 号）。上述文件的发布,标志着我国医保支付方式改革又迈出了新的一步,从国家层面确定了 DRG 和 DIP 两种支付方式试点改革平行推进的改革思路,为各统筹地区推进以按病种付费为主的多元复合式医保支付方式改革提供了另一国家指导路径选择。

医保 DIP 的"雏形"源于 2002 年的黑龙江省牡丹江市,江苏省淮安市在调研学习牡丹江点数法改革经验后,于 2003 年启动、2004 年结合总额预算开始在市直医保实际施行。江苏淮安运用"工分制"原理,通过总额预算管理和点数法相结合方式,将单病种的绝对金额转变为不同病种之间的相对价值,一方面体现了"量入为出"的医保基金分配理念,另一方面点数法实施后,医保不再给单个医疗机构分配总额指标,强化了区域内的医保预算竞争,可以将所有医疗机构的利益捆绑一起,鼓励医疗机构相互进行竞争与监督。2010 年,广东中山在学习淮安做法基础上,分组时增加了疾病治疗方式,引入高低费用异常分值并细化医疗机构系数,形成了DIP 改革的中山样本。2013 年,江西南昌结合淮安做法和上海、杭州的分等级医疗机构预算管理经验,形成了独具特色的 DIP 改革的南昌样本。2013 年,宿迁在职工医保中引入 DIP;2014 年芜湖在职工医保、清远在基本医保中引入 DIP;2015 年,东营在城乡居民医保、新余在职工医保、银川在基本医保中引入 DIP;2016 年,石嘴山、长沙也引入病种分值,东营将实施范围扩大到职工医保;2017 年,淄博、安庆、邢台、汕头、珠海和宜昌引入 DIP。2017 年 11 月,广东省在总结中山、清远、汕头三个城市DIP 改革经验基础上,出台了《关于进一步深化基本医疗保险支付方式改革实施方案》,提出 2017 年底各市实行按 DIP 病种数不少于 1 000 个。2018 年,广东省人社厅联合卫健委印发《关于全面开展基本医疗保险病种分值付费工作的通知》《按病种分值的病种参考目录》,收录 4 051 个病种,作为各市制定病种范围的参考,同时出台了 500 种基层病种参考范围,实行同病同价。从 2018 年起,除深圳和佛山外,广东全省开始全面实施按 DIP,病种数平均超过 4 000 种。2018 年 5 月,铜川全面推进 DIP;2018 年 10 月,厦门更新结算办法引入 DIP;2018 年 11 月,成都也开始在基本医疗保险范围内实施 DIP。综合上述改革历程来看,相较于我国的DRG 付费改革探索,我国 DIP 的起源更早,覆盖的统筹区更多、改革资源禀赋差异的代表性城市更为广泛,目前已在各地"遍地开花",积累的政策经验丰富。

(五) DRG 与 DIP 的异同

1. 相同点

(1) 制度设计层面如下。

一是改革试点目标相同。DRG 和 DIP 均以实现医、保、患三方共赢为目标。即以提高医保基金使用绩效,不断提升医保科学化、精细化、规范化管理服务水平，保证医保基金安全可持续；发挥"经济杠杆"的作用，调节卫生资源配置总规模、结构，引导医疗机构管控成本，推进医疗费用和医疗质量"双控制"；让患者享受适宜的医疗服务，减轻疾病经济负担。

二是适用范围相同。目前的试点覆盖，都是定点医疗机构的住院付费结算。

三是都属于付费端（医保与定点医疗机构的付费结算）改革，未涉及收费端（定点医疗机构对病人的收费）的改革，收费端仍实行按项目收费结算。

（2）技术实施层面如下。

一是实施条件和数据要求基本相同。均要求基础代码统一，以医保结算统一、规范使用的《医疗保障疾病诊断分类及代码（ICD-10 医保 V1.0 版）》和《医疗保障手术操作分类与编码（ICD-9-CM-3 医保 V1.0 版）》为基础，历史数据中采用的国标版、临床版代码，要完成与医保版疾病分类及代码、手术编码的映射与转换，以保证标准一致和结果可比。

相比之下，略有差异的是，DRG 的实施条件和数据要求较高：比如 DRG 实施的基础条件包括信息系统、病案质量及人员管理等多方面。要求试点城市医保信息系统具有相对统一的医保药品、诊疗项目和耗材编码；能够提供近三年的完整、规范、标准化医保结算数据；具备安装 DRG 分组器的硬件网络环境和运维能力，支持与医疗机构信息系统、DRG 分组器互联互通，保证数据传输的及时性、完整性和准确性。DIP 实施的基础条件相对简单：主要是医保结算清单质量、组织管理等方面。要求试点城市具备使用全国统一的相关医保信息业务编码的基础条件，并在此基础上开展医保结算清单、医保费用明细表等质控。基于国家 DIP 分组标准，医保信息系统可在少量改造的情况下实现与 DIP 系统的兼容，主要改造软件系统的数据接口。

二是相对权重（RW）与分值测算的原理相同。都是基于历史费用数据，按照病组或病种相对于全口径病组或病种费用水平，计算病组费率或病种分值。

三是都要建立结算、监管与考核机制。都要确定月度预付、年终结算清算等办法。

四是都要针对医疗服务供给方可能采取的不当应对，采取监管、考核等办法。如在支付标准测算中，若支付系数与医疗机构级别强关联，则易导致医疗机构级别越高，权重（分值）越高，支付额度越多，存在进一步固化大医院虹吸患者就诊现状的风险。另外，均存在医疗机构分解住院、高靠分值、推诿病人、低标入院、择机出院、住院成本向门诊转移的风险。

2. 差异点

(1) 付费设计的立足点不同。DRG 付费侧重于以病例组合为单位，体现对医疗机构规范"同病同操作"病例诊疗路径的导向作用，激发医疗机构控制成本的内生动力，在保证治疗质量的前提下，选择资源消耗低的治疗方法，发挥医保支付的激励约束作用。

DIP 利用大数据对不同地区、不同时期、不同医疗机构的行为进行分析和引导，侧重于以病种组合为单位，根据各级医疗机构的功能定位，通过对不同病种赋予分值的大小差异，体现对治疗方式的导向作用。同时，尊重医疗服务规律，通过真实反映疾病治疗的资源消耗，体现对合理成本的导向作用。

(2) 分组原理不同。DRG 由粗到细，强调以临床经验为基础，依赖临床路径选择和专家人为判断，从疾病诊断大类出发，结合手术操作将其不断细化，按诊断和治疗方式的共性特征主观区隔成不同病例组合，具有"多病一组"或"多操作一组"及组内差异较大等特点，一般不超过 1 000 组（除金华外）。要求试点城市严格执行国家版分组方案，确保 26 个主要诊断分类（MDC）和 376 个核心 DRG（ADRG）全国一致，以此为前提自行制定本地的细分 DRG（DRGs）。

DIP 分组由细到粗，强调对临床客观真实数据的统计分析，通过对历史数据中病例的疾病诊断和手术操作进行穷举聚类，按疾病与治疗方式的共性特征客观形成自然分组，具有"一病一操作一组"及组内差异较小等特点，目前国家版主目录有核心病种 11 553 组，综合病种 2 499 组。统一由医保研究院根据各试点城市报送的历史数据，形成各试点城市版本的 DIP 目录库，要求分组规则须与国家版一致，每个城市的病种数量可以不相同（表 14 - 11）。

表 14‑11　DRG 和 DIP 的区别

区别	DRG	DIP
分组依据	临床路径（经验）	临床数据
分组目标	覆盖所有编码（疾病编码和手术操作代码）	覆盖所有住院病例
分组思路	人为主观筛选、归并	穷举匹配、客观聚类
分组指南	固定分组框架	确定分组标准（公式、指标及目录体系）
分组层级	三层：MDC、ADRG、DRGs	四层：三级、二级、一级、主索引
最细组别的变异系数（CV）	＜0.7 即可	平均值＜0.6
国家版分组		
病例费用	30 个城市近三年 6 500 万份	东、中、西部 10 个省市近 6 000 万份
修改完善	根据临床论证，人为修改	根据真实数据拓展、动态调整
本地化分组	MDC、ADRG 须与国家版一致	分组标准须与国家规范一致

（3）费率与点值的差别。DRG 付费支付标准的计算分为相对权重与费率的测算。首先是测算每个病例组合的权重，反映该病例组合的技术难度、资源消耗相对于其他病例组合的差异。其次是根据试点地区计划用于支付参与 DRG 付费改革医疗机构的医保基金预算总费用，来测算每个相对权重值对应支付的基金额度，即当年 DRG 费率＝当年预测住院总费用/预测 DRG 总权重。

DIP 支付标准的测算分为病种分值与点值的测算。首先是测算每个病种组合的病种分值，反映该病种组合的疾病严重程度、治疗方式的复杂与疑难程度相对于其他病种组合的差异。其次是根据前几年（通常为三年）的住院总费用核算加权平均年度住院总费用来测算每个相对权重值对应支付标准，即 DIP 预算点值均值＝加权年度平均住院总费用/预测 DIP 总分值；根据试点地区的地区医保基金支出预算指标与医保支付比例核定当年住院总费用，来测算每个相对权重值对应支付的基金额度，即当年 DIP 结算点值均值＝当年住院总费用/当年 DIP 总分值，而后分别采用优质区间模型计算的方式最终确定预算点值和结算点值。

（4）监管难点有差异。DRG 付费实施过程中,存在的监管难点有:一是需要按疾病大类进行案例式的临床论证,分组过程中对分组器和专家的依赖程度很高,地方医保部门难以发挥主导作用;二是编码未完全统一的地区难以达到分组要求,且受限于医疗机构临床路径的发展实际,目前暂时无法实现住院病例全覆盖,大部分地区试点医疗机构的 DRG 付费病例占比仅为 50% 左右;三是国家 DRG 分组主框架固定,根据各试点城市临床反馈的问题,需通过碎片化、案例式的临床论证才可对 MDC 和 ADRG 组别进行修改;四是各级医疗机构的诊疗方式、路径存在较大差异,对分组和入组都提出较大的挑战;五是要求医生对同一个病例组合的诊疗行为标准化,一定程度上会限制医疗技术进步,且推诿重症患者等风险较大;六是根据指标主观确定同等级医疗机构的总额,对于基金年度决算具有未知性,医保基金风险较大。

DIP 实施过程中,存在的监管难点有:一是依赖历史病案数据,而历史数据中存在的问题暂时不能完全排除,需随着支付方式改革不断推进,及时基于逐步规范的临床诊疗数据和编码动态更新病种目录库;二是使用疾病诊断与治疗方式进行分组,并据此制订病种分值进行付费,可能存在着诱导医疗机构采用复杂技术、高分值治疗方式的风险;三是分组细,医保监管难度较大,部分病种分值差距较小,难以判断治疗方式选择的合理性,高套分组的风险大;四是采用累计的病种分值进行结算,年终计算每分值点值进行清算,以严格控制医保预算,存在医疗机构争相"冲工分",导致分值贬值的风险。

3. 各自的突出优势

（1）DRG 的突出优势如下。

一是制度优势。DRG 国内外典型经验多,起源于国外,名字的知晓度比较高。它根据临床解剖部位和治疗类别进行"粗分组",在一个组内可能有不同的治疗方式。①便于医疗机构比较院内同一个病例组合中不同治疗方式的成本差异,在保证质量前提下,激励医疗机构采取低资源消耗的治疗方式。②与临床按科室管理、按疾病和治疗分类的思路一致,临床易理解,有利于将精力集中到异常病组的管理中。

二是技术优势。①DRG 分组使用 ICD-10 编码前 6 位,更细致,对疾病的标识更为精准，对医疗机构编码行为的调整更加明显。②DRG侧重于使用病例组合的成本数据计算权重。在目前成本数据不完善的情况下，除了使用历史费用外，还使用作业成本法、病种费用分类构成等方法对病例组合的权重进行调整，能够消除一部分不合理诊疗对病组费用的影响，以保证病例组合的权重更趋合理。③事先确定的细分组可引导医疗机构在诊疗患者时，规范相似诊断或操作病例的临床路径，提高组内病例诊疗的同质化程度，进而实现"同病同操作"的诊疗规范化目标。

（2）DIP 的突出优势如下。

一是制度优势。DIP 属于中国原创的支付方式。在一些地方先行先试，适应中国国情，基于信息化、大数据的广泛认知和应用的现实条件，具有中国特色、时代特征。DIP 在统筹区范围实施，便于比较同一病种组合在不同医疗机构间的治疗费用差异，将有效促进区域内医疗机构间的专业分工、良性竞争，有利于业务主管部门考核与监管。

二是技术优势。①基于大数据理念，以病种为付费单位和监管、分析对象，对促进医保精细化、科学化管理，购买价值医疗，奠定了极为科学和坚实的基础。②起步阶段，来自基础条件和分组技术方面的障碍少。如 DIP 分组使用 ICD - 10 编码的前 4 位，对编码的适应性强，便于动态调整和拓展，适用于编码未完全统一、历史病案数据质量不高的地区，且留有逐步完善数据质量的补短期，能有效平衡临床应用与医保支付间的关系。③跨区域推广及其在考核管理上的借鉴意义更高。尤其是因为基于大数据进行分组，以公式与指标作为分组的主要依据，对分组器无特殊依赖，便于监管部门发挥主导作用，进行质量和费用的控制。④DIP 更具包容性，承认医院过往的临床诊疗行为习惯，更易于接受，落地阻力较小，医院发展优势学科、运用新技术的积极性也更高。

4. DRG 和 DIP，未来融合的可能性

（1）数据池的融合：应用 DIP 或 DRG 付费最重要的效果是提高数据治理能力，两种支付方式使用的数据来源都是医保结算清单和收费明细，数据标准都是医疗保障信息业务编码。基于标准化、规范化数据采集体系和数据库的建立，将能实现不同支付方式的无缝切换，进而避免"重复建设""翻烧饼"等问题。一是 DIP 和 DRG 采集最小数据集将进一步明

确,使用同一个接口标准,方便数据的导入和导出;二是形成医疗机构-统筹区医保部门-省级医保部门-国家医保部门的数据传输通道,实时或每天报送,避免修改数据等情况;三是制定数据的治理机制,加强病案、财务等部门的数据规范化培训工作,完善数据的逻辑校验和智能审核,确保数据使用的准确性。

(2) 分组的融合:DRG 分组要求医院之间采取标准化的诊疗路径,由于目前不同地区、不同医院诊疗规范、治疗方法、医院管理、病案首页质量等存在不同程度的差异及我国的中医、专科医院特点不同等,DRG 分组和入组难度较大,且分组框架相对固定,经论证形成后,规则不可变化,否则就不是 DRG 付费了。DIP 则有相当好的包容性,从真实数据聚类而来,始终关注"均值""分布"与"特例",尊重医疗服务复杂性、不确定性的内在规律,符合国情、客观反映临床现实,技术难度更小,可操作性更强。针对目前 DRG 分组较粗,DIP 分组较细的特点,待两种支付方式在试点实施过程中逐渐成熟,有望结合国家智慧医保建设、专家技术力量的加强,逐步向中间靠拢,以大数据为基础,探索形成以临床路径和临床实际为综合依据的分组。

(六) 三年行动计划

2021 年 11 月,以加快建立管用高效的医保支付机制为目标,分期分批加快推进、全面完成 DRG/DIP 付费方式改革任务,国家医疗保障局发布《关于印发 DRG/DIP 支付方式改革三年行动计划的通知》(医保发〔2021〕48 号),对未来 DRG/DIP 支付方式改革方向和推进步骤提出明确要求和任务。

1. 工作目标　到 2024 年底,全国所有统筹地区全部开展 DRG/DIP 付费方式改革工作,先期启动试点地区不断巩固改革成果;到 2025 年底,DRG/DIP 支付方式覆盖所有符合条件的开展住院服务的医疗机构,基本实现病种、医保基金全覆盖。完善工作机制,加强基础建设,协同推进医疗机构配套改革,全面完成以 DRG/DIP 为重点的支付方式改革任务,全面建立全国统一、上下联动、内外协同、标准规范、管用高效的医保支付新机制。

2. 工作任务　一是实现 4 个全面覆盖。①统筹地区:以省(自治区、直辖市)为单位,分别启动不少于 40%、30%、30% 的统筹地区开展

DRG/DIP 支付方式改革并实际付费。②医疗机构：启动改革的统筹地区，按三年安排实现符合条件的开展住院服务的医疗机构全面覆盖，每年进度应分别不低于 40％、30％、30％。③病种分组：启动改革的统筹地区，按三年安排实现 DRG/DIP 付费医疗机构病种全面覆盖，每年进度应分别不低于 70％、80％、90％。④医保基金：启动改革的统筹地区，按三年安排实现 DRG/DIP 付费医保基金支出占统筹区内住院医保基金支出达到 70％，每年进度应分别不低于 30％、50％、70％。

　　二是建立完善 4 个工作机制。①完善核心要素管理与调整机制：突出病组（病种）、权重（分值）和系数三个核心要素，建立完善管理和动态调整机制，并不断完善各项技术标准和流程规范。加强病组（病种）管理，以国家分组为基础，结合本地实际，维护和调整病种分组，使之更加贴近临床需求，贴近地方实际，更利于开展病种费用结构分析；加强病组（病种）权重（分值）管理，使之更加体现医务人员劳动价值，更加体现公平公正；加强医疗机构系数管理，有效体现医疗服务技术含量，促进医疗服务下沉，促进分级诊疗，大幅提高医疗服务资源和医保基金使用绩效。②健全绩效管理与运行监测机制。加强医保基金使用效率效果评价考核，不断提高有限医保基金使用绩效。各地要基于 DRG/DIP 付费改革，加强医疗服务行为的纵向分析与横向比较，建立医保基金使用绩效评价与考核机制，并充分利用考核评价成果建立激励约束机制，真正发挥医保支付"牛鼻子"作用。按照 DRG/DIP 付费国家医疗保障经办管理规程要求，围绕 DRG/DIP 付费全流程管理链条，构建"国家-省-市"多层次监测机制，加强数据分析，优化工作流程，提升信息化水平，建立管用高效的监测体系。③形成多方参与的评价与争议处理机制。各地要建立相应技术评价与争议处理机制，形成多方参与、相互协商、公开公平公正的医保治理新格局，要立足当地实践，建立完善争议问题发现、研究解决和结果反馈机制，加强专业专家队伍建设、评议机制建设，支撑病种、权重（分值）和系数等核心要素动态调整，形成与医疗机构集体协商、良性互动、共治共享的优良环境。④建立相关改革的协同推进机制。各地要相应完善总额预算管理机制，大力推进病种分值付费等区域总额预算管理，减少直至取消具体医疗机构年度绝对总额管理方式；要协同推进按床日付费、按人头付费机制改革，加强各种支付方式的针对性、适应性、系统性；在 DRG/DIP 政策框架范围内,协同推进紧密型医疗联合体"打包"付费;探索中医药按病种支付的范围、标准和方式,支持和促进中医药传承创新发展;要建立与国家医保谈判药品"双通道"管理、药品医用耗材集中带量采购等政策措施的协同推进机制,形成正向叠加效应。同步加强支付审核管理,完善基金监管机制,促进医疗机构强化管理,规范医疗服务行为。

二是加强 4 项基础建设。①专业能力建设:实施双百计划,国家医保局每年培训省级骨干 100 人(含省级医保局分管领导、医药处负责人、业务骨干各 1 人),地市业务骨干 100 人(新启动改革地区各 1 人)。②信息系统建设:制定 DRG/DIP 相关信息系统标准和规范,保障 DRG/DIP 系统的统一性、规范性、科学性、兼容性以及信息上下传输的通畅性,发布全国统一的 DRG/DIP 功能模块基础版,结合本地实际设置 DRG/DIP 功能模块的规则、参数。③标准规范建设:开发和完善 DRG/DIP 付费改革技术标准和经办流程规范,明确改革方向、步骤和路径,强化协议管理,在协议中明确 DRG/DIP 付费预算管理、数据质量、支付标准、审核结算、稽核检查、协商谈判、考核评价等要求。④示范点建设。

四是推进医疗机构协同改革。①编码管理到位:确保国家 15 项医保信息业务编码在定点医疗机构的全面落地,并使用医保标准编码。②信息传输到位:落实 DRG/DIP 付费所需数据的传输需要,确保信息实时传输、分组结果和有关管理指标及时反馈并能实时监管。③病案质控到位:引导医疗机构切实加强院内病案管理,提高病案管理质量。各统筹地区可以支持和配合定点医疗机构,开发病案智能校验工具,开展病案质量专项督查,提高医疗机构病案首页以及医保结算清单报送的完整度、合格率、准确性。④医院内部运营管理机制转变到位:引导医疗机构改变当前粗放式、规模扩张式运营机制,转向更加注重内涵式发展,更加注重内部成本控制,更加注重体现医疗服务技术价值。各统筹地区要充分发挥 DRG/DIP 支付方式改革付费机制、管理机制、绩效考核评价机制等引导作用,推动医疗机构内部运营管理机制的根本转变,在促进医院精细化管理、高质量发展的同时,提高医保基金使用绩效。

第三节　DRG/DIP 支付改革面临的挑战与发展方向

一、我国 DRG/DIP 支付改革面临的挑战

作为一个舶来品，DRG 被运用到医保支付领域的目的很明确：通过打包预付的方式，实现"同病、同治、同价"，在医保战略购买和医疗服务良性发展间寻找平衡——对医疗机构而言，药品、耗材、检查从收入来源转变为成本，必须合理消耗资源才能高效运行，从而引导医院通过缩短平均住院日、降低患者的诱导性医疗消费，进而控制医药费用不合理增长，进一步引导医疗机构实现"三转变、三提高"。

对患者而言，支付的医疗费用与服务项目无关，在入院诊断时就基本能够明确治疗需要的费用与支出。对医保而言，通过制定标准控制支出，并借助预算强迫约束提供者分担经济风险、提高卫生经济效率，从而改变医保作为第三方的被动局面。根据各地试点情况，将医保总额预算与DRG 支付方式相结合，在统一的付费规则下，鼓励各医院之间的竞争，激励医院加强自我管理，在竞争中获得上风，无疑将在很大程度上改变医疗机构及相关从业人员的行为。但是结合国际经验和中国国情，DRG 支付方式改革在实际操作中仍会面临一些困惑和挑战，需要不断探索和完善。

一是非预期行为。DRG 付费常伴非预期行为发生，如推诿病人、套高组别、分解住院、缩短住院时间等。在 DRG 成本控制的压力下，医疗服务可能从过去按项目付费下的过度医疗走向另一个极端——过少医疗。从国际上看，经过几十年的发展，各国都已建立起一系列监管措施（数据质量、医疗费用、医疗质量、医疗效率）进行积极的防范。但短期内肯定会有一段磨合期，加之我国医保部门的目前只是针对"极大值"和"极小值"的医疗纠纷进行监管，而对于大量、普通的医疗服务尚无足够资源。因此，当务之急是建立正向激励机制，引导医疗服务行为逐步规范——让医生想办法以疗效最佳、成本最优的方式治疗疾病。

二是医疗技术创新与应用。大多数医疗创新技术的使用都伴随次均费用的增加。DRG 支付体系下，医院的次均费用超过支付标准时将承担

超支风险,除非DRG支付体系能对医院使用新技术的额外成本予以考虑,否则医院会缺乏使用新技术的激励。从国际上看,对卫生服务中技术创新部分也专门进行了相应的考量机制。短期内,明确另行支付的服务/药品/耗材目录,在DRG体系之外对新技术的单独付费、或在DRG支付标准的基础上给予额外支付、或建立专项基金支付异常高成本的特殊病例。这种短期工具已经在我国各地DRG支付方式改革探索实践中得到应用,如福建省DRG收付费改革方案中就明确规定了11类可另行收费的医用耗材,将人工晶体基本费用(单焦非球面)含在DRG收费标准中,对于自动调焦、非球面、多焦等患者个性化需求超过医保最高支付限额部分由患者自付。长期看,考虑到技术革新带来的诊疗模式和成本变化,各国都会定期(1~4年)对本国DRG系统(包括疾病分类系统和付费系统)进行更新和维护,结合卫生技术评估手段,将具有成本效果的创新技术纳入DRG体系内,设置相应组别并调整该组权重。

　　三是医疗质量和医患关系。DRG作为病例组合中的一种,可将临床过程相近或资源消耗相当的病例分类组合成若干组别,但当被应用于支付时,存在天然的缺陷——无论医疗质量或结局如何(患者是"跑出去""走出去""躺出去"),同一个DRG组都按同一个支付标准进行结算。DRG具有一定控费效果,但鉴于医疗特殊性,在卫生领域应更关注医疗质量,实现"同病、同治、同价、同质"。以DRG的发源地美国为例,1983年全面应用于Medicare住院预付系统,在此之前,美国国会于1982年通过税收公平和财务责任法案(Tax Equity and Fiscal Responsibility Act),将医生的专业服务从医院服务中剥离了出来,分别形成了Medicare住院保险PART A(对医院住院费用采用DRG等方式进行支付)和补充性医疗保险PART B(对医生劳务采用RBRVS按项目进行支付),通过这种方式将医生排除在DRG支付之外,从而保障了医生的收入不受影响,医生没有动力通过降低医疗服务的质量和数量来变相控制成本。但我国目前的医疗服务行为模式、薪酬分配体系与激励机制尚未达到大面积实施DRG付费的条件,尤其是医患之间缺乏足够的信任,完善DRG支付才能避免进一步激化矛盾。

二、我国 DRG/DIP 支付改革的发展方向

客观地说，DRG 付费是中国目前解决或缓解严重医疗浪费最适宜的一种方式，但绝不是改革的终点。价值医疗才是我们追求的目标。从国际上看，以价值医疗为起点，开展适宜的支付方式组合与创新，将按绩效支付、捆绑支付、按人头支付与患者为中心的家庭式医疗模式、责任制医疗组织等相结合，逐步向整合式服务、按疗效和健康结果付费以及多方风险共担的模式转变。围绕价值医疗，我国医保支付制度改革也将从"以服务量为基础"向"关注诊疗过程、以价值为导向"转变，从"关注单个机构"向"关注整合体系"转变，从"为疾病治疗付费"向"为人群健康付费"转变。如果说 1.0 版医改以整治虚高价格为突破口，2.0 版医改应以支付制度改革为切入口，以疗效和健康结果为导向，以提高医疗技术为载体，强化合理诊断、合理治疗、合理用药、合理检查为抓手，建立正向激励机制，发挥医保资金的最大效用。

（彭颖、冯旅帆、金春林）

参考文献

［1］蔡红兵，汪梦碧，龚时薇. 美国医疗保险的创新支付模式：捆绑支付的实施效果与经验分析［J］. 中国卫生经济，2017，36(2)：94 - 96.

［2］常峰，纪美艳，路云. 德国的 G-DRG 医保支付制度及对我国的启示［J］. 中国卫生经济，2016，35(6)：92 - 96.

［3］动脉网. DRG 专栏系列之四：DRG 支付体系构建的国际经验借鉴（DRG 分组篇）［EB/OL］.（2019 - 01 - 29）［2020 - 09 - 20］. https://mp. ofweek. com/medical/a145673021776.

［4］动脉网. DRG 专栏系列之五：DRG 支付体系构建的国际经验借鉴（DRG 定价篇）［EB/OL］.（2019 - 02 - 20）［2020 - 09 - 20］. https://mp. ofweek. com/medical/a145673824766.

［5］顾雪非，向国春，刘小青，等. 支付方式改革推动医疗机构转变运行机制的作用和条件分析［J］. 中国医疗保险，2018，(4)：22 - 26.

［6］黄少瑜，薛允莲，陈星伟，等. 医疗机构信用评价指标体系构建［J］. 中国卫生经济，2020，39，(6)：72 - 77.

［7］江小州. 金华市 DRGs 付费的实践探索［J］. 中国医疗保险，2019(6)：42 - 45.

［8］ 郎婧婧,于丽华,周海龙,等.C-DRG 相对权重、基础费率、服务价格的制定原则和方法[J].中国卫生经济,2017,36(6)：18-19.

［9］ 李菲.DRGs 在医院医疗费用支付中的应用研究——基于英国、德国和美国的实证分析[J].卫生经济研究,2019,36(01)：32-37.

［10］ 刘芬,孟群.DRG 支付体系构建的国际经验及启示[J].中国卫生经济,2018,37(8)：93-96.

［11］ 刘荣飞,薛梅,李紫灵.DRG 的国内外研究进展[J].卫生经济研究,2020,37(10)：42-45,48.

［12］ 茅雯辉,陈文.捆绑支付及其对我国医疗支付方式改革的启示[J].中国卫生资源,2016,19(6)：528-532.

［13］ 彭颖,金春林,王贺男.美国 DRG 付费制度改革经验及启示[J].中国卫生经济,2018,37(7)：93-96.

［14］ 邵宁军,严欣.金华医保"病组点数法"付费改革成效评析[J].中国医疗保险,2018(4)：41-43.

［15］ 汪欢,李锦汤,彭秀萍.广东推进按病种分值付费改革的做法和成效[J].中国医疗保险,2019(9)：50-52.

［16］ 王常颖,金春林.责任医疗体系的国际经验借鉴与启示[J].中国卫生事业管理,2019,36(3)：164-167,175.

［17］ 王云屏,周晓爽.美国医改实施的进展、前景与启示[J].中国卫生政策研究,2013,6(3)：38-44.

［18］ 吴伟旋,向前.捆绑支付对我国医疗卫生领域供给侧改革的启示[J].中国卫生经济,2017,36(7)：22-24.

［19］ 徐嘉婕,彭颖,王力男,等.我国台湾地区住院诊断关联群支付制度改革经验及启示[J].中国卫生经济,2019,38(1)：91-96.

［20］ 杨燕绥,朱诚锐,廖藏宜.金华"病组点数法"付费效果评估[J].中国社会保障,2018(5)：70-72.

［21］ 叶婷,贺睿博,张研,等.荷兰捆绑支付实践及对我国卫生服务整合的启示[J].中国卫生经济,2016,35(10)：94-96.

［22］ 郑秀萍,陈新坡,王畅,等.C-DRG 收付费与按病种分值付费实践政策比较——基于福建省三明市和厦门市医保支付方式改革实践[J].江苏卫生事业管理,2019(10)：1297-1300.

［23］ 朱坤,张小娟.美国责任保健组织的发展及启示[J].中国卫生政策研究,2012,5(12)：40-45.

［24］ BUSSE R，GEISSLER A，QUENTIN W，et. al. Diagnosis-related groups in Europe：moving towards transparency，efficiency and quality in hospitals [M]. UK：Open University Press，2011.

［25］ Centers for Medicare and Medicaid Services. What are the value-based programs [EB/OL].（2018-07-25）[2020-09-30]. https://www.cms.gov/Medicare/

Quality-Initiatives-Patient-Assessment-Instruments/Value-Based-Programs/
Value-Based-Programs.

[26] LJUNGGREN B, SJODEN P O. Patient reported quality of care before vs. after
the implementation of a diagnosis related groups (DRG) classification and
payment system in one Swedish county [J]. Scand J Caring Sci, 2001, 15(4):
283 – 294.

[27] LJUNGGREN B, SJODEN P O. Patient-reported quality of life before, compare
with after a DRG intervention [J]. Int J Qual Health Care, 2003, 15(5):
433 – 440.

[28] OECD. Better ways to pay for health care [M]. Paris: OECD
Publishing, 2016.

[29] PIMPERL A. Re-orienting the model of care: towards accountable care
organizations [J]. Int J Integr Care, 2018, 18(1): 15, 1 – 3.

[30] SONG Z, ROSE S, SAFRAN D G, et. al. Changes in health care spending and
quality 4 years into global payment [J]. New Engl J Med, 2014, 371:
1704 – 1714.

[31] WHO. Framework on integrated people-centred health services: report by the
secretariat [EB/OL]. (2016 – 04 – 15)[2020 – 10 – 08]. https://www. who. int/
servicedeliverysafety/areas/people-centred-care/framework/en/.

第十五章

区域纵向医疗联合体分级诊疗模拟分析

公立医院高质量发展背景下，更加注重优质医疗资源的可及、有序及高效使用。资源配置的研究是卫生经济学研究的方向之一，强调如何充分利用资源来最大限度地满足人类的需要。市场经济和市场调节机制是人类社会有史以来建立的最有效的经济运行机制之一，它有效地推动社会经济的发展，但市场机制存在着自发性、滞后性、分散性等局限，存在市场失灵，尤其在医疗卫生领域，仅靠自由市场机制很难达到资源的最优配置。政府干预在弥补市场局限的同时，更加强调社会效益，兼顾效率与公平。医疗联合体作为实现优质医疗资源配置的政策工具之一，以实现"社区首诊、双向转诊"为目标，进而缓解看病难、看病贵的问题。

医疗联合体作为复杂的利益责任共同体，其功能的实现在于多主体共同推动，系统动力模拟模型又称 SD 模型，分析复杂系统的结构、行为和因果关系，并模拟系统随着时间推移而产生的动态变化，SD 模型能较好地反映出环境的系统性、非线性、动态性等特征。本研究，运用系统动力学的方法，对不同政策条件下医联体运行结果进行模拟分析，并依据不同模拟结果，提出政策建议。

第一节　区域纵向医联体分级诊疗模拟模型构建

一、区域纵向医联体分级诊疗子系统

（一）社区首诊子系统结构分析

社区首诊主要受社区医疗技术水平、医保政策、家庭医生签约、疾病病种、绿色通道等多种因素影响。本研究构建社区首诊框架，从政府机

构、医疗机构、医保部门、患者等关键利益相关者视角考虑影响社区首诊的因素(图15-1)。其中，技术水平由政府部门政策支持、上级医院技术输入共同完成。医保政策方面，借鉴国外医保政策，对社区首诊及跨级就诊报销比例实行差异化管理，大幅度降低跨级就诊报销比例，一定程度上也利于社区首诊的实现。家庭医生签约及签约患者社区首诊义务的履行是影响患者首诊的又一重要因素，卫健委应加强宣传教育并与社区卫生服务中心通力配合以增加家庭医生签约率。患者而言，对于社区首诊的选择在于支付能力、疾病病种及基层医疗机构的诊治水平的认可，此外，与上级医院是否构建绿色通道也是影响患者社区首诊的重要因素之一，在患者发现疑难疾病的时候，基层医院有足够的渠道与水平保障患者的救治不延误。

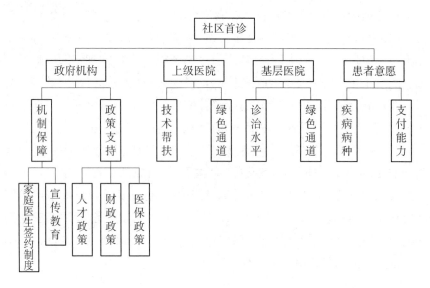

图 15-1　社区首诊系统结构

(二) 双向转诊子系统结构分析

双向转诊存在着上转容易下转难的现象，上转人次占比高于下转人次占比。截至2012年4月青岛市社区卫生服务双向转诊达到20万人次，但其中75%为社区卫生服务机构转医院病人。多数学者对医联体下转难原因进行分析，许长恩等对下转难原因进行调查分析，调查结论如下：机制因素（权重39.5%）、患者因素（权重23.0%）、基层医院因素（权重16.3%）、社会宣传力度（权重11.4%）、大医院因素（权重9.7%）等。苏巧莲对医联体转诊难原因从宏观及微观角度分析，认为没有转诊标准、对社区医生不信任、各级医疗机构利益冲突、激励机制、社会保障机制、转诊程序与费用等对双向转诊产生影响。就上转原因而言，李东霞等学者认为居前三原因为：诊断不明确需进一步治疗、急危重症、条件所限无法治疗。张亚兰等多名学者将社区卫生服务中心技术设备有限、患者疾病较难诊断等作为上转难的主要原因。本研究综合以往研究基础上，将机制保障、政策支持等作为政府部门双向转诊的影响因素，将上级医疗机构资源使用率、医疗机构投入产出收益等作为医疗机构影响因素，将下级医疗机构诊治水平、绿色通道、专业人才作为影响因素，患者双向转诊的意愿依赖于疾病病种情况及支付能力（图15-2）。

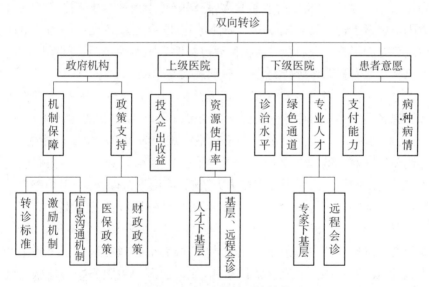

图15-2 双向转诊系统结构

二、系统动力学逻辑模型建立

（一）反馈回路建立

医联体双向转诊实现是多方共同努力的结果，其中患者及医疗机构是双向转诊的直接参与者。下转率受患者自愿下转率及医疗机构自愿下转率双重影响，上级医疗机构作为自负盈亏单位，下转患者满足自身效益最大化要求。大型医疗机构床位使用率较高，多数超过 100%，床位资源有限情况下，下转轻病患者是大型医疗机构最优选择。门诊轻病患者下转需要一定政策引导，减轻大型医院对轻病依存度，是促使轻病下转的方式之一。学者曾雁冰对医疗费用过快增长问题进行研究，认为政府财政投入不足是医疗机构增加业务性收入的主要原因，并给出具体数值关系，适当增加三级医院财政补助，制定轻病下转制度，一定程度减轻三级医院床位及财务负担。医疗机构下转意愿主要受资源使用率（床位使用率为代表）及机构营收双重影响。信息不对称下患者下转受医疗机构影响较大，患者对医疗机构认识是影响患者下转主观因素，患者下转受下级医疗技术水平、下级医疗机构诊疗费用、支付能力多重影响。上转率同样受到患者自愿上转率及医疗机构自愿上转率双重影响，我国社区医疗机构资源投入不足，医疗机构医疗水平有限，是影响患者首诊及患者上转的客观原因。患者上转则具有较高的积极性，但依旧受到患者支付能力及就医可及等方面影响。政府及医保机构通过医保政策及财政政策间接影响医疗机构及患者就医诊疗行为，提升轻病患者下转率。

医疗机构患者就诊存在以下正反馈回路：资源投入量→患者治愈率→患者吸引力→机构诊疗人次→资源投入量，影响社区首诊因素较多，社区卫生服务中心卫生资源投入不足是影响社区首诊的主要因素之一，张明新等在对 156 家社区卫生服务中心进行实证研究的基础上得出结论，设备配置不足，人员方面存在学历较低、结构不合理现象，平均每个社区卫生服务中心仅拥有全科医生 1.92 人。蓝绍颖以江苏为例对社区卫生服务中心人力资源进行分析，依旧认为存在人力资源配备不足的情况。本研究从利益相关者功能视角出发，政府层面加强对社区卫生服务中心财政、医保政策、绿色通道等政策支持，促进社区卫生服务中心社区首诊率的提高，社区首诊、分级诊疗反馈回路如图 15-3 所示。

（二）系统动力学逻辑模型建立

结合前期研究及文献分析方法确定双向转诊及社区首诊指标。明确主体变量及变量间函数关系，依据 Vensim PLE 软件构建 SD 流图模拟运营主要利益相关者干预措施下社区首诊、双向转诊实施效果（如图 15-4 和表 15-1）。

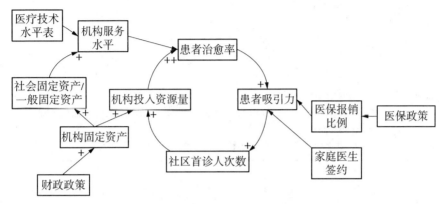

图 15-3 社区首诊反馈回路

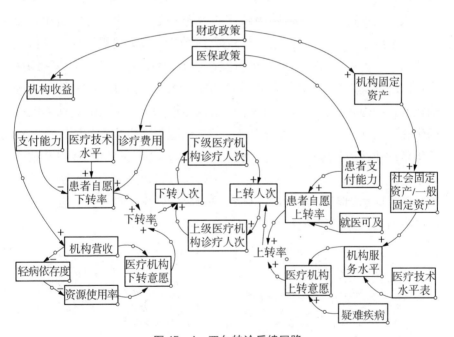

图 15-4 双向转诊反馈回路

表 15-1　SD 流图主要指标及内容

步骤	内容	方法
指标筛选	筛选社区首诊、双向转诊指标	文献分析
变量分类	流位变量、流率变量、辅助变量、外生变量等	文献分析
变量确定	模型所需变量	文献分析
确定函数关系	关联分析、文献分析确定变量之间函数关系	关联分析及文献分析
建立逻辑模型	建立社区首诊、双向转诊逻辑模型	动力学研究

1. 社区首诊 SD 流图分析　我国基层医疗资源利用率不高，与国际社区卫生服务利用率相差较大。国外医疗集团实行家庭医生责任制，患者诊疗实行较为严格的分级诊疗程序，家庭医生首诊基础之上，患者可转诊到大型及专科医疗机构，跨级诊疗的患者将支付昂贵的医疗费用。我国实行家庭医生签约制度，但对患者实行软约束，患者跨级诊疗所支付成本有限。学者芦苇对签约患者进行实证研究，其中明确自身义务签约患者仅占总调查人数 61.79%，但在对家庭医生就诊便利度方面，签约患者组较非签约患者组在就诊选择、药物选择、慢性病防治等方面均认为家庭医生有较大优势。患者就医行为选择偏向大型医疗机构重要原因之一在于患者对社区卫生服务中心医疗水平不信任，担心延误病情，尽管国家致力于社区卫生服务中心建设，但就人才吸引方面效果欠佳。本研究将影响社区首诊影响因素定位在社区医疗技术水平、社区患者签约率及价格因子三方面，并进行系统流图模拟，具体详见图 15-5。

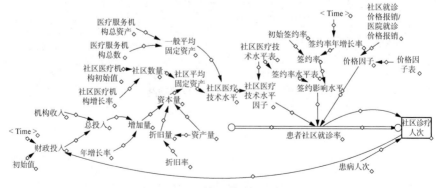

图 15-5　社区首诊 SD 流图

2. 双向转诊 SD 流图分析　本研究用下转率作为患者下转主要衡量标准,下转率影响因素主要包括患者下转意愿及医疗机构下转意愿,患者下转意愿主要受医疗技术水平及价格影响因子双重作用;医疗机构下转意愿主要受资产使用率及轻病依存度双重影响;患者上转率主要受患者上转意愿的影响,医疗机构对上转的影响主要体现在医疗技术水平,医疗技术水平较高则患者上转意愿较低,医疗技术水平有限,则患者上转意愿较高(图 15-6)。

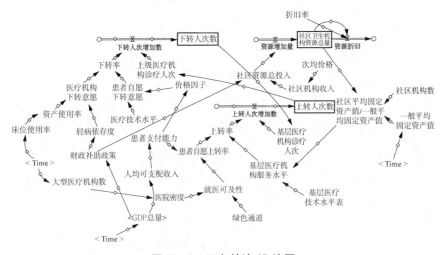

图 15-6　双向转诊 SD 流图

三、系统动力学函数关系的确定

(一) 社区首诊影响因素函数关系确定

社区首诊主要表函数(数据形式为 Vensim 软件输出形式)及社区首诊影响因素函数关系在参考相关研究基础上,结合本研究实际给出,主要如表 15-2、15-3。

表 15-2　社区首诊主要表函数

名称	表　函　数
价格因子表	$[(0,0)-(10,10)]$, $(0,0.991)$, $(0.082,0.929)$, $(0.137,0.803)$, $(0.22,0.653)$, $(0.406,0.351)$, $(0.621,0.206)$, $(0.725,0.145)$, $(0.828,0.101)$, $(0.966,0.048)$, $(1,0.035)$

续 表

名称	表 函 数
社区医疗技术水平表	$[(0, 0)-(200, 10)]$, $(0, 0.221)$, $(20.4, 0.344)$, $(41.6, 0.439)$, $(60.8, 0.532)$, $(85.6, 0.601)$, $(111.8, 0.682)$, $(136.6, 0.757)$, $(186.3, 0.815)$, $(185.2, 0.93)$, $(200, 1)$
签约率水平表	$[(0, 0)-(10, 10)]$, $(0, 0)$, $(0.65, 0.65)$, $(1, 1)$

表 15-3 社区首诊 SD 流图主要参数及函数关系

函数名称	模型变量函数关系
患者社区就诊率(%)	(社区医疗技术水平 + 10^{-9})$^{0.4}$ + (居民签约率 + 10^{-9})$^{0.3}$ + (医疗服务价格因子 + 10^{-9})$^{0.3}$
社区医疗技术水平(Dmnl)	社区医疗技术水平表("社区平均固定资产值/全部医疗机构固定资产")
社区平均固定资产值(万元)	社区医疗机构总值/社区数量
社区医疗机构总值(万元)	社区资源量初始值 + 社区资源量增量 − 社区资源折旧量
社区资源量增量(万元)	总投入×年增长率
社区资源折旧量(万元)	社区资源量×折旧率
社区资源总投入(万元)	社区医疗机构收入 + 财政投入
社区医疗机构收入(万元)	社区医疗机构收入初始值×$n_{社}$
财政投入量(万元)	财政投入初始值×EXP(Time×$n_{财}$)
价格因子(Dmnl)	价格因子水平表("社区就诊价格报销比/医院就诊价格报销比")
签约因子(Dmnl)	签约水平表("签约率×0.65")
签约率(%)	初始签约率×EXP(Time×$n_{签}$)
年患病人次(人)	总人口×年患病率
年患病率(%)	14.4×26×EXP(Time×0.05)
社区首诊人次(人)	年患病人次×患者社区拟就诊率
财政投入初始值(万元)	1.13E+07
机构收入初始值(万元)	3.35E+06
初始签约率(%)	0.56
医疗服务机构总资产(万元)	290 542 715
医疗服务机构数(所)	981 432
社区医疗机构数(所)	34 238

续　表

函数名称	模型变量函数关系
$n_{社}$(Dmnl)	0.06
$n_{财}$(Dmnl)	0.08
$n_{鉴}$(Dmnl)	0.06

注：本表初始数据为 2014 年数据。

(二) 双向转诊影响因素函数关系确定

双向转诊影响因素函数关系在参考相关研究基础上,结合本研究实际情况给出,主要如表 15-4 所示。

表 15-4　双向转诊主要参数设计及函数关系分布

函数名称	模型变量函数关系
下转人次数(人次)	下转率×上级医疗机构诊疗人次数
下转率(%)	医疗机构下转意愿×0.35+患者自愿下转意愿×0.65
医疗机构下转意愿(%)	(床位使用率+le^{-009})$^{0.5}$×(门诊疾病依存度+le^{-009})$^{0.3}$×(转诊机制完善程度+le^{-009})$^{0.2}$
财政投入减少与增加的业务关系(Dmnl)	$Y_t=N_t/X_t$　Y_t：t 年财政补足财政投入萎缩 n 单位所需增长的业务收入单位　N_t：t 年财政投入萎缩单位　X_t：t 年财政投入收益率(维持医院运转前提下在 0~35% 波动)
财政投入偏差(万元)	理想财政投入－实际财政投入
理想财政投入(万元)	医疗机构工资额×差额补助占工资比
床位使用变化率(%)	$\sin(2×3.14×Time/12)/30$
财政投入下门诊下转量(人次)	财政投入偏差/次均门诊费用
患者自愿下转意愿(Dmnl)	(医院就医价格因素+le^{-009})$^{0.2}$×(医疗技术水平+le^{-009})$^{0.6}$×(患者就医观念+le^{-009})$^{0.3}$
社区医疗技术水平 Dmnl	社区医疗技术水平表("社区平均固定资产值/全部医疗机构固定资产")
社区医疗机构总值(万元)	社区资源量初始值＋社区资源量增量－社区资源折旧量
社区资源量增量(万元)	总投入×年增长率
社区资源折旧量(万元)	社区资源量×折旧率
社区资源总投入(万元)	社区医疗机构收入＋财政投入
社区医疗机构收入(万元)	社区医疗机构收入初始值×$n_{社}$

续　表

函数名称	模型变量函数关系
社区卫生服务价格因子(Dmnl)	社区卫生服务价格因子表(社区医疗机构卫生服务次均价格比)×医保制度影响因子
社区医疗机构卫生服务次均价格比(%)	社区卫生服务次均价格/医院治疗次均费用
上转人次数(人次)	上转率×下级医疗机构诊疗人次数
上转率(%)	医疗机构上转意愿×0.15＋患者自愿上转意愿×0.85
社区卫生服务中心诊疗人次(人次)	社区首诊人次＋下转人次
患者上转意愿(Dmnl)	(就医可及＋1e^{-009})$^{0.5}$×(诊疗费用＋1e^{-009})$^{0.2}$×(医疗技术水平＋1e^{-009})$^{0.3}$
就医可及(Dmnl)	MAX(大型医疗机构就医可及,绿色通道就医可及)
绿色通道可及性(Dmnl)	绿色通道转诊人次/需转诊人次
绿色通道可及性时间变化率(%)	绿色通道可及性初始值×(1＋0.07)$^{-time}$
大型医疗机构就诊率(Dmnl)	就诊人次/挂号总人次
医院卫生服务价格因子(Dmnl)	社区卫生服务价格因子表(社区医疗机构卫生服务次均价格比)
社区医疗机构卫生服务次均价格比(%)	社区卫生服务次均价格/医院治疗次均费用
医院次均门诊费用(元)	220
床位使用率(%)	102.9
绿色通道可及性初始值(%)	32

注：初始数据均为 2014 年数据

在社区首诊表函数基础上,增补双向转诊表函数,具体如表 15-5(数据形式为 Vensim 软件输出形式)。

表 15-5　双向转诊主要函数关系表

名称	表　函　数
床位使用率影响因子表	[(0,0)-(1.2,1)],(0.95,0),(1,0.05),(1.02,0.1),(1.05,0.5),(1.1,0.8),(1.2,1)
门诊下转水平表	[(0,0)-(3.390 91e＋008,10)],(0,0),(3.390 91e＋006,0.344),(8.123e＋007,0.439),(1.512 3e＋008,0.532),(1.712 41e＋008,0.601),(2.0106 2e＋008,0.682),(2.500 61e＋008,0.757),(2.700 61e＋008,0.815),(3.000 61e＋008,0.93),(3.390 91e＋008,1)

续　表

名称	表　函　数
社区就医 观念因子表	$[(0,0)-(10,10)]$，$(0.03, 0.02)$，$(0.17, 0.17)$，$(0.25, 0.28)$，$(0.33, 0.41)$，$(0.44, 0.51)$，$(0.58, 0.57)$，$(0.71, 0.62)$，$(0.81, 0.68)$，$(0.91, 0.7)$，$(0.98, 0.75)$
自愿上转 因子表	$[(0,0)-(10,10)]$，$(0,0)$，$(0.6, 1)$，$(0.7, 0.99)$，$(0.9, 0.9)$，$(1.2, 0.8)$，$(1.9, 0.76)$，$(2.5, 0.6)$，$(3.5, 0.45)$，$(5, 0.12)$，$(6, 0)$

第二节　区域纵向医联体分级诊疗的模拟分析

一、不同条件下社区首诊的模拟分析

(一)假设条件选择

(1) 条件 1：政府财政投入无相对萎缩额缺口。

政府财政支出占卫生总费用比重是影响卫生事业发展的因素之一，按国际惯例，政府支出占到卫生总费用的 40% 结算，我国 2014 年医疗机构卫生总费用为 25 170 亿元，政府拨款为 3 500 亿元，财政拨款萎缩额为 6 568 亿元。按照相对萎缩额进行计算，以 1991 年医疗机构收支基准年进行计算，2014 年财政补助相对于 1991 年财政补助萎缩 764 亿元。本研究根据我国国情，以相对萎缩额作为研究起点，参考相关研究，计算公式如下

$$N_t = T_{st}(P_o - P_t)$$

其中，N_t：T 年某区域医院系统财政投入绝对或相对萎缩额(元、万元等)；T_{st}：T 年某区域医务人员工资收入额(元、万元等)；P_o：基准年财政投入占医疗机构人员经费支出比重(%)；P_t：T 年财政投入占医疗机构人员经费支出比重(%)。

按照上述计算公式，典型年份财政补助缺口如表 15 - 6 所示。

表 15-6　财政补助萎缩额分布

年份（年）	医院总收入（亿元）	定基比（%）	业务收入（亿元）	定基比（%）	财政拨款（亿元）	定基比（%）	财政补助占工资支出比例（%）	财政补助缺口（亿元）
1991	361.4	—	326.1	—	35.3	—	55.8	—
1992	444.4	123	404.5	124.1	39.9	113	49.7	4.9
2000	2 296.5	635.5	2 004.7	614.8	155.2	439.5	31.9	116.4
2008	7 318.4	1 925.1	6 389.5	1 959.5	493.6	1 297.8	41	178.5
2014	26 434.3	7 314.4	21 972.1	6 737.8	3 500.6	9 916.7	45.8	764.3

（2）条件 2：居民签约率显著提高。

家庭医生签约制度实行软签约的方式，签约人群就医行为无约束性要求。并且，签约人群中，明确自身义务的仅占 60% 左右。本条件下，假设签约人群均明白自身义务，即通过教育宣传，100% 明确签约义务，所有签约者均有执行社区首诊制度倾向，对比分析社区首诊率变化水平。

（3）条件 3：医保部门实现差额等级报销制度。

医保报销比例对患者就医具有一定的引导作用，医联体管理及医保管理目前尚未统一，医联体内就医尚且无差异化，本研究以自付费用比作为衡量按序就诊与跨级就诊的差异，即同类疾病按序就诊自付比例与跨级就诊自付比例比值。假定跨级就诊自付比为按序就诊自付比的 4 倍，对比分析社区首诊率变化水平。

（二）不同条件下患者社区就诊率模拟结果分析

不同条件下患者社区首诊 10 年变化趋势详见下表，其中 current 为原模型模拟数据，run1 为增加条件 1 下模拟数据，run2 位增加条件 1 及条件 2 下模拟数据，run3 为增加条件 1、2、3 下模拟数据，具体如表 15-7。

表 15-7　不同条件下社区首诊率分布

时间	current	run1	run2	run3
1	0.27	0.28	0.31	0.48
2	0.31	0.32	0.36	0.57

续　表

时间	current	run1	run2	run3
3	0.34	0.35	0.39	0.63
4	0.36	0.37	0.42	0.67
5	0.38	0.39	0.44	0.72
6	0.4	0.4	0.46	0.76
7	0.42	0.42	0.48	0.78
8	0.43	0.43	0.49	0.82
9	0.44	0.44	0.51	0.84
10	0.45	0.46	0.52	0.86

本研究重在比较不同政策措施下社区首诊差异,纵向上看,假设条件均有助于社区首诊率的提高。横向上看,各条件下,社区首诊率虽有所提高,但提高比重不尽相同,run1 与 current 比较分析可知,弥补财政相对萎缩额缺口下,提升幅度在 0～3.7% 之间。盲目增加财政投入,不注重改变患者就医习惯及政策引导条件下,患者社区就诊提升幅度相对有限。run2 与 current 比较分析可知,在逐步加强患者签约率水平且弥补财政相对萎缩额缺口下,患者社区首诊率提升幅度在 13.9%～14.5%,社区首诊率提升幅度相对较大。run3 与 current 比较分析可知,在弥补财政相对萎缩额缺口下、逐步加强患者签约率水平且自付比定为 4 倍条件下,患者社区首诊率较原条件,提升幅度在 77.8%～91.1% 之间,差异更为显著。

二、不同条件下双向转诊模拟分析

(一) 不同条件下转率模拟分析

假设条件 1 为财政补助无相对萎缩缺口,该假设条件下前文已求出 2014 年财政相对萎缩缺口量为 764.3 亿元。本研究中,财政补助缺口金额用于减缓医院对门诊疾病的依赖及社区卫生服务中心医疗技术补助,并假设 764.3 亿在医院及社区卫生服务中心分配系数为 4∶6,该分配系数之下,模拟双向转诊下转率。

假设条件 2 为医院门诊下转系数及转诊机制完善度均有较大幅度提高,医院下转系数即为财政补助到位情况下,医院实际下转门诊患者与理论门诊患者的比值，受医院逐利性及机制建设影响，前期该值相对较低，假设初始值为 10%；双向转诊机制完善程度为定性研究，较难量化，由于双向转诊机制建设相对不成熟，该背景下，本研究假设双向转诊机制完善度为 0.1，机制完全完善为 1。条件 2 下，假设医院门诊下转系数为 50%、转诊机制完善程度为 0.5，对比研究下转率的变化幅度。具体数值如表 15-8。

表 15-8　不同条件下下转率分布

时间	current	run1	run2
1	0.183	0.186	0.23
2	0.187	0.191	0.242
3	0.188	0.192	0.247
4	0.187	0.191	0.243
5	0.183	0.187	0.23
6	0.176	0.179	0.207
7	0.186	0.19	0.239
8	0.191	0.195	0.255
9	0.192	0.197	0.26
10	0.191	0.195	0.255

由数值可知，完善财政补助下，下转率与原下转率相比，提高幅度在 1.64%～2.60% 之间。弥补财政补助差额、完善医院门诊下转机制及转诊机制条件下，下转率同比增幅为 17.61%～35.42%，双管齐下对下转率提升作用效果更明显。

（二）不同假设条件下上转率的变化分析

社区卫生服务中心上转率主要受社区卫生服务中心技术水平、患者上转可及性及患者上转诊疗费用影响，社区卫生服务中心技术水平前文已有论述，本部分不再赘述。患者上转可及性主要包括绿色通道患者上转可及和患者自主就诊上转可及两方面，本研究在调研中总结社区卫生服务中心普遍认为绿色通道可及性较低，本研究在综合各方意见基础上，将绿色通道上转初始值定位 0.31。时间变量之下，社区卫生服务中心绿色通道可及性不断变换，绿色通道上转人次增幅设为 7%，绿色通道转诊可及性有限,但绿色通道转诊人次年增幅较大,绿色通道时间变量为:绿色通道上转可及性初始值×1.07^Time。患者自主就医可及性初始值设为0.76。患者上转诊疗费用以诊疗费用占家庭总收入比重为参考值,初始值设为1,即重病条件下,患者收入均用于医疗费用。

假设条件1为财政补助无相对萎缩缺口,该假设条件下前文已求出2014年财政相对萎缩缺口量为764.3亿元,财政补助到位情况下,社区卫生服务中心医疗技术水平相对提升,理性患者上转率相对降低。

条件2为绿色通道较为畅通,初始值达到0.5,患者上转情况。前6年,在社区卫生服务中心技术水平提升较快、绿色通道提升较慢前提下,理性患者上转率逐渐降低,但在绿色通道可及性大于患者自主就医可及性时,患者绿色通道转诊基本可及情况下,较多患者直接选择上转至医院就诊。

整体而言,患者具备较高的上转意愿,在明显增加医疗机构投入,提升医疗机构技术水平条件下,部分患者选择社区就诊,随着社区技术水平提升,上转率出现短暂下降。但在医院就诊渠道逐渐畅通情况下,不考虑经济原因,依旧有较多患者倾向于转向上级医院(表15-9)。

表 15-9　不同条件下上转率分布

时间	current	run1	run2
1	0.851	0.776	0.777
2	0.851	0.773	0.773
3	0.851	0.768	0.768
4	0.851	0.764	0.764
5	0.851	0.759	0.759
6	0.851	0.753	0.753
7	0.851	0.747	0.768
8	0.851	0.741	0.787
9	0.851	0.733	0.806
10	0.851	0.726	0.826

第三节　相关政策建议

一、社区首诊政策多管齐下

发展社区首诊制度是促进医疗资源合理配置、从源头分流患者的关键。社区首诊作用的发挥受多种条件的限制，包括社区医疗技术水平、患者对社区首诊政策知晓度、医保差异、患者文化水平等。本研究从系统动力学视角出发将医疗技术水平、家庭医生签约率、医保政策差异等作为主要影响变量对社区首诊率进行模拟研究。结果显示，不同条件下，增加政府开支，弥补财政投入相对萎缩额，社区首诊率未来 10 年同比增幅在 0～3.7％之间。在增加财政投入同时，患者社区首诊意识增强，患者未来 10 年社区首诊签约率同比增幅在 13.9％～14.5％，同比增幅较单纯增加财政投入有较大提升。在增加财政投入、实现家庭医生签约率提升，且患者跨级就诊自付比为按序就诊自付比的 4 倍情况下，社区首诊率提升较大，同比增幅在 77.8％～91.1％之间。综上，在政府财政投入增加恒定情况下，卫健委等部门更应注重增加患者家庭医生签约率，改变患者就诊意识，增强签约患者社区首诊率，医保部门等应实现医联体内医保报销差异化，以增加医联体社区首诊率。

二、完善双向转诊机制

信息不对称情况下，患者更倾向于信任大型医疗机构，通过改变社区医疗技术水平、完善下转系数、完善转诊机制研究患者下转变化情况。

由模拟数据可知，完善下转率除政府增加财政投入以提升社区卫生服务中心医疗技术水平以外，政府更应注重完善转诊机制，包括医保部门转诊医疗报销水平的制定、卫健委转诊标准的制定等。改变医疗技术水平及上转就医可及性模拟患者上转率，社区卫生服务中心医疗技术水平的增加，患者上转率将会缓慢下降，绿色通道就医可及和患者自主就医可及增加情况下，患者更倾向于向上转诊，上转多为重病患者，上转过程中，诊疗费用因素作用较小。

三、发挥卫健委主导作用

卫健委作为政府卫生领域最具权威机构,对三级医院行使管理监督权。卫健委与三级医院关系为委托代理关系,卫健委为委托方,三级医院为代理方。但信息不对称下,三级医院具备优势信息,其有可能背离卫生计生委意愿,为实现自身效益最大化,发生道德损害,做出不利于医联体发展的事情,虹吸效应即为三级医疗机构关注自身效益,不注重社区卫生服务中心发展而产生现象。卫健委作为委托方,具有防范此类现象发生的义务,卫健委可增加其违约成本、减少其违约收益,例如直接去三级医院就诊患者,医保部门给予医院较小的报销金额,制定转诊协议,三级医院违约情况下,支付昂贵代价等等。卫健委在医联体建设过程中一直起主导作用,加强与医保部门合作,将医保支付纳入医联体建设发展当中依旧是多部门协作且卫健委起带头作用。

四、发挥医保资源配置作用

医保在卫生资源配置、成本控制及监管方面均发挥重要作用。医保资源配置在于引导医疗机构引入 HTA 核算的低成本、高效率医疗设施。成本控制在于以医保报销的方式,调节医疗机构医保资金的使用。但就目前而言,医保资源配置作用直接作用于各级医疗机构,医保与医联体交互相对较少。

国外典型国家实施分级诊疗是多种制度相互作用的结果,且医保部门均发挥较大作用。新加坡实行严格的分级诊疗制度,并通过医保报销等方式实现,储蓄医疗模式下,政府通过差别较大的津贴补助比例引导病人就医。为优化不同级别医疗机构就诊比例,预约就医,诊治费用相对较低,没有预约直接到大型专科医院就诊,费用甚至是社区医院的 8 倍。医联体目标在于实现社区首诊、双向转诊的分级诊疗制度,目前按序就诊及跨级就诊报销比例无差异,此类情况下,患者更倾向于医疗水平较高医疗机构就诊,差异化报销制度之下,缓解三级医院医保资金紧张同时一定程度上利于分级诊疗的实现。

(孙自学、田文华、管德坤)

参考文献

［1］高启胜. 我国社区首诊制影响因素鱼骨图分析［J］. 中华全科医学,2015,13(3)：341－343.

［2］蓝绍颖,朱湘竹,庄勋,等. 江苏省社区卫生服务中心(站)人力资源调查分析［J］. 江苏卫生保健,2003,(04)：17－19.

［3］李东霞,杜雪平,李放. 医患双方对双向转诊管理及其影响因素看法的调查分析［J］. 中国全科医学,2013,16：3590－3593.

［4］卢祖洵,刘军安,彭绩,等. 深圳市社区卫生服务利用及其影响因素分析［J］. 中华医院管理杂志,2005,21：464－467.

［5］芦炜,张宜民,梁鸿,等. 基于需方的家庭医生签约服务实施效果评价——以慢性病为重点［J］. 中国卫生政策研究,2016,9：23－30.

［6］苏巧莲. 城乡统筹条件下重庆市首诊制和双向转诊影响因素的研究［D］. 重庆：重庆医科大学,2011.

［7］王玲智,王艳妮. 发挥社区首诊制度的资源配置作用［J］. 经营管理者,2014,(25)：295.

［8］谢宇,代涛,朱坤,等. 南京市社区居民社区首诊意愿及影响因素研究［J］. 中国全科医学,2010,(15)：1621－1624.

［9］徐长恩,全世超,周新朝,等. 双向转诊下转难影响因素量化分析［J］. 中国卫生事业管理,2009,26：373－375.

［10］姚卫光,萧晓东,罗晨玲. 东莞市居民对社区卫生服务的认知、利用现状及影响因素分析［J］. 中国全科医学,2012,15(28)：3230－3232.

［11］曾雁冰. 基于系统动力学方法的医疗费用过快增长问题建模与控制研究［D］. 上海：复旦大学,2011.

［12］张明新,周莹,方鹏骞. 我国社区卫生服务中心卫生资源配置比较分析［J］. 中国卫生经济,2008,27：29－32.

［13］张亚兰,王雷,徐超,等. 北京市朝阳区施行"双诊制"的影响因素分析［J］. 中国全科医学,2010：3507－3509.

［14］钟文菲. 新加坡医疗保健体系的特点与借鉴［J］. 中国热带医学,2011,11(5)：554－555.

［15］钟颖,吴春玲,陈冠桦,等. 广州市居民社区首诊意愿及影响因素研究［J］. 中国全科医学,2016,(19)：1924－1927.

▶ 第十六章

政策工具视角下分级诊疗的实现路径

医疗资源总量不足、质量不高,结构与布局不合理,系统碎片化,缺乏分工协作是我国医疗服务体系中存在的突出问题。建立分级诊疗体系是解决上述问题的重要举措,是我国医改的重点内容和攻坚难题。政策工具是政策目标和结果之间的桥梁,只有选择了合适的政策工具,才能使政策实施结果与政策目标相一致。研究分级诊疗体系构建过程中的政策工具及其选择策略对提高政策执行效果具有重要意义。

第一节　政策工具理论概述

一、政策工具的内涵

政策工具,又称政府工具或治理工具,是指公共政策主体为实现公共政策目标所能采用的各种措施、方法和手段的总称。政策工具研究兴起于 20 世纪 80 年代,迅速发展于 90 年代及 21 世纪初,已成为当代西方公共管理学和政策科学的研究焦点之一。政策工具这一概念看似简单,但对政策工具的内涵却未达成共识。

严强把学界关于政策工具的理解归纳成以下三种观点。一是将政策工具理解为实现政府行为的机制,代表人物欧文·休斯(Owen E. Hughes),认为政策工具是"政府的行为方式,以及通过某种途径用以调节政府行为的机制";二是将政策工具理解为政府推行政策的手段,如豪利特(Michael Howlett)和拉米什(M. Ramesh)认为:"政府工具是政府赖以推行政策的手段,是政府在部署和贯彻政策时拥有的实际方法和手段。";三是将政策工具理解为实现政策目标的活动,如里格林(Arthur B.

Ringeling)把工具概念描述成为："致力于影响和支配社会进步的具有共同特征的政策活动的集合。"

杨洪刚将对政策工具的理解归纳为"机制论""手段论""活动论""因果论""目的论"5 种角度。提出：从本质上来理解，政策工具是政府活动机制；从内容上来理解，政策工具是制度规则的组合或具体的制度安排；从原因上来理解，政策工具是实现政策目标的手段；从主体上来理解，政策工具的选择者和运用者是执政党和政府部门。

陈振明通过梳理归纳不同学者的观点，将政策工具的内涵归纳为三个方面：从主体来看，运用政策工具的主体是政府；从目标来看，政策工具是政府以实现政策目标为导向而采取的；从内容来看，政策工具是为实现政策目标而采取的一系列手段、技术、方法和机制。认为政策工具是公共物品和服务的供给方式和实现机制，即各种主体尤其是政府为了实现和满足公众的公共物品和服务的需求所采取的各种方法、手段和实现机制，为了满足公众需求而进行的一系列的制度安排。

二、政策工具的类型

在政策工具研究领域，最早关注的焦点是政策工具的识别和分类，因为政策工具的分类是政策工具选择的前提和基础。尽管关于政策工具的分类有非常丰富的学术成果，但却未形成统一的观点。

豪利特和拉米什根据在提供公共物品过程中政府介入程度的高低，将政策工具分为三类：自愿性工具、混合性工具、强制性工具。其中自愿性工具包括家庭与社区、志愿者组织和市场等；混合性工具包括信息与规劝、补贴、产权拍卖和税收与使用者付费等；强制性工具包括管制、公共企业和直接提供等。萨拉蒙（Lester M. Salamon）从政策产品或服务的特征、机制、传递媒介和递送系统特征等方面将政策工具分为 13 类：直接政府管理、社会规制、经济规制、合同承包、政府拨款、直接贷款、贷款担保、保险、税收支出、费用、责任法、政府企业和福利券。施耐德（Schneider A.）和英格拉姆（Ingram H.）基于政策工具影响目标群体的机制，列出 5 种政策工具的类型：一是权威型工具，指以正当性权威为基础，在限定的情况下允许、禁止或要求某些行为；二是诱因型工具，以实质的报酬诱导执行或鼓励某些行为；三是能力型工具，提供信息、教育和资源，使个人、团体或机关有能力做决定或完成某些行动;四是象征或劝说型工具,通过宣传、引导使政策目标群体的价值与政策目标趋向一致;五是学习型工具,通过学习所得的经验,可增进政策对象对问题及解决方案的理解,有助于决策者提高目标的明确度。罗斯韦尔(Rothwell R.)和齐格维(Zegveld W.)基于政策工具的作用对象,将其分为需求型、供给型和环境型政策工具三类。

国内学者陈振明将政策工具分为市场化工具、工商管理技术和社会化手段三大类。张成福按政府介入的程度把政策工具划分为 10 种:政府部门直接提供、政府部门之委托、签约外包、补助或补贴、抵用券、经营特许权、政府贩售、自我协助、志愿服务、市场运作。朱春奎以豪利特和拉米什对政策工具的三分法为基础,综合国内外政策工具研究者对政策工具的分类,将政策工具整合为自愿性政策工具、强制性政策工具和混合性政策 3 个大类,13 个亚类,共 71 个具体工具的政策工具箱。

由于政策工具的多样性,目前的分类方法众多,没有一种划分理论是穷尽的且相互排斥的,但这也正是政策工具的优势,每一种分类都揭示了政策工具的不同方面特征,对于具体的政策问题,需要从多个方面更加全面地分析某一项政策工具的特征。

三、政策工具的选择

研究政策工具的最终目的是在政策执行过程中选择最合适的政策工具,需要解决的关键问题有二:一是明确影响工具选择的因素,二是如何进行工具选择和组合。彼得斯(B. Guy Peters)和冯尼斯潘(Fransk M. Van Nispen)归纳了研究政策工具选择的 5 种途径(表 16-1),即传统工具途径、背景分析途径、制度分析途径、公共选择途径和政策网络途径。传统工具途径从严格的"目标-手段"的理性角度看待政策工具的选择,认为政策工具是中性的,与政策环境之间不存在任何关系,只要满足既定目标的要求,任何工具都是有效的。背景分析途径则认为政策工具的特性应与政策问题的性质、政策环境因素、目标群体的特性相适应才能发挥工具的效能。制度分析途径认为政策工具的选择既具有路径依赖性,又需要有变革性,政策工具的选择是在工具与背景之间建立一种最理想的配比,制度变迁和环境变化时,政策工具的选择也随之变革。公共选择途径基于"经济人"的假设，认为政策行动主体从理性出发做出对政策工具的个人选择，主张政策相关方的利益成为工具选择中的关注焦点。政策网络途径认为政策工具的选择是政策网络中利益相关者之间互动、博弈和平衡的结果。

表 16-1　政策工具选择的研究途径

研究途径	强调关系	关注重点
传统工具途径	目标-工具	政策工具本身
背景分析途径	背景-工具	工具应用的背景环境
制度分析途径	制度-工具	制度结构和风俗习惯
公共选择途径	偏好-工具	政治家和政府官僚动机
政策网络途径	网络-工具	网络特性、规范和网络成员

影响政策工具选择的因素有很多，比如政策工具的特性、待解决问题的性质、政府在过去处理类似问题的经验、决策者的主观偏好、受影响的社会群体的可能反应等。彼得斯筛选出影响政策工具选择的 5 项主要因素（5I 模型）：观念（ideas）、制度（institutions）、利益（interests）、个人（individuals）与国际环境（international environment）。萨拉蒙提炼出政府选择政策工具的 4 个关键维度，即强制性程度、直接性程度、自治性程度和可见性程度。国内学者提出政策工具选择应当关注的因素有：政策目标、政策资源、目标群体、政策执行机构和政策工具应用的背景、政策过程中的非制度因素等。

政策工具选择的基本模型包括：经济学模型、政治学模型和综合模型。经济学模型倾向于把政策工具的选择视为至少在理论上是一种技术上的操作，把特定工具的特征同它们的任务结合起来，更多是理论层面的研究，它们对政策工具选择的分析是基于政府做什么以及应该做什么这样一种理论假设，而不是基于政府实际在做什么的经验调查。政治学模型更多从受影响群体对政策工具的反应性、合法性、公众信任、政治目标、政治利益、治理模式等角度分析工具选择的有效性，认为政策工具的选择绝非只是理性的、线性的技术操作。豪利特和拉米什整合经济学模型和政治学模型，构建了政策工具选择的综合模型，设置了"国家能力"和"政策子系统复杂性"两个维度,处理好这两个变量就可以发展出把特定工具的定位包括进去的工具选择模型(表 16-2)。

表 16-2 政策工具选择综合模型

国家能力	政策子系统	
	高	低
高	市场工具	受管制的公共企业,或是直接规定工具
低	自调节的,基于社区或家庭的工具	混合工具

第二节 分级诊疗政策工具的识别与运用特征分析

一、分级诊疗的政策背景

(一) 分级诊疗的政策缘起

我国在城市地区形成了市、区两级医院和街道卫生院组成的三级医疗服务体系,农村地区形成了县医院、乡(镇)卫生院、村卫生室的三级医疗预防保健网络。在公费医疗、劳保医疗和农村合作医疗的保障制度的约束下,居民定点就医、逐级转诊,各级医疗机构功能分工明确,形成了分级诊疗的就医秩序,以较少的资源消耗取得了较优的健康产出。

改革开放之后,国家开始运用经济手段管理公立医院,扩大医院自主权,同时财政补助大幅下降,医院不得不通过扩大规模、提供更多的医疗服务来谋求生存和发展。加上农村合作医疗和城市劳保医疗的逐步瓦解,个人现金支出成为卫生费用的主要来源,医疗保障对个人就医行为的约束能力基本消失,之后尽管建立了城镇职工医疗保险和新型农村合作医疗保险,但取消了定点医疗和逐级转诊的要求,原有的三级医疗服务体系实体虽在,分级诊疗功能却名存实亡。不同级别的医疗机构由原来的协作关系变成了竞争关系,三级医院虹吸大量的患者和医疗资源,造成医疗机构忙闲不均,医疗费用攀升,医疗资源不足与浪费并存,医疗服务系统宏观效率低下。

　　"看病难、看病贵"这一社会问题迫使政府决策部门和学术界不得不反思因医疗服务缺乏明确的分工协作以及患者无序流动带来的问题。在《国务院关于发展城市社区卫生服务的指导意见》(2006 年)、《中共中央国务院关于深化医药卫生体制改革的意见》(2009 年)、《中共中央关于全面深化改革若干重大问题的决定》(2013 年)、《全国医疗卫生服务体系规划纲要(2015—2020 年)》(2014 年)、《国务院办公厅关于推进分级诊疗制度建设的指导意见》(2015 年)等政策文件中均提出要建立并完善分级诊疗模式,形成科学合理的就医秩序。分级诊疗体系和制度的重构已成为国家医改的重点内容和必须解决的问题。

(二)分级诊疗政策目标

　　根据《国务院办公厅关于推进分级诊疗制度建设的指导意见》,分级诊疗改革的政策目标是构建布局合理、规模适当、层级优化、职责明晰、功能完善、富有效率的医疗服务体系,形成基层首诊、双向转诊、急慢分治、上下联动的分级诊疗模式。

　　(1)基层首诊。坚持群众自愿、政策引导,鼓励并逐步规范常见病、多发病患者首先到基层医疗卫生机构就诊,对于超出基层医疗卫生机构功能定位和服务能力的疾病,由基层医疗卫生机构为患者提供转诊服务。

　　(2)双向转诊。坚持科学就医、方便群众、提高效率,完善双向转诊程序,建立健全转诊指导目录,重点畅通慢性期、恢复期患者向下转诊渠道,逐步实现不同级别、不同类别医疗机构之间的有序转诊。

　　(3)急慢分治。明确和落实各级各类医疗机构急慢病诊疗服务功能,完善治疗—康复—长期护理服务链,为患者提供科学、适宜、连续性的诊疗服务。急危重症患者可以直接到二级以上医院就诊。

　　(4)上下联动。引导不同级别、不同类别医疗机构建立目标明确、权责清晰的分工协作机制,以促进优质医疗资源下沉为重点,推动医疗资源合理配置和纵向流动。

(三)分级诊疗主要模式

　　各地构建分级诊疗体系的切入点和重点有所不同,综合国内分级诊疗的实践,将其分为家庭医生签约型、慢性病整合服务型、医联体型、诊疗病种型和医保引导型 5 种模式(表 16 - 3)。

表 16-3　我国分级诊疗的主要模式

模式	模式特点	代表地区
家庭医生签约型	优化医疗资源布局,居民签约家庭医生团队,家庭医生负责初级医疗保健和转诊服务	上海
慢病整合服务型	以糖尿病、高血压慢病为突破口,组建专科医师、全科医师和健康管理师在内的整合性服务团队	厦门
医联体型	构建综合医联体和专科医联体,推动优质医疗资源下沉	北京、深圳
诊疗病种型	制定特定病种的分级诊疗指南和管理规范,明确诊疗目录、转诊原则、指征、流程以及用药目录	安徽、甘肃
医保引导型	医保支付方式改革、差异化报销政策引导分级诊疗	青海、宁夏

上海将做实家庭医生制度作为构建分级诊疗体系的基本路径,启动"5＋3＋1"郊区三级医院建设项目,优化医疗资源布局。2011 年启动家庭医生制度试点工作,实行家庭医生签约服务机制,居民可选择 1 家社区、1 家区级和 1 家市级医疗机构签约,形成"1＋1＋1"签约组合。家庭医生"管健康""管费用",二、三级医院预留专家号源给家庭医生,签约居民可优先转诊,构建了以综合管理平台、家庭医生工作平台为主要内容的分级诊疗系统。

厦门市以糖尿病和高血压两种慢性病为突破口,组建由上级医院专科医师、基层全科医师和健康管理师共同组成的整合型服务团队。专科医师负责明确诊断与治疗方案,并指导基层的全科医师,全科医师负责执行治疗方案,进行病情日常监测和双向转诊,健康管理师则侧重健康教育和患者的行为干预,以此构建起慢性病分级诊疗体系的样板。

北京市自 2016 年以来,提出构建"三纵两横一平台"的紧密型医联体建设思路,推进社区卫生服务中心与区属医院管理一体化、基本医疗一体化,与公共卫生机构公共卫生一体化等三个纵向一体化发展;促进区属医疗卫生机构与高等院校和驻区三级医院、社会资本办医机构两个横向协同发展;打造一个区域卫生信息化平台,促进分级诊疗机制有效形成,让居民在家门口就可享受到与二、三级医院同等水平的服务。截至 2018 年

5月,北京已建成58个综合医联体,20余个专科医联体。

安徽省制定了高血压、糖尿病、冠心病、脑卒中、股骨颈骨折、腰椎间盘突出症等6种常见病种的分级诊疗指南和管理规范,明确各层级医疗卫生机构服务功能定位、诊疗目录、转诊原则、指征、流程以及用药目录。甘肃根据县乡两级医疗机构疾病谱排序,为县级医疗机构确定了100个分级诊疗病种,为乡镇卫生院(社区卫生服务中心)确定了50个分级诊疗病种。

宁夏、青海主要以医保支付政策为重点引导分级诊疗,如宁夏盐池县于2009年11月启动了"创新支付制度,提高卫生效益"试点项目。该项目在基层医疗卫生机构实行门诊费用按人头包干,在县级医院实行住院费用按总额包干预付制,利用经济激励机制引导患者合理利用基层医疗卫生资源,鼓励医务人员合理用药与检查,降低医疗成本,提高医保基金使用效益。

二、分级诊疗政策工具的识别

(一) 研究方法

基于各省、自治区、直辖市政府关于分级诊疗的政策文本的量化分析,对分级诊疗的政策工具进行识别和分类,比较不同地区使用政策工具的侧重点和存在的问题,以期为分级诊疗政策目标的实现提供决策建议。

通过互联网以"分级诊疗政策"为关键词系统搜寻各省级政府有关分级诊疗的政策,共收集到30个省、自治区、直辖市的关于分级诊疗制度建设的政策文本,每个省级政府1项(表16-4)。

分级诊疗体系构建关键在于在医疗资源合理配置的基础上,引导供需双方行为,形成"基层首诊、双向转诊、急慢分治、上下联动"的医疗模式。因此,采用罗斯韦尔和齐格维的分类模型,将分级诊疗的政策工具分为供给型、需求型和环境型三类。①供给型政策工具:主要对象是医疗服务提供方,旨在提高医疗服务质量、效率和效果的各种措施和手段。②需求型政策工具:主要对象是医疗服务的需方,旨在有效引导、分流患者,形成合理医疗服务需求的各种措施和手段。③环境型政策工具:作用于整个医疗服务体系,旨在为分级诊疗提供法规、技术、社会舆论等方面的支持。

首先,对政策文本进行编码和信息提取。在系统浏览各分级诊疗政策文本后发现政策文本最多为 3 级标题,故对政策文本进行编码的形式为政策文本编号—一级标题—二级标题—三级标题(1-1-1-1),最终形成分级诊疗政策工具具体条款分析编码表,提取具体的政策条款。其次,对具体政策条款进行归纳并规范政策工具名称。由于各地政策文本中对同一事项可能采取不同的描述方式,因而研究团队首先基于提取的政策条款归纳整理出政策工具的名称,而后邀请 2 名卫生政策研究专家就这些政策工具开展专家咨询,根据专家意见最终归并整理出 15 个政策工具。最后,将 15 个政策工具分别归属到供给型、需求型和环境型三类政策工具类别。

表 16-4 各省级政府分级诊疗政策文本

序号	分级诊疗政策文件	发文机关	发文年月
1	黑龙江省卫生和计划生育委员会关于分级诊疗的指导意见	省卫计委	2014.07
2	甘肃省分级诊疗工作实施方案	省卫计委	2014.11
3	陕西省建立分级诊疗制度指导意见	省政府办公厅	2015.06
4	安徽省关于开展分级诊疗工作的实施意见	省卫计委	2015.07
5	江苏省关于推进分级诊疗制度建设的实施意见	省医改领导小组	2015.07
6	河北省人民政府办公厅关于建立分级诊疗制度的实施意见	省政府办公厅	2015.10
7	山西省人民政府办公厅关于建立分级诊疗制度的实施意见	省政府办公厅	2015.10
8	海南省人民政府办公厅关于推进分级诊疗制度建设的实施意见	省政府办公厅	2015.11
9	山东省人民政府办公厅关于贯彻国办发〔2015〕70 号文件推进分级诊疗制度建设实施意见	省政府办公厅	2015.12
10	江西省人民政府办公厅关于推进分级诊疗制度建设的实施意见	省政府办公厅	2015.12
11	天津市卫生和计划生育委员会关于加强分级诊疗制度建设工作的通知	市卫计委	2015.12

序号	分级诊疗政策文件	发文机关	发文年月
12	重庆市人民政府办公厅关于开展分级诊疗制度试点的实施意见	市政府办公厅	2015.12
13	湖北省推进分级诊疗制度建设实施方案	省政府办公厅	2016.01
14	福建省人民政府办公厅关于推进分级诊疗制度建设的实施意见	省政府办公厅	2016.01
15	广西壮族自治区人民政府办公厅关于推进分级诊疗制度建设的实施意见	自治区政府办公厅	2016.01
16	关于自治区(新疆)分级诊疗工作实施意见	自治区政府办公厅	2016.01
17	云南省人民政府办公厅关于建立完善分级诊疗制度的实施意见	省政府办公厅	2016.02
18	青海省优化完善分级诊疗制度工作安排	省医改领导小组	2016.04
19	河南省人民政府办公厅关于推进分级诊疗制度建设的实施意见	省政府办公厅	2016.04
20	广东省加快推进分级诊疗制度建设实施方案	省政府办公厅	2016.05
21	辽宁省人民政府办公厅关于推进分级诊疗制度的实施意见	省政府办公厅	2016.05
22	浙江省人民政府办公厅关于推进分级诊疗制度建设的实施意见	省政府办公厅	2016.06
23	湖南省人民政府办公厅关于推进分级诊疗制度建设的实施意见	省政府办公厅	2016.06
24	四川省人民政府办公厅关于巩固完善分级诊疗制度建设实施意见	省政府办公厅	2016.07
25	吉林省推进分级诊疗制度建设实施方案	省政府办公厅	2016.07
26	内蒙古自治区关于开展分级诊疗工作试点实施方案的通知	自治区卫计委、发改委、财政厅、人社厅	2016.07
27	北京市分级诊疗制度建设2016—2017年度重点任务	市卫计委、发改委、财政局、人社局	2016.07
28	宁夏回族自治区综合医改试点工作实施方案	区政府办公厅	2016.08
29	关于上海市推进分级诊疗制度建设的实施意见	市政府办公厅	2016.12
30	贵州省加快推进分级诊疗制度建设实施方案	省政府办公厅	2016.12

（二）主要结果

《国务院办公厅关于推进分级诊疗制度建设的指导意见》发布于 2015
年 9 月,30 个省、自治区、直辖市中,黑龙江、甘肃、陕西、安徽和江苏 5 个
省份的分级诊疗政策文件先于国家出台。发文机关为各省级政府办公厅
的有 22 个,省级医改领导小组发文的有 2 个,省级卫生和计划生育委员
会单独发文的有 4 个,省级卫生和计划生育委员会与发展改革、财政、人
力资源与社会保障机关联合发文的有 2 个。

按照 3 类 15 种政策工具进行统计汇总,应用最多的政策工具是法规
管制,出现 106 次,应用最少的政策工具是病种目录,仅出现 13 次。各地
在分级诊疗政策执行过程中,综合运用了需求、环境、供给 3 个类型的政
策工具,其中供给型政策工具占了 32.92%,需求型政策工具占了
20.58%,环境型政策工具占了 46.50%(表 16-5)。

表 16-5　各类分级诊疗政策工具数量与构成

政策工具	工具名称	频数	频率（%）
供给	机构建设	38	32.92
	资源配置	37	
	教育培训	29	
	技术支持	27	
	信息化	29	
需求	医保支付	27	20.58
	优先诊疗	16	
	价格引导	23	
	病种目录	13	
	药品调控	21	
环境	目标规划	41	46.50
	法规管制	106	
	绩效激励	26	
	功能监管	29	
	政策宣传	24	
合计		486	100

在各类政策工具的内部构成方面,供给类政策工具中机构建设占
23.75%,资源配置占 23.13%,信息化与教育培训均占 18.13%,技术支

持占 16.88％。需求类政策工具中，医保支付占 27.00％，价格引导占
23.00％，药品调控占 21.00％，优先诊疗占 16.00％，病种目录占
13.00％。环境类政策工具中法制管制占 46.90％，目标规划占 18.14％，
功能监管占 12.83％，政策宣传占 10.62％，绩效激励占 11.50％（图 16 -
1、图 16 - 2、图 16 - 3）。

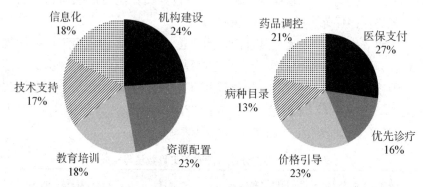

图 16 - 1　供给型政策工具构成　　　　图 16 - 2　需求型政策工具构成

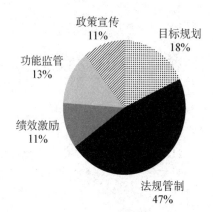

图 16 - 3　环境型政策工具构成

分别统计国内东部（12 个省份）、
中部（9 个省份）、西部（9 个省份）3 大
区域供给型、需求型、环境型政策工具
的平均使用数量。东部地区需求型工
具平均使用 5.25 次，环境型工具平均
使用 6.50 次，供给型政策工具平均使
用 5.17 次；中部地区需求型政策工具
平均使用 3.67 次，环境型政策工具平
均使用 8.56 次，供给型工具平均使用
6.00 次；西部地区需求型工具平均使
用 0.44 次，环境型政策工具平均使用
12.22 次，供给型政策工具平均使用 0.56 次（表 16 - 6）。

表 16 - 6　东、中、西部各类政策工具应用情况　　　　　单位:次

区域	供给型工具	需求型工具	环境型工具
东部地区	5.17	5.25	6.50
中部地区	6.00	3.67	8.56
西部地区	0.56	0.44	12.22

三、分级诊疗政策工具运用特征分析

政策工具应用的主要特征:一是在政策工具类型上以环境型政策工具应用最多,需求型政策工具应用最少;二是在具体政策工具的选择上以法规管制、目标规划、资源配置等依赖行政手段的强制性政策工具占主导;三是不同地区政策工具的应用侧重点存在差异,东部地区三类政策工具的使用较为均衡,中部地区需求类政策工具使用相对较少,西部地区主要以环境型政策工具为主,而需求型政策工具匮乏。

从分级诊疗政策工具的应用情况看,目前各地政府普遍更多运用环境型政策工具进一步优化资源配置、完善医疗服务体系,为分级诊疗体系提供更好的基础条件。这一方面是因为受于政府政策资源的制约,另一方面是由于执行主体主要是政府所属的各级医疗机构,政策执行更具现实可行性。在具体政策工具的应用上,法规管制等具有强制性的政策工具应用较多,表明政府权力在分级诊疗制度构建中介入程度较高,体现出政府主导下医疗卫生事业改革的路径依赖特征。不同地区之间政策工具的选择差异主要受到政策资源和环境的影响,如区域经济发展水平、卫生资源拥有量、地域广度、人口数量等因素。东部地区经济发达,医疗资源比较丰富、质量较高,卫生经费较为充足,政府的政策资源丰富,因而在政策工具使用上相对较为均衡。如上海、杭州等地开展以家庭医生签约为核心的分级诊疗制度建设,在完善医疗服务体系的基础上,提高供方积极性和服务质量,同时通过医保差异化支付、医疗服务价格引导患者对分级诊疗的依从性。而西部地区经济发展落后,卫生投入受限,卫生资源数量不足、质量不高,因而在短期内只能以环境型政策工具为主,通过政府的权威资源在医疗资源的整合共享方面提供制度的支持。这提示分级诊疗体系的构建是一个因地制宜、循序渐进的政策过程。

第三节　分级诊疗政策工具选择策略和实现路径

一、基于"对象-机制-资源"框架的政策工具分析模型

(一) 模型构建的思路

政策工具应具有三个基本的要素：一是政策工具的目标对象，每一项工具都有其作用的目标群体；二是作用机制，即政策工具是通过何种方式产生作用的；三是资源类型，每一项政策工具的使用都需要投入一定的资源，包括有形的和无形的，相当于工具的动力来源。分级诊疗针对的问题是医疗资源总量不足、质量不高、结构与布局不合理、服务体系碎片化，其目标是形成"基层首诊、双向转诊、急慢分治、上下联动"的医疗服务模式，而实现这一目标的关键在于在医疗资源合理配置的基础上，引导供需双方行为，使患者愿意去、医院舍得放、基层接得住。基于上述分析，本研究借鉴现有政策工具分类的模型，从目标对象、作用机制、资源类型三个维度构建分级诊疗的政策工具分析框架(图 16-4)。

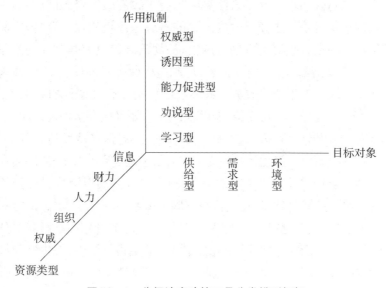

图 16-4　分级诊疗政策工具分类模型框架

(二)模型框架

在目标对象维度,分级诊疗政策工具可分为供给型、需求型和环境型3类。①供给型:主要对象是医疗服务提供方,旨在规范、引导各级各类医疗服务提供方的行为,提高医疗服务质量、效率和效果。②需求型:主要对象是医疗服务的需方,旨在引导医疗服务需方就医行为,形成合理的医疗服务需求,有效分流患者。③环境型:作用于整个医疗服务体系,旨在为医疗服务供需双方搭建良好的平台,为分级诊疗提供法规、技术、社会舆论等方面的支持。

在作用机制维度,分级诊疗政策工具可分为权威型、诱因型、能力促进型、劝说型、学习型5类。①权威型:运用法规的制定权、监督权、处罚权等政府的合法权利对医疗服务中利益相关主体的行为做出许可、禁止或要求。②诱因型:通过经济的或非经济的激励来激发、引导、保持和规范医疗服务中供需双方行为,使其行为更加符合分级诊疗的政策目标。③能力促进型:通过提供信息、教育与资源,提高医疗服务供给能力和质量,培养科学的就医观念,增强医疗服务的供需匹配。④劝说型:通过舆论宣传、社会动员、示范效应等方式使医疗服务行为主体认识到分级诊疗的重要性,增强对政策的依从性。⑤学习型:通过为目标人群提供参与政策学习和政策调整的机会,使之对分级诊疗政策有更加全面和深入的认识,增强政策执行中不同利益主体的互动,增强政策执行的动力。

在资源类型维度,分级诊疗政策工具可分为权威资源、组织资源、人力资源、财力资源、信息资源5类。①权威资源:政府对分级诊疗规则的制定权、制度运行的监督权和奖惩权、政府在制度实施中的威望和信誉。②组织资源:医疗服务体系中各级各类医疗机构、管理机构、社会团体等。③人力资源:维持分级诊疗体系正常运行需要的卫生技术人员,包括人力资源数量、结构和质量。④财力资源:分级诊疗运行中所需要的资金,主要包括政府的卫生财政投入、社会医疗保险基金等。⑤信息资源:医疗服务全过程、全链条的信息,包括居民健康档案、医疗业务信息、医疗保险信息等。

(三)分级诊疗政策工具集

通过对分级诊疗政策文本和相关研究文献的归纳,总结提炼出分级诊疗常用的政策工具共16项,按照上述构建的理论框架对各项政策工具的属性特征进行分析,明确各政策工具所针对的目标对象、作用机制和资源类型(表 16 - 7)。16 项工具中,在目标对象维度,涉及供给方的有 13 项,涉及需求方的有 7 项,涉及环境的有 5 项,9 项涉及到两个目标对象;作用机制维度,权威型 5 项,诱因型 9 项,能力促进型 7 项,劝说型 2 项,学习型 3 项,9 项涉及到两种作用机制;资源类型维度,应用权威资源的 6 项,应用组织资源的 2 项、应用人力资源的 4 项、应用财力资源的 9 项、应用信息资源的 6 项,11 项工具涉及到两种资源。

表 16 - 7　分级诊疗主要政策工具的特征

序号	政策工具	目标对象	作用机制	资源类型
1	医疗机构设置规划	环境	权威	权威、组织
2	医疗机构功能监管	环境、供给方	权威、诱因	权威、信息
3	医疗质量和服务行为监管	供给方	权威、诱因	权威、信息
4	全科医生培养	环境、供给方	能力促进	人力、财力
5	基层医疗机构标准化建设	环境、供给方	能力促进	人力、财力
6	医生多点执业	供给方	能力促进	人力
7	延伸处方和长处方	供给方、需求方	诱因	财力
8	区域卫生信息平台	环境	能力促进	财力、信息
9	基层签约服务	供给方、需求方	诱因、劝说	人力、财力
10	医保差异化报销	需求方	诱因、学习	财力
11	医保支付方式改革	供给方	诱因、学习	财力
12	医疗服务价格调整	供给方、需求方	权威、诱因	权威、财力
13	疾病诊疗指南和转诊标准	供给方、需求方	权威、能力促进	权威、信息
14	医疗联合体	供给方	诱因、能力促进	组织、财力
15	远程医疗	供给方、需求方	能力促进	信息
16	政策宣传	供给方、需求方	劝说、学习	权威、信息

二、基于 ROCCIPI 框架的分级诊疗政策工具适用性分析

ROCCIPI 方法为联合国教科文组织推荐的社会学和立法研究方法,该方法主要从规则(rule)、机会(opportunity)、能力(capacity)、交流(communication)、利益(interest)、过程(process)和意识(ideology)7 个方

面及其相互联系来分析问题,以形成政策问题的最佳策略,是一种系统、全面而且富有逻辑的分析方法。本研究基于该方法的分析框架梳理了分级诊疗制度建设面临的机遇与问题,并针对这些问题进行了政策工具的适用性分析(表 16 - 8)。

表 16 - 8　分级诊疗的 ROCCIPI 分析及政策工具选择

项目	结果要点	政策工具
规则	各级医疗机构功能定位未有效落实; 未建立明确的双向转诊标准; 基层首诊约束力小。	医疗机构功能定位监管、制定疾病诊疗指南和转诊标准
机会	政策网络支持; 疾病模式和健康需求变化; 信息技术发展。	医保支付、医疗服务价格调整、构建区域医疗信息平台、远程医疗
能力	基层医疗服务能力低下; 整合型医疗服务能力差。	基层医疗机构标准化建设、全科医师培养、多点执业、医联体建设
交流	政策交流障碍; 信息交流障碍; 人才交流障碍。	政策宣传、构建区域医疗信息平台、多点执业
利益	医保差异化报销政策的约束力弱; 不同级别医疗机构之间缺少双向转诊的正向激励; 医务人员薪酬制度不合理。	拉大医保报销差异、落实医疗机构功能定位、构建紧密型医疗联合体、调整医疗服务价格结构
过程	只重视签约率; "守门人"的职责不强; 医疗费用控制不明显。	加强综合监管和效果评估
意识	患者对基层医疗机构的服务能力质疑; 患者就医观念仍未有太大改观。	全科医生培养、政策宣传、医学素养教育

(一) 分级诊疗的规则分析及政策工具运用

规则方面存在的问题主要有:一是尽管对各级医疗机构的功能定位进行了区分,但在运行过程中各级医疗卫生机构未能真正履行其功能定位,三级医院依然承担大量的常见病、多发病诊疗任务,产生病人和医疗资源的虹吸作用;二是未建立明确的双向转诊标准,使基层首诊、双向转诊缺乏考核标准;三是基层签约服务只签不约,对基层首诊缺乏约束力。针对这些问题,应重点运用医疗机构功能定位监管、制定疾病诊疗指南和转诊标准等政策工具。

（二）分级诊疗的机会分析及政策工具运用

机会方面，一是分级诊疗成为国家深化医改的重中之重，政策支持力度大，易于形成政策网络，获得较多政策资源；二是疾病模式和健康需求的变化，慢性病诊疗更适合分级诊疗模式；三是信息技术的应用，为扩大优质医疗资源的共享提供了便利。应重点运用医保支付、医疗服务价格调整，构建区域医疗信息平台和远程医疗等政策工具，促进分级诊疗的落实。

（三）分级诊疗的能力分析及政策工具运用

能力方面，一是基层医疗服务能力低下，全科医生严重匮乏且技术能力不足；二是整合型医疗服务能力差，各级各类医疗卫生机构合作不够、协同性不强。针对上述问题，应重点运用基层医疗机构标准化建设、全科医师培养、多点执业、医联体建设等政策工具。

（四）分级诊疗的交流分析及政策工具运用

交流方面，一是存在政策交流障碍，患者和医务人员对分级诊疗制度缺乏全面深入的认识和了解；二是存在信息交流障碍，医疗信息在各级医疗机构之间还不能互联互通；三是人才交流障碍，优秀的医生仍集中在大城市大医院。针对以上问题应重点运用政策宣传、构建区域医疗信息平台、扩大多点执业等政策工具。

（五）分级诊疗的利益分析及政策工具运用

在利益方面，一是患者对医疗费用敏感性不高，医保差异化报销政策的约束力弱；二是不同级别医疗机构之间仍是竞争关系，缺少双向转诊的正向激励；三是医务人员薪酬制度有待完善，未能体现其劳务价值。针对以上问题，应通过运用拉大医保报销差异，落实医疗机构功能定位，构建紧密型医疗联合体和调整医疗服务价格结构等工具进行解决。

（六）分级诊疗的过程分析及政策工具运用

过程方面，一是政策执行过程中重视基层医疗服务签约率，但对分级诊疗的实施效果不够重视；二是基层医疗卫生机构门诊以开药为主，未真正履行"守门人"的职责；三是控制医疗费用的作用不明显，患者获得感不强。针对以上问题，应加强对分级诊疗的综合监管和效果评估，使基层首诊和双向转诊落到实处。

(七) 分级诊疗的意识分析及政策工具运用

意识方面,一是患者对基层医疗机构的服务能力仍存在质疑;二是患者的就医观念仍未有太大改观。针对上述问题,应提升基层医疗机构的服务能力,大力培养全科医生人才,并加强政策宣传和医学素养教育,培养科学的就医观念。

三、分级诊疗实现的路径与工具选择策略

(一) 分级诊疗的根源问题及应对策略

医疗资源的"倒三角"与医疗服务需求的"正三角"之间的矛盾一直被认为是无序就医、看病难的根源。但从严格意义上说,医疗服务需求也是"倒三角"的,因为卫生经济学中对需求的定义有两个条件,一是购买意愿,二是支付能力。目前居民愿意到高级别医院就医,而且随着全民医保制度的建立和经济发展,个人对医疗费用的支付能力也有较大提升,因而对大医院的医疗服务需求特别旺盛,从现实情况看亦是如此,医院级别越高、专家级别越高,需求越大。而其根源就在于我国医疗资源分布失衡,优质的医疗资源集中在大城市的大医院,而出于健康考虑,医疗服务需求又具有刚性,最终导致的结果就是趋高就医。如果从经济学效率角度来说,资源配置与需求相适应最具经济效率,但医疗卫生作为一项公共服务,如果按照资源价高者得的原则分配,则会使公平性下降,进而导致整个医疗服务体系宏观效率的损失。医疗服务需要是根据健康的标准判定的需要得到的医疗服务,具有客观性,从疾病发生的规律来看,医疗服务需要服从"正三角"的分布,即普通疾病发生率高但只需要通过初级医疗卫生服务即可解决,而仅有少数的疑难重症需要得到专科的治疗。综上,制约我国实现分级诊疗的根源问题有两个方面,一是医疗服务需求与医疗服务需要不匹配,未基于医疗服务需要形成合理的医疗服务需求;二是医疗资源的配置和医疗服务提供与医疗服务需要不匹配,我国优质医疗资源集中在大城市的大医院,以医院为中心的碎片化的医疗服务供给模式与实际的医疗服务需要不匹配,造成医院运行微观上的高效和医疗卫生体系宏观低效,使医疗资源不足与浪费并存(图 16 - 5)。

基于上述两个根源问题,分级诊疗体系的构建必须有两个条件:一是基于医疗服务需要形成合理的医疗服务需求,二是基于医疗服务需要配

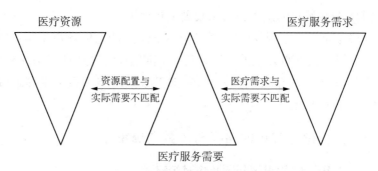

图 16-5　制约分级诊疗的根源问题示意

置医疗资源和提供医疗服务，前者是针对需求侧，后则是针对供给侧。在需求侧，由于医疗信息的不对称性，患者不清楚自身所患疾病应该得到什么样的医疗服务，在自由就医模式下，医院的等级、医生的声誉往往是患者做出就医选择的决定因素，导致不管何种疾病都优先到三级医院就诊。因此，需要为患者找到一个合格的代理人，帮患者做出判断，对患者进行分流，而这个代理人就是家庭医生（全科医生）。在供给侧，要基于医疗服务需要建立一个以初级医疗卫生服务单位为中心的整合型服务供给模式，全科医疗与专科医疗分工合作，各级医疗机构落实功能定位，不同级别医疗机构之间构建协作关系而非竞争关系。而要实现上述供给侧结构性改革的目标需要调整公立医院的运行机制和医生的激励机制，其中医保支付和价格政策是非常重要的工具。

（二）分级诊疗政策工具选择的考量因素

政策工具的选择是一个在政策理想与政策现实的矛盾中探寻合适的政策路径的过程，政策工具必须与政策问题、内部条件和外部环境相匹配才能达到政策目标。医疗服务体系资源结构和布局不合理、缺乏有效的分工协作是制约分级诊疗的主要问题，实现分级诊疗一方面需要增加优质医疗资源，重点提高基层医疗机构的服务能力，另一方面需要通过资源的整合共享，提高整个医疗服务体系的效能。从内部条件，即政府拥有的政策资源（权威、人力、财力、信息、组织等）看，短期内增加优质医疗资源供给（如大量培养胜任的全科医师）不现实，可行的选择是提高资源的整合和共享，即利用权威、信息等资源明确医疗机构定位、促进分工协作。而在外部环境方面，经济发展带来医疗服务需求层次提升，长期以来形成

的就医观念,政府的执政理念也都影响政策工具的选择。比如,强制基层
首诊是分级诊疗的有效手段,但也同时剥夺了居民的就医选择权,因存在
激化社会矛盾的风险而不具现实可行性,因而对需方主要以政策引导为
主。在分级诊疗政策工具选择中应重点考虑以下四个方面。

一是政策工具对医疗服务供需双方行为的影响。供需双方医疗服务
行为的改变是实现分级诊疗政策目标的关键所在。要形成"基层首诊、双
向转诊、急慢分治、上下联动"的就医格局必须根据疾病的轻重缓急对需
方进行合理分流,供方按照分工协作的原则提供适宜的医疗服务。政策
工具对医疗服务行为的影响是否符合分级诊疗的要求是评判工具有效性
的重要标准。

二是政策工具运用中的动力和阻力。政策执行中都存在动力和阻
力,明确政策工具的作用机制可以减轻政策阻力,增加政策执行的动力。
分级诊疗政策涉及多个利益相关者,需要根据利益相关者的立场和诉求,
选择合适的政策工具对其施加影响,调动利益相关者参与分级诊疗政策
调整的积极性,增强政策执行动力。

三是政策工具运用的可行性。运用政策工具需要有相匹配的政策资
源,政策资源的类型和多寡制约政策工具的选择和实施效果。医疗资源
布局和结构不合理是当前面临的主要问题,在分级诊疗实施过程中一方
面要增加资源的投入,但更重要的是通过整合和共享提高存量资源的利
用效率。

四是政策工具的短期和长期效应。不同的政策工具其效应的显现
周期有长短之分,如全科医师的培养效应要在较长时间内才能体现,而
基层签约尽管在短期内能够提高签约率和基层首诊率,但其对患者分流
的实际效果和远期效应仍需进一步观察。政策工具的选择既需要关注
短期目标的达成,但更重要的是为分级诊疗提过长期可持续的制度和机
制保障。

(三) 分级诊疗的实现路径与政策工具选择

分级诊疗体系的构建是一个因地制宜、循序渐进的政策过程。其基
本路径是在优化医疗服务供给体系的基础上,引导供需双方行为,从而达
到分级诊疗的政策目标,短期内以存量资源的整合优化为主,中期以构建
同质的全科服务体系为主,远期以构建医保约束下的分级诊疗体系为主,

不同阶段应选择适宜的政策工具。在分级诊疗政策执行过程中政策工具的运用应体现目标导向性、系统性、匹配性和阶段性特征。

一是目标导向性。在优化医疗服务体系的基础上引导供需双方行为。环境变化是引起行为改变的基础，分级诊疗的实现需要分工明确、功能互补、密切协作的整合型医疗服务体系，需要运用医疗机构设置规划、功能监管、全科医生培养等政策工具使医疗资源配置与医疗服务实际需要相匹配，使各级机构按照分工履行职责，变竞争关系为协作关系。通过医疗服务行为监管、医保支付方式改革等政策工具使医疗服务供方行为符合分级诊疗的要求。通过基层签约服务、医保差异化报销等政策工具使医疗服务需方得到合理分流。

二是系统性。组合运用多种政策工具。分级诊疗改革需要医疗、医保、药品、价格等政策的联动协同才能取得预期效果，应以基层医疗服务能力促进为重点，发挥政府在资源配置和行业监管方面的权威性作用，提高医疗服务的质量和效率，通过医保、药品和价格政策的调整以经济激励提升群众参与分级诊疗的获得感，同时为群众提供参与政策学习和政策调整的机会，通过政策工具的组合运用增强政策执行的动力。

三是匹配性。政策对象、作用机制和政策资源相统一。在供给侧，全科医生缺口大、基层医疗机构服务能力不足是当前制约分级诊疗的关键问题，在加大全科医生培养力度的同时，通过多点执业、组建医联体、远程医疗等政策工具，促进资源的整合和共享，提高医疗服务供给能力和质量。在需求侧，针对重点人群、常见疾病，通过医保和价格政策增强需方对分级诊疗的依从性，并通过医学科普和政策宣传，提高需方的医学素养，增强对分级诊疗政策的支持度。

四是阶段性。分级诊疗的路径和政策工具侧重。尽管国家要求"十三五"末要基本建立分级诊疗制度，但依然要认识到分级诊疗体系建设的长期性。当前，政策重点以存量资源的整合优化为主，通过基层签约服务、医联体和医疗机构功能监管，初步构建分工合作的医疗服务体系，并通过经济诱因提高需方参与分级诊疗的积极性。中期则需要重点构建优质的全科服务体系，培养一批胜任的全科医师队伍，减少城乡和地区间医疗服务供给能力的差异。远期则要构建医保约束下的分级诊疗体系，发挥医疗保险对供需双方医疗行为的约束力度，真正实现患者愿意去、医院舍得放、基层接得住。

（段光锋、李阳）

参考文献

［1］陈振明,张敏.国内政策工具研究新进展：1998—2016[J].江苏行政学院学报,2017(6)：109-116.

［2］陈振明.政策工具导论[M].北京：北京大学出版社,2009.

［3］段光锋,李阳,李婷,等.基于"对象-机制-资源"框架的分级诊疗政策工具分析[J].中国医院管理,2021,41(1)：19-21.

［4］盖伊·彼得斯,弗兰克·冯尼斯潘.公共政策工具——对公共管理工具的评价[M].顾建光,译.北京：中国人民大学出版社,2007.

［5］莱斯特·M.萨拉蒙.政府工具：新治理指南[M].肖娜,译.北京：北京大学出版社,2016.

［6］李阳,段光锋,田文华,等.构建分级诊疗体系的政策工具选择——基于省级政府政策文本的量化分析[J].中国卫生政策研究,2018,11(1)：48-52.

［7］迈克尔·豪利特,M.拉米什.公共政策研究：政策循环与政策子系统[M].庞诗,等,译,北京：生活·读书·新知三联书店,2006.

［8］苗豫东,吴建,牛亚冬,等.分级诊疗制度变迁回溯及"十四五"期间的关键政策建议[J].中国卫生政策研究,2021,14(3)：1-6.

［9］严强.公共政策学[M].北京：社会科学文献出版社,2008.

［10］杨代福.政策工具选择研究：基于理性与政策网络的视角[M].北京：中国社会科学出版社,2016.

［11］杨洪刚.中国环境政策工具的实施效果与优化选择[M].上海：复旦大学出版社,2011.

［12］张成福,党秀云.公共管理学[M].北京：中国人民大学出版社,2007.

［13］朱春奎.政策网络与政策工具：理论基础与中国实践[M].上海：复旦大学出版社,2011.

［14］ROTHWELL R, ZEGVELD W. Reindusdalization and technology [M]. London：Logman Group Limited, 1985.

［15］SCHNEIDER A, INGRAM H. Behavioral assumptions of policy tools [J]. J Polit, 1990,52(2)：510-529.

第十七章

新时代公立医院改革探索及分析

习近平总书记在党的二十大的工作报告中指出,推进健康中国建设,把保障人民健康放在优先发展的战略位置,完善人民健康促进政策。如今,我们已经全面建成小康社会,踏上建设社会主义现代化国家的新征程。实现高质量发展,是中国式现代化的本质要求之一。在此背景之下,推动社会保障体系、医疗卫生体系从"世界最大"转向"质量最优""人民最满意",将是当下我国医疗服务体系,特别是公立医院肩负的神圣使命。面对建设中国式现代化的奋斗目标,坚持以人民健康为中心,方能守住基本医疗卫生、基本医疗保障的公益性底线,公立医院理应高举公益性旗帜,积极探索新时代公立医院的发展新模式,为广大群众提供公平可及、系统连续、优质高效的整合型医疗卫生服务。

本章通过分析新时代公立医院改革的实践,总结公立医院建设整合型服务的模式,展望未来公立医院改革的趋势,为新时代公立医院发展提供借鉴经验。

第一节　新时代公立医院改革新要求

党的二十大提出,要深化以公益性为导向的公立医院改革。这不仅明确了新时代医疗卫生体制改革的公益性目标,也肯定了进入新时代以来深化公立医院改革的正确方向——坚持把人民健康放在优先发展的战略地位。其实,从党的十八大以来,以习近平同志为核心的党中央始终坚持把人民健康放在优先发展的战略地位,确立了新时代卫生与健康工作方针,不断深化医药卫生体制改革,走出了一条中国特色卫生健康事业改革发展之路。本着坚持以人民健康为中心,实现全方位全周期健康服务的建设要求全景，新时代公立医院改革的要求主要包括以下几点。

一、坚持以人民健康为中心，增强群众获得感、幸福感、安全感

中国特色社会主义进入新时代，我国社会主要矛盾已经转化为人民日益增长的美好生活需要和不平衡不充分的发展之间的矛盾。新时代公立医院的改革要坚定地以人民健康为中心，这是坚持"人民至上、生命至上"执政理念的体现，也是基于新时代我国社会主要矛盾这个判断提出的改革新要求。新时代背景下，人民群众多样化、高质量、全方位全周期的健康服务需求不断提高，健康服务需求不仅包括医疗救治服务，还包括护理、养老、公共卫生在内的健康一体化服务需求。而公立医院的服务能力、技术水平、服务体系等不平衡不充分的发展与人民群众的需求之间的矛盾日益突出。只有坚定地以全方位保障人民群众的健康为目标，以改革创新为动力，不断推动公立医院的改革探索，实现公立医院高质量发展，才能更好满足人民日益增长的美好生活需要，给人民群众带来更多的获得感、幸福感、安全感。

二、推动公立医院高质量发展，提升医疗服务效率和质量

"高质量发展"是习近平新时代中国特色社会主义思想的重要内容，是新时代社会经济发展的核心要义，是适应我国社会主要矛盾变化、实现中华民族伟大复兴中国梦的必然要求。公立医院作为我国医疗服务体系的重要部分，为人民群众生命健康提供保障，推动公立医院高质量发展是新时代社会经济发展的必然要求，高质量发展已经成为新时代公立医院面对的首要课题。公立医院高质量发展对公立医院的医疗服务效率和质量都提出了更高的要求，提升医疗服务的效率和质量是公立医院高质量发展的应有之义。同时，公立医院经过几十年改革和探索，已经到了从"从量到质"转变的关键期，必须把新时代公立医院改革和发展的着力点放到提升医疗服务效率和质量上，把提供优质高效的医疗服务作为新时代公立医院改革新要求的重中之重。

三、建设整合型医疗服务体系，提供全方位全周期健康服务

党的二十大前所未有的强调了"健康中国"战略的重要性，明确了人

民健康的战略优先地位。为人民群众提供全方位全周期的健康服务理应成为新时代公立医院改革的重大命题，也是公立医院深入贯彻以人民为中心的发展思想的重要抓手。同时，人口老龄化程度加深，疾病谱变化、生态环境及生活方式变化等社会现实要求，也给维护和促进健康带来一系列新的挑战。建立整合型医疗服务体系，为人民群众提供全方位全周期的健康服务刻不容缓。因此，只有加快建设整合型医疗服务体系才能为人民群众提供全方位全周期健康服务，从而适应新时代社会经济发展的新形势。整合型医疗服务体系的建设则必然要求公立医院的发展方式以及服务模式要实行变革，要进一步强化以需求为主导来设计服务流程和服务项目，通过优化重组卫生服务资源，对公立医院等医疗机构进行整合，提供医疗、养老、保健、教育等功能为一体的健康服务，实现优质医疗卫生资源配置均衡化，有力地满足人民群众多样化的医疗服务需求。

四、坚持公立医院公益属性，完善公立医院补偿机制

习近平总书记在中央全面深化改革委员会第十八次会议上指出："在这次抗击新冠肺炎疫情中，公立医院承担了最紧急、最危险、最艰苦的医疗救治工作，发挥了主力军作用。"公立医院的公益性得到了重大强调，这就要求新时代公立医院需要做出由逐利性向公益性的根本性回归或转变，公立医院要把人民健康放在优先发展的战略地位，以公平可及、群众受益为目标，坚守底线、补齐短板，做出更有效的制度安排，维护基本医疗卫生服务的公益性，使全体人民在共建共享中有更多获得感。公立医院公益性的实现和维护离不开补偿机制的改革，公立医院的补偿机制要以维护公立医院公益性、调动积极性、可持续为要求，完善运行机制，提高财政投入水平，确保公立医院公益性的实现。

五、创新医防融合协同机制，补齐公共卫生防控短板

经历了 2020 年新冠肺炎疫情的考验和挑战，再次证明了"预防是最经济最有效的健康策略"。公立医院既是我国公共卫生防控体系的重要主体，也占据着医疗服务体系的主导地位，承担着新时代推动医防融合的重大任务。公立医院要把握新时代加速重大公共卫生事件防控体系建设的契机，推动预防关口前移，创新医防协同机制，有效地整合医疗与公共

卫生资源,建设医防结合型的服务体系。医防融合,重点在结合,公立医院要发挥卫生服务体系的龙头作用,提高公立医院在重大公共卫生事件中的早期监测预警、快速检测、应急处置和综合救治能力,补齐健康服务中公共卫生防控的短板弱项。

第二节　新时代公立医院改革实践

一、新时代公立医院改革探索的主要内容

进入新时代以来,我国卫生体制改革取得了显著成果,在医疗机构方面,公立医院作为医疗服务行业的龙头,开展了多样的改革和积极的探索。综合来看,新时代公立医院的改革探索较为全面,改革内容包括了支付制度、管理机制、运行体制等多项内容,是一次系统性的综合改革。例如,新时代我国坚持公立医院公益属性,推进医疗服务价格改革,全面取消了药品加成,破除了公立医院逐利机制,降低了人民群众的医疗负担。在公立医院补偿机制方面,加大政府财政投入,完善公立医院补偿机制,发挥医保的战略支付地位,并实施药品带量采购,极大了降低部分药品的价格。

特别是自 2017 年以来,我国各地广泛开展了以医联体为代表的整合型医疗服务体系建设的探索尝试,为人民群众提供全方位全周期的健康服务,将公立医院的改革和探索带入了新的阶段。在未来,医联体为代表的公立医院整合服务的模式仍将推动新时代我国公立医院领域的改革进程,代表了新时代公立医院发展的方向。因此,下文将以公立医院整合为主要内容,针对新时代公立医院建设整合医疗服务体系的改革探索展开总结和分析。

二、新时代公立医院改革模式的总结

新时代公立医院的改革是以医联体为载体建设整合型医疗服务体系的探索,医联体通过整合公立医院在内的医疗机构,提供整合型医疗服务,重构医疗服务的模式,带动了医保支付等配套制度改革。医疗联合体(简称"医联体")作为分级诊疗实施的载体,已成为优化医疗资源、提升基

层服务能力的重要举措之一。我国医联体是指在一定区域内不同类型的公立医疗机构联合起来成为利益和责任共同体，在区域范围内实现资源共享、信息互联以及服务同质，实现横向或纵向医疗资源整合，其目的是引导患者分层级就医，推动医疗资源纵向流动，提升基层医疗卫生机构的服务能力。医联体引导公立医院和基层医疗卫生机构合理分工，促进分级诊疗机制的形成，化解看病难、看病贵的问题。

　　医联体是公立医院整合的主要载体，根据对我国近年来公立医院建设整合型服务体系的探索经验，结合我国医联体相关政策文本，总结公立医院改革探索的主要模式。2017 年 04 月 23 日国务院发布《关于推进医疗联合体建设和发展的指导意见》，提出将我国医联体分为四种组织模式：城市医疗集团、县域医共体、专科联盟、远程医疗协作网。结合国内各地医联体建设的实践经验，将新时代我国公立医院的整合划分为 4 种的不同模式（图 17 - 1），并列举了每种模式下的代表案例及分析。

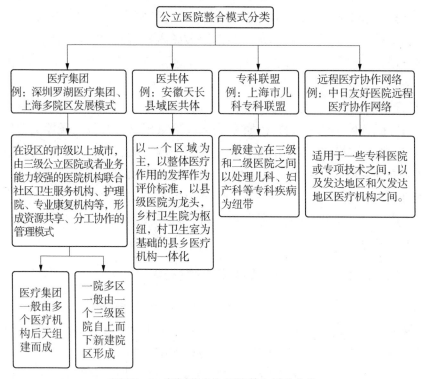

图 17 - 1　新时代公立医院整合模式分类

（一）医疗集团

城市医疗集团是指在设区的市级以上城市，由三级公立医院或者业务能力较强的医院牵头，联合社区卫生服务机构、护理院、专业康复机构等，形成资源共享、技术支持、检查互认、处方流动、服务衔接为特点的紧密型医疗机构联合体。

1. 罗湖医疗集团　深圳市罗湖医疗集团是医疗集团的代表，其纵向整合了区域内医疗资源，并且作为城市医联体建设样板向全国推广。

该模式特点：①罗湖区把所有区属5家公立医院和23家社康中心整合成一体化的医院集团，成立唯一法人的罗湖医院集团。这个"医疗共同体"实现了区域医疗机构"人员编制一体化、运行管理一体化、医疗服务一体化"；②罗湖医疗集团在支付方式上进行了改革。罗湖创新了"总额预付，结余留用"的打包付费方式，形成了"以服务及产出结果为导向的医保支付方式"；③深圳市罗湖区医疗集团人财物高度整合，重新调整和明确了医院和社康中心的功能定位，实现以疾病预防为中心，防治结合；④合并集团内资源"同类项"，设立医学检验、放射影像、消毒供应、社康管理、健康管理和物流配送6个资源共享中心，实现检验结果互认、医疗资源互通。

优势：①区域内医疗服务系统的效率提高，三级医院超负荷运转现象得到改善，医院看病难，住院难的情况有所缓解；②基层医疗卫生机构服务能力提升、居民健康素养提高、居民健康水平持续提升、居民就医负担有效减轻；③基层就诊率提升。截至2017年，辖区内居民的家庭医生签约率超过50%，集团内社康中心上半年诊疗量占医院集团总诊疗量的42.59%，居民就医成本也有所下降。

不足：①医疗集团作为一种紧密型医联体，需要整合产权达到内部的高度的统一性。目前我国医疗机构行政隶属关系复杂，整合难度大，故并不适用所有地区；②医疗集团组建后，资产整合、组织体系、文化磨合等达到理想状态较为耗时、耗力。

2. 上海市多院区发展模式　上海市通过5家知名综合性大医院分别在新城建设新院区，实现优质医疗资源的扩充和下沉，致力打造整合型、一体化、连续性的医疗服务体系的建设。

该模式特点：①大型三甲医院在新城规划建设新院区，多院区产权一体化,各院区间联系紧密,人员、资源等要素流动通畅;②按照三级医院原有院区的规模和标准进行规划和布局,提供多学科医疗服务,聚焦"常见病多发病",支持引导优质医疗资源向医疗资源相对薄弱的新城输出,建设具有因地制宜的特色医疗服务中心;③运用"互联网＋""物联网＋"、"医疗大数据"等先进技术,实现建筑、装备、诊疗和管理智能化。

优势:①一院多区的紧密型的结构有助于提供同质化的服务,有利于区域内整体服务效率的提升,加速构建整合型、一体化、连续性的医疗服务体系;②加快优质医疗资源扩容,进一步完善市级医院为龙头、区域性医疗中心为主体,社区卫生服务中心为网底的基本医疗服务体系;③均衡布局各级医疗资源,推动市级医疗机构在郊区加强布局和资源配置,按辖区人口将本市区域性医疗中心建成老百姓家门口的好医院,提升社区卫生服务中心服务能力,夯实基层医疗服务网络。

不足:①一院多区的建设难度、成本高,一般需要主院区具有极高的建设、管理经验以及技术能力;②一院多区管理难度高,规模越大,内部的管理协调难度越高;③一院多区存在超级医院的扩张风险,院区外医疗资源存在被虹吸的风险。

(二) 县域医共体

县域医共体是指将县域(城区)基层医院和基层卫生机构进行区域性卫生资源有机整合,以县级医疗机构为主要领导机构进行区域性卫生资源有机整合,成立健康服务协作的利益共同体和责任共同体,推动优质卫生资源下沉,引导患者基层首诊。充分发挥县级医院的城乡纽带作用和县域龙头作用,形成县乡三级医疗卫生机构分工协作机制,构建三级联动的县域医疗服务体系。县域医共体作为医联体在县域内的组建形式,其紧密程度与一般医联体较为相似,多为半松散/半紧密结构。

主要代表是安徽省天长市县域医共体。安徽省天长市为打造整合型医疗卫生服务体系,采取"九部-中心"工作机制。在牵头医院成立医共体中心,下设9个工作部强化医共体牵头医院职责,从之前单纯"管医院"向"管体系"转变,对所属基层医疗机构进行全面管理。进一步完善医共体考核机制,市医改委负责对医共体进行考核,考核结果与医共体牵头医院财政拨款、院长年薪等挂钩。同时,开展医保管理体制改革试点工作,推进"三保合一"。

该模式特点:①纵向整合医疗机构,组建医共体由县级医院与乡镇卫生院建立利益的共同体、发展的共同体、责任的共同体,强调医共体分工协作机制,推动分级诊疗制度的建立;②建立医共体理事会的法人治理结构、实行按人头总额预算的医保支付方式改革、统一医共体人才管理、共享医共体信息化平台、进县乡两级分工合作、实行一体化医疗服务提供;③专家团队资源一体化,形成对口帮扶,提高基层成员单位的医疗卫生服务水平和资源使用率;④建立统一灵活的人才管理机制,为县域卫生人才流动提供制度保障;⑤加强专业之间的分工与协作,提高医疗卫生服务连贯性等。

优势:①促进了医疗卫生资源的合理配置,医疗费用得到控制,减轻了患者的疾病负担,全市服务质量和效率有所提高;②县域内就诊率稳步提高,县级公立医院运行不断优化;③药占比、检查化验收入占比逐年下降,医务性收入占比逐年增长,基层医疗机构服务能力逐年提升;④大健康管理效果初步显现,高血压、糖尿病控制率逐年提升。

不足:①整合后各公立医院作为成员联系不密切,利益协调困难,整体效率提高困难;②整合的基础比较脆弱,核心医院掌握资源,其调度资源,容易出现不公平现象。

(三) 专科联盟

专科联盟是若干个公立医院等医疗机构之间,横向整合组成的松散型医疗联合体,以专科协作为纽带,组建区域间若干特色专科联盟,形成补位发展模式,重点提升重点疾病救治能力,通过医疗机构的相互帮扶形成补位发展模式。专科联盟是一种学科项目型医联体,以学科发展和技术帮扶为目标的合作模式,不打破原有体制和格局,不涉及复杂的利益分割,遵循自愿互利的原则。因此,公立医院组建的专科联盟一般较为松散,组建和运行的成本较低,具有更高的可操作性。

主要代表是上海市儿科医院专科联盟。上海市儿童医院在 2012 年 11 月建立了上海首家儿科医联体——上海市普陀儿科医疗联合团队,拉开了上海市组建儿科医联体的序幕。2016 年 5 月 10 日,上海市儿童医院按照规划的要求,整合原有儿童医疗联合团队,联合静安区、普陀区、嘉定区、长宁区建设协同发展的上海西部儿科医疗联合体。

该模式的特点:①该联盟内部不涉及产权的整合,整合形式较为松散,各医院间的运营相互独立;②横向联合,促进医疗资源均质化,联盟内部技术、人才、资源整合共享，龙头医院充分利用自身技术优势，为成员单位提供更专业化的技术帮扶；③专科人才培养与学科建设。对联盟内医院进行帮扶，医院的学科发展与建设建立临床、教学、管理的储备人才，形成学科发展梯队。

优势：①服务同质化逐渐提高，促进优质资源均衡布局，增强了患者服务获得感；②以"互联网＋"为切入点打造儿童区域健康信息平台，搭建儿科医联体云平台，破解信息共享之难；③推进专家团队下沉，提高成员单位诊治能力，基于专业对接的专家有序下沉，极大提高了成员单位解决儿科常见病和多发病的诊治能力，也有利于其儿科服务形象和信誉的提升。

不足：①各公立医院独立运营、自负盈亏，使各成员追求自身利益最大化，容易导致利益冲突；②只关注某一专科领域的服务能力提升，缺乏整体服务提升的规划；③转诊体系不规范，各成员单位缺乏统一的转诊规范，分级诊疗的实现并不完善。

（四）远程协作网络

远程协作网络是指主要面向基层、边远和欠发达地区的远程医疗协作网，由公立医院向基层医疗卫生机构提供远程医疗、远程教学、远程培训等服务，利用信息化手段促进资源纵向流动，远程医疗协作自进入信息时代以来，计算机及互联网技术迅猛发展，"大数据""互联网＋""虚拟现实（VR）""区块链"等技术词汇不断涌现，已在各社会领域得到深入应用。"互联网医院""远程医疗"的兴起与发展，证明了信息技术可以融入医学领域并帮助医学扩大服务范围、提高服务效能。

主要代表是中日友好医院远程医疗协作网。中日友好医院较早利用现代互联网信息技术建立起连接基层和大医院的远程医疗协作网，将处于不同物理空间的医疗机构和医务人员联系起来，积极探索"互联网＋医疗健康"发展新模式，

该模式的特点：①该模式为松散的"医联体＋互联网"医疗的模式，医疗机构间产权独立，组织松散，公立医院多为基层医疗机构提供技术指导工作；②中日友好医院将互联网远程医疗与培训相结合，建立区域和专科医联体，推进分级诊疗模式，方便患者就近看病；③加强制度设计和安排，并建立远程医疗服务考核制度，将远程医疗服务工作纳入各单位年度综合目标考核内容。

优势：①提高服务同质化，提升基层医疗卫生服务能力；②推动优质医疗资源有效下沉，通过远程协作，为基层医疗机构培养一批人才队伍，让基层更好地承接分级诊疗任务；③基层医院可以借用中日互联网医院的优质资源、成熟的管理经验和标准流程、信息系统和安全保障，可以有效减少地方医院的建设成本。

不足：①对基层医疗机构的发展提升作用有限；②难以根本性解决服务能力薄弱问题。

根据公立医院整合的紧密程度进一步将上述公立医院整合的改革模式进行归类，可以分为紧密型、松散型以及混合型（表17-1）。医疗集团与一院多区模式实现整合后医疗机构的人、财、物管理统一化，形成利益和责任共同体，整合程度最为紧密；而专科联盟和远程医疗协作网络，多为技术合作，主要以医疗服务共享为纽带，公立医院之间较少涉及人事、管理等权力分配，整合程度多为松散；而医共体多为三级医疗机构的服务网络整合，并且由于各地经济发展水平和政府管理权限的不同，整合形式较为复杂，因此整合程度多为混合型。

表 17-1　新时代公立医院改革模式分析

主要模式	紧密型	混合型	松散型
典型模式	医疗集团、一院多区	医共体	专科联盟、远程医疗协作网络
代表案例	罗湖医疗集团、上海多院区管理模式	安徽天长医共体	北京儿科专科联盟、中日友好远程协作网络
组建形式	根据区域划分，由区域内公立医院与其他医疗机构组建一个产权统一的医疗集团	由1所二级医院为龙头医院若干所乡镇卫生院组建成医疗共同体	以具有学科优势的公立医院为龙头，对口支援若干二级医院或基层医疗机构，组成医疗联合体
整合纽带	产权一体化	长期经营管理权/医疗技术	医疗技术
管理模式	1. 成立管理委员会 2. 人、财、物统一管理	1. 成立管理委员会 2. 各单位独立核算协议合作	1. 各成员单位保持原法人地位和上下隶属关系不变 2. 各成员单位独立核算协议合作
运营方式	直接运营、连锁经营、兼并	协议合作、托管	

主要模式	紧密型	混合型	松散型
职责分工	龙头医院对下级医院提供帮扶,基层负责疾病防治以及常见病的诊治工作,内部技术共享、资源共享、服务同质化管理	龙头医院向基层提供技术帮扶,基层负责常见病、多发病的诊治工作	龙头医院向其他医院提供技术帮扶,负责人才培养、疑难杂症的诊疗工作,其他医院承担普通门诊等基础服务
主要优势	提高服务同质化;完善医疗服务网络均衡医疗服务布局;统一管理,资源共享提高了内部效率;目标导向,服务优质高效	快速引导患者分级诊疗;基层医疗机构服务能力提高;降低患者负担	服务同质化逐渐提高;提高了区域内专科诊疗水平;推动优质医疗资源有效下沉,基层医疗机构专科诊治能力快速提高
存在不足	隶属关系复杂,整合困难较大,管理成本高;存在超级医院扩张风险;资产整合,组织体系、文化磨合等耗力	整合后成员联系不密切,利益协调困难,整体效率提高困难	容易导致利益冲突;缺乏整体服务提升的规划;对基层医疗机构的发展提升作用有限;难以根本性解决服务能力薄弱问题

三、新时代公立医院改革实践的分析

(一)公立医院整合效果有限,整合型医疗服务体系不完善

当前,部分公立医院组建的医联体整而不合、联而不通,医联体内部医疗机构分散经营、服务割裂、层级定位不清,缺乏分工协作,医疗服务的连续性与可及性差。医联体优质资源下沉困难,仍旧主要集中在三级医院,基层医疗机构的服务能力提升有限,这种割裂和碎片化的医疗服务导致目前以医联体为代表的整合型医疗服务体系还十分不完善,与人民群众的健康需求难以匹配。

(二)基层医疗机构服务能力不足,医疗系统宏观服务效率低下

由于过去一段时间内我国医疗卫生投入存在结构性矛盾,基层医疗机构服务能力萎缩严重,虽然国家近年来不断加大对基层医疗机构的投入和支持,但短期内基层医疗机构的服务能力还十分不足。患者往往还是倾向于到大型三级医院就诊,导致基层医疗机构与三级医院发展存在

结构性的冲突,公立医院微观的高效与宏观卫生服务体系的低效并存,医疗资源浪费严重,医疗投入-产出的效益十分低。

(三) 医保配套支付制度不完善,医疗服务同质化进展缓慢

目前,适合整合型医疗服务体系的医保支付制度的改革仍需探索,公立医院整合模式所要求的打包支付或总额预付制度还不完善。医联体缺乏合理的利益分配机制,各医疗机构容易趋向逐利的道德损害行为。大型三级医院虹吸医联体内基层医疗机构的患者流和医疗资源,无法做到合理分配内部利益,医疗机构各自为政,只是松散的联合状态,产权较为分散,缺乏优化提高的动力,公立医院的整合优势无法体现,大型公立医院无心推动医疗服务的同质化,医联体内医疗服务的效率和质量提高缓慢。

第三节　公立医院改革的趋势和展望

一、构建高质量发展体系,加快优质医疗资源扩容

公立医院高质量发展是实现"十四五"规划和 2035 年远景目标的重要保障,是助力健康中国建设的必然要求,公立医院作为我国卫生服务体系的主体,只有通过高质量发展才能更好满足人民日益增长的医疗卫生服务需求。为此,新时代公立医院的改革要从规模扩张转向提质增效,运行模式从粗放管理转向精细化管理,资源配置从注重物质要素转向更加注重人才技术要素,着重明确高质量发展的改革任务,构建公立医院高质量发展体系,形成公立医院高质量发展的策略协同机制。

新时代公立医院要加快优质医疗资源扩容和区域均衡布局,由大型公立医院扩容、区域医疗中心等方式实现对优质医疗资源的扩容。一方面,优质医疗资源扩容对建设区域医疗技术水平高低,拔高优质医疗资源高度提出了具体要求;另一方面,优质医疗资源扩容也对医疗资源增量,扩大服务人群提出了改革目标,通过优化优质医疗资源的布局结构,提升整体医疗服务能力,更好地满足人民群众日益增长的医疗服务需求,为建设健康中国提供有力支撑。

二、加快紧密型医联体建设，完善整合型医疗服务网络

为满足新时代人民群众全方位全周期健康需求，完善整合型医疗服务网络势在必行，而紧密型医联体则是完善整合医疗服务网络的重中之重。紧密型医联体将成为新时代公立医院改革和探索的主要组织形式之一，紧密型医联体内产权一致，管理、技术、人才等资源流动自由，可以大大降低医联体组织内部的协调和交易成本，具有更强的资源统筹能力。同时，整合型医疗服务网络需要一个内部协调、资源共享的服务型组织，紧密型医联体是目前公立医院整合形式中最具优势的。因此，建设紧密型应成为未来公立医院策略整合的组织结构建设目标。

建设紧密型医联体可以带动医保支付制度、绩效评价机制的改革。在由松散型过渡到紧密型医联体的过程中，公立医院要尽可能同时利用纵向和横向优质医疗资源网络，最大化地利用不同整合模式的优势，根据自身情况积极参与医联体建设，既要纵向利用多样的医疗资源优势，也要横向联合多层次的医疗机构。最终建设成为整合医疗服务网络，为人民群众提供优质、连续的全方位全周期健康服务。

三、推进医防体系深度融合，搭建健康服务的共同体

经历了 2020 年新冠肺炎疫情的考验和挑战，以大卫生观为指引的医防结合型服务体系建设步伐逐步加快。新时代公立医院改革的首要工作就是明确公立医院的功能定位即医防结合，推动医防体系的深度融合。医防结合，重在结合，公立医院既要提供公共卫生管理功能，也要提供健康服务功能，并将二者有机地结合在公立医院的改革和日常业务之中。

为此，新时代公立医院在进行改革和发展的过程中，要以此为指导优化医疗服务体系的构建方式，为人民群众提供全方位全周期的健康服务。具体来说，公立医院需要强化与疾控机构的联系和信息共享，促进临床服务体系与公共卫生服务体系的融合，促使公立医院以疾病治疗为中心向以健康管理为中心的转变，形成"未病早预防、小病就近看、大病能会诊、慢病有管理、转诊帮对接"的防治体系，构建整合型医疗健康服务新体系，搭建健康服务共同体。

四、加强卫生健康信息化建设,强化突发公共卫生智能响应

互联网等信息技术的飞速发展,为新时代公立医院的改革提供了新的发展工具,但也对公立医院的改革提出了新的要求。随着"互联网+"医疗的发展,医疗服务的去中心化趋势逐渐明显。为了适应信息化发展的趋势,公立医院的改革要加强卫生健康信息化建设。未来,公立医院将逐渐应用区块链等为代表的互联网技术于医疗领域。借助互联网工具也可有效解决基层医疗机构能力薄弱的问题,将大医院的优质医疗资源下沉至基层,不断提升基层医疗机构的服务能力,从而盘活基层服务的活力。

新时代公立医院在推动智慧医院建设的同时,还要积极应用互联网技术应用到公共卫生功能之中,搭建智慧公共卫生管理系统,实现医疗服务与重大突发公共卫生事件的发现、应对、善后全流程融合。加强与疾控信息平台协同,建设多渠道信息监测预警机制,成为优质医疗资源与人民群众健康需求的匹配纽带。

(赵岩、田文华)

参考文献

[1] 陈翔宇. 医共体背景下医保支付方式管理的研究[D]. 上海:上海师范大学,2020:17 - 18.

[2] 宫芳芳,孙喜琢,李亚男. 建设中国特色国际一流整合型优质医疗服务体系:以深圳市罗湖医院集团为例[J]. 中国全科医学,2021,24(19): 2408 - 2411.

[3] 上海市卫生健康委员会. 关于印发《上海市医疗机构设置规划(2021—2025 年)》的通知: 沪卫医[2021]96 号[EB/OL]. (2021 - 10 - 22)[2022 - 04 - 05]. http://jds. wsjkw. sh. gov. cn/zxghjh/20211022/50bb0973811b44469af11e55bd983e95. html.

[4] 孙渤星,张瑞华,陈瑜,等. 我国现行医疗联合体的发展与挑战[J]. 医学与哲学,2015,36(4): 45 - 46.

[5] 王碧艳,徐明江. 国内医疗集团建设的实践与思考[J]. 中国农村卫生事业管理,2018,38(11): 1431 - 1433.

[6] 王虎峰. 我国医联体的功能定位与发展趋势——以罗湖医疗集团为例[J]. 卫生经济研究,2018,(8): 3 - 6.

［7］王淼,于广军,刘海峰,等. 我国区域儿科医疗联合体发展现状的分析与思考[J]. 中国医院管理,2019,39(10)：72 - 74.

［8］习近平. 高举中国特色社会主义伟大旗帜为全面建设社会主义现代化国家而团结奋斗——在中国共产党第二十次全国代表大会上的报告[EB/OL]. (2022 - 10 - 16)[2022 - 10 - 25]. http://www. news. cn/politics/cpc20/2022-10/25/c_1129079429. htm

［9］习近平. 中央全面深化改革委员会第十八次会议重要讲话[EB/OL]. (2021 - 02 - 19)[2022 - 04 - 05]. http://www. xinhuanet. com/politics/Leaders/2021 - 02/19/c_1127116445. html.

［10］闫如玉,刘晓洁,高镜雅. 我国"医联体"实施现状效果的系统综述[J]. 管理观察,2017,(35)：166 - 168.

［11］杨耀武,张平. 中国经济高质量发展的逻辑、测度与治理[J]. 经济研究,2021,56(1)：26 - 42.

［12］张茂发. 县域医联体的现状及思考[J]. 中国卫生产业,2016,13(15)：37 - 39.